DAVE ASPREY

Der SMARTE BIOHACKER

Smarter Not Harder – Maximiere dein Wohlbefinden mit einem Minimum an Aufwand

*Dieses Buch ist jedem Schweißtropfen gewidmet,
der dir bisher nicht die gewünschten Ergebnisse gebracht hat.*

WARNUNG: KANN ZU MEHR ERFOLG BEI WENIGER AUFWAND FÜHREN

Der SMARTE BIOHACKER

Smarter Not Harder – Maximiere dein Wohlbefinden mit einem Minimum an Aufwand

DAVE ASPREY

Bibliografische Information der Deutschen Nationalbibliothek
Die Deutsche Nationalbibliothek verzeichnet diese Publikation in der Deutschen Nationalbibliografie. Detaillierte bibliografische Daten sind im Internet über http://d-nb.de abrufbar.

Für Fragen und Anregungen
info@finanzbuchverlag.de

Wichtiger Hinweis
Dieses Buch ist für Lernzwecke gedacht. Es stellt keinen Ersatz für eine individuelle medizinische Beratung dar und sollte auch nicht als solcher benutzt werden. Wenn Sie medizinischen Rat einholen wollen, konsultieren Sie bitte einen qualifizierten Arzt. Der Verlag und der Autor haften für keine nachteiligen Auswirkungen, die in einem direkten oder indirekten Zusammenhang mit den Informationen stehen, die in diesem Buch enthalten sind.

Ausschließlich zum Zweck der besseren Lesbarkeit wurde auf eine genderspezifische Schreibweise sowie eine Mehrfachbezeichnung verzichtet. Alle personenbezogenen Bezeichnungen sind somit geschlechtsneutral zu verstehen.

1. Auflage 2023

Türkenstraße 89
80799 München
Tel.: 089 651285-0
Fax: 089 652096

Die englische Originalausgabe erschien 2023 bei HarperCollins Publishers LLC unter dem Titel *Smarter Not Harder*.
Published by arrangement with Harper Wave, an imprint of HarperCollins Publishers LLC.

Übersetzung: Maximilian Breboeck
Redaktion: Petra Sparrer
Korrektorat: Anke Schenker
Umschlaggestaltung: Marc-Torben Fischer in Anlehnung an das Original von Milan Bozic
Umschlagabbildung: shutterstock.com/Kaspri
Satz: abavo GmbH, Buchloe
Druck: GGP Media GmbH, Pößneck
Printed in Germany

ISBN Print 978-3-95972-706-8
ISBN E-Book (PDF) 978-3-98609-357-0
ISBN E-Book (EPUB, Mobi) 978-3-98609-358-7

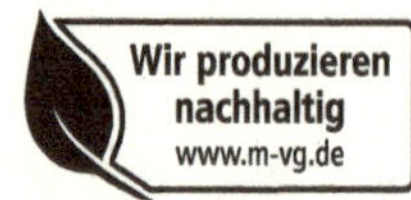

Weitere Informationen zum Verlag finden Sie unter

www.finanzbuchverlag.de

Beachten Sie auch unsere weiteren Verlage unter www.m-vg.de

INHALT

EINLEITUNG

BESSER ALS NORMAL

> Bleib neugierig und auf dem Boden.
> Sei wie ein Mönch, der mitten im Chaos meditieren kann.
> Reagiere mit Güte, wenn dir etwas begegnet, das dir dumm vorkommt.

Was für ein Mensch möchtest du sein? Wie auch immer deine Antwort ausfällt, dieses Buch hilft dir, dein Ziel zu erreichen. Es ist natürlich ein Buch über Gesundheit und Fitness, aber auch über alles, was du tun könntest, wenn du mehr Kraft und Energie hättest. Letztlich dreht sich in diesem Buch alles darum, wie du die beste Version deiner selbst werden kannst – frei und uneingeschränkt.

Viele Menschen reden von Empathie und Mitgefühl, aber du musst sie mit Neugier und einer tiefen inneren Gelassenheit kombinieren, wenn du deinen gewünschten Zustand erreichen und dich, auch wenn es schwierig wird, weiter verbessern möchtest. Die Verbindung dieser Eigenschaften hat es mir ermöglicht, selbstbewusst durch die wahrhaft denkwürdigen globalen Verwerfungen der vergangenen Jahre zu kommen. Sie sind zudem die Grundpfeiler eines guten und glücklichen Lebens. Sie sind während ernsthafter Krisen genauso wichtig wie in Zeiten, wo das Leben – oberflächlich betrachtet – langweilig vor sich hinplätschert. Und wie du aus eigener Erfahrung sicher weißt: Es ist extrem schwierig, sie konsequent anzuwenden. Ohne es zu merken, verlieren die meisten von uns ihre Ziele aus den Augen. Natürlich halten wir uns von Zeit zu Zeit an die guten Vorsätze, aber irgendwann holt uns der Alltag doch wieder ein. Wir sind zu erschöpft, um mit uns im Reinen sein zu können.

Während der Pandemie habe ich oft gehört, dass Menschen sich danach sehnen, »wieder zur Normalität zurückzukehren«. Für mich hat das jedes Mal falsch geklungen. Dieses Streben ist einfach viel zu klein und zu bescheiden. Ich habe schon mein ganzes Leben lang daran gearbeitet, meine körperliche und geistige Widerstandsfähigkeit zu verbessern – *besser als normal* zu werden – und anderen Menschen ebenfalls dabei zu helfen. Es geht darum, ein höheres Level zu erreichen, das zu deinem neuen Normalzustand zu machen und die Latte dann nochmals höher zu hängen. Eine Krise ist der perfekte Zeitpunkt, um voranzukommen. Warum solltest du zu einer alten Normalität zurückkehren wollen?

Ich möchte, dass andere Menschen erleben, was ich erlebt habe. Inspiriert zu sein statt ausgelaugt. Risikofreudig zu leben, statt ängstlich zu sein. Damit meine ich nicht, dass du etwas Dummes tun sollst, wie dein Auto zu Schrott zu fahren oder dein Haus niederzubrennen. Damit meine ich, Risiken einzugehen, den eigenen Träumen nachzujagen und unberechenbar zu sein, einfach weil man sich frei fühlt, wie man selbst zu handeln. Es klingt widersprüchlich, ist aber tatsächlich eine extrem wichtige Lektion: Risikofreude gibt Sicherheit und Gelassenheit. Risiken einzugehen vertreibt das Gefühl des drohenden Untergangs.

So zu leben erfordert aber auch viel Energie und Zähigkeit, weshalb so viele Menschen glauben, ein kraftloses »Normal« sei das Beste, worauf sie im Leben hoffen können. Zum Glück gibt es einen weiteren lehrreichen Widerspruch, der dir helfen kann. Es handelt sich um die Biologie der Kurvensteigung, den ich aber lieber als das bezeichne, was es ist, das *Faulheitsprinzip*. Es ist das zentrale Konzept dieses Buchs und kann dein Leben verändern. Hinter dem Faulheitsprinzip verbirgt sich eine einfache, aber revolutionäre Idee:

Faulheit kann dich stark machen.

Ich weiß, es ist schwer zu glauben, aber dein Körper hat ein Geheimnis, von dem er nicht will, dass du es erfährst. Dein Körper ist schneller als dein Geist. Er nimmt Reize wahr und reagiert eine Drittelsekunde, bevor dein Gehirn überhaupt weiß, was zu tun ist. Bevor dein rationales Ich Mut, Willenskraft und harte Arbeit aufbringen kann, hat dich dein Körper bereits sabotiert. Er pumpt dich so mit Adrenalin voll, dass sich kleine Ängste wie große anfühlen. Er sendet Schmerzsignale aus, um dir klarzumachen, dass kleine Aufgaben in Wirklichkeit viel Arbeit bedeuten. Das wiederum liefert dir gute Gründe, diese Aufgaben gar nicht erst anzugehen.

Warum macht dir dein Körper auf diese Weise das Leben schwer? Warum sollte die Natur ein solch gemeines System geschaffen haben? Weil Natur nur so funktioniert. Dein Körper ist so konstruiert, dass du mit der höchstmöglichen Wahrscheinlichkeit überlebst, Kinder zeugst und so den Fortbestand der menschlichen Spezies sicherst. Dementsprechend ist deinem Körper eigentlich nur zweierlei wichtig: erstens, am Leben zu bleiben, und zweitens, dabei so faul wie nur irgend möglich zu sein, um keine unnötige Energie zu verschwenden.

Wenn ein Raubtier dich fressen will, wartet dein Körper nicht ab, dass du entscheidest, was jetzt zu tun ist. Er reagiert sofort, um dich in Sicherheit zu bringen, lange bevor du einen wohlüberlegten Beschluss gefasst hast, welche Reaktion die richtige ist. Der rationale Teil deines Gehirns ist einfach nicht schnell genug, um auf Bedrohungen zu reagieren, deshalb ist er auch nicht für dein unmittelbares Überleben verantwortlich. Die eindrucksvolle Autopilot-Funktion deines Körpers sorgt dafür, dich langfristig am Leben zu erhalten. Sie ist der Grund dafür, dass es noch Menschen auf diesem Planeten gibt. Aber sie bringt auch einige große Nachteile mit sich.

Während der Corona-Pandemie haben viele Menschen diese Kehrseite mit voller Wucht zu spüren bekommen. Wir haben erlebt, wie wir auf die Unsicherheit und das Dauerfeuerwerk schlechter Nachrichten reagieren. Zunächst registrierten unsere Körper die Bedrohung und reagierten mit dem Ausstoß von Stresshormonen und Angstgefühlen. Als die Bedrohung nicht verschwand, fühlten wir uns, als würden wir von einem unsichtbaren Raubtier gejagt werden. Wir reagierten in vorhersehbarer Weise – zunächst mit Stress, später auch mit Depressionen. Der Grund, warum es so viele von uns in dieser Zeit so schwer erwischt hat, liegt nicht darin, dass wir dumm oder schwach wären. Der Grund ist, dass wir alle mit einem uralten biologischen System ausgestattet sind, das versucht, unser Überleben zu sichern, indem es uns glauben macht, wir hätten das Sagen, obwohl dem in Wirklichkeit nicht so ist.

WER HAT WIRKLICH DIE KONTROLLE?

Wenn du erst mal begriffen hast, dass dein Körper Entscheidungen trifft, bevor es dein Gehirn tut, ändert sich deine Perspektive. Jetzt kannst du die kontraproduktiven Reaktionen verstehen, mit denen du dir selbst im Weg stehst. Besser noch, du kannst nun Methoden ersinnen, mit denen sich die Systeme in deinem Körper so beeinflussen beziehungsweise *hacken* lassen, dass du tatsächlich die Kontrolle hast – damit dein Körper ab jetzt das tut, was du willst.

Der Schlüssel zur Kontrolle besteht darin zu lernen, wie du das Faulheitsprinzip zu deinem Vorteil nutzen kannst. Die Bewahrung der Energieeffizienz ist eine der wichtigsten biologischen Funktionen jeder Zelle in deinem Körper. Keine Zelle möchte mehr Energie oder Ressourcen verbrauchen als unbedingt nötig. Wann immer du einem Reiz ausgesetzt bist – sei er groß oder klein –, nutzen all deine Körperzellen dieses kostbare Drittel einer Sekunde, das ihnen zur Verfügung steht, bis du deine Gedanken gesammelt hast, um zu entscheiden, wie sie ihre Energie bestmöglich einsetzen können. Sie wählen dabei ohne Ausnahme den Weg des geringsten Widerstands. Als Überlebensstrategie ist das sinnvoll: Würden deine Zellen zusätzliche unnötige Energie verbrauchen, könnte dir das Essen ausgehen oder du könntest dich zu erschöpft fühlen, um rechtzeitig vor einem Raubtier Reißaus zu nehmen. Im Zweifelsfall scheint es das Sicherste, sich zurückzulehnen und zu entspannen. Wenn du sie lässt, würden deine Zellen sich jederzeit damit zufriedengeben, im »Hotel Mama« wohnen zu bleiben und Videospiele zu zocken.

Unsere überwältigende Neigung zur Faulheit ist auch der Grund, warum so viele Menschen während der Pandemie zugenommen haben.[1] Wir alle hätten die vielen Stunden, die wir zu Hause eingesperrt waren, nutzen können, um zu trainieren, zu meditieren, etwas Neues zu lernen oder uns auf jede andere erdenkliche Weise zu optimieren. Aber nur wenige Menschen haben sich dafür entschieden. Unsere Körper wollten keine Anstrengung. Optimierung erfordert Energie, aber wir befanden uns in einem Zustand der Anspannung und Angst – ein Zustand, der darauf abzielt, weniger und nicht mehr Energie zu verbrauchen. Das

Faulheitsprinzip signalisierte uns, es sei die bessere Idee, stundenlang vor dem Fernseher zu verbringen.

Für mich gestaltete sich die Pandemie anders. Ich hatte schon vorher begriffen, dass mein Körper darauf ausgelegt ist, Angst zu empfinden, noch bevor ich darüber nachdenken kann. Ich hatte meinen Verstand bereits darauf trainiert, dieser Angst zu widerstehen. Ich hatte meinen Körper darauf trainiert, besser zwischen großen und kleinen Bedrohungen zu unterscheiden. Noch wichtiger: Ich hatte Strategien entwickelt, um meinen Körper zu überlisten, indem ich mir das Faulheitsprinzip zunutze machte, statt gegen die Trägheit anzukämpfen.

Ich will, dass mein Körper in der Lage ist, extremen Belastungen standzuhalten, und es schafft, sich dauerhaft zu behaupten. Wer will das nicht? Aber mein Körper *will* das nicht umsetzen. Kein Körper will das. Der Körper wehrt sich automatisch gegen alle Anforderungen, die mehr Energie als unbedingt nötig erfordern. Ich war noch nie gut darin, über einen längeren Zeitraum eine Stunde oder wenigstens eine halbe Stunde am Tag zu trainieren. Wahrscheinlich kennst auch du dieses Gefühl: Die Trägheit des Körpers setzt sich bei den meisten Menschen über kurz oder lang gegen die Willenskraft durch. Im Laufe der Jahre habe ich eine Reihe »biologischer Hacks« entwickelt, um meinen Körper kraftvoller und widerstandsfähiger zu machen. Aber ich hatte immer das Gefühl, es fehle noch ein wichtiges Element.

Ich habe die Pandemie-Zeit genutzt, um eine Idee zu konkretisieren, die mir in den vergangenen 20 Jahren meiner Arbeit als Biohacking-Experte immer wieder durch den Kopf gegangen ist. Es gibt einen effektiveren Weg, unserem Körper mitzuteilen, was er tun soll, und gleichzeitig den genetischen Drang zur Trägheit zu respektieren, der Mensch und Tier am Leben erhält, wenn es drauf ankommt. Tatsächlich *können wir unsere Bequemlichkeit sogar dazu nutzen, mehr Energie zu kreieren*. Ich spreche, wenn man so will, von einer genialen Abkürzung. Ich wollte Trainingsresultate sehen, ohne dafür trainieren zu müssen. Ich wollte bessere Ergebnisse mit weniger Anstrengung erzielen. Wenn man das Faulheitsprinzip richtig anwendet, ist es möglich, genau das zu erreichen.

Die meisten Menschen denken, dass wir uns beim Training richtig quälen müssen, um einen Effekt zu erzielen. Wir glauben, wir müssten uns auf einem Laufband abrackern, um fit zu werden. *No pain, no gain!* Ohne Fleiß kein Preis. Im Arbeitsumfeld denken wir ganz ähnlich: Wir fetischisieren harte Arbeit, um Ergebnisse zu erzielen und aufzusteigen. »Harte Arbeit« halten wir für ein Erfolgsrezept, bis wir merken, dass dieser Ansatz nicht nachhaltig ist – bis unsere Zellen der Ansicht sind, dass wir sie über Gebühr strapazieren und uns durch einen Burnout in die Knie zwingen.

Mir ist klar geworden, dass es einen Ausweg aus diesem Kampf gibt. Wir können ihn sogar ganz umgehen. Das Faulheitsprinzip zeigt uns den Weg. Du kannst das sehr schnelle, aber sehr faule System, das deinen Körper steuert, dazu bringen, seinen Hintern hochzukriegen, indem du körperliches Training (und eigentlich jede Art von Arbeit) auf ganz andere Weise angehst. Die übliche Herangehensweise, sich so lange wie möglich anzustrengen, bringt dich nur in Widerspruch zu deiner eingebauten Trägheit. Statt härter zu arbeiten, solltest du *smarter* arbeiten. Um deine Faulheit zu hacken, musst du die Taktik ändern und dich auf Signale konzentrieren, die dein Körper versteht:

1. Wie schnell tritt intensiver Stress ein?
2. Wie schnell kommst du wieder zur Ruhe?

Ein hohes Stresslevel bedeutet für deinen Körper, dass er unbedingt reagieren muss; Faulheit ist keine Option. Eine schnelle Rückkehr in den Ruhemodus wiederum zeigt deinem Körper, dass er dich nicht in einen Zustand der Angst versetzen muss, weil du nicht mit einer metabolischen Energiekrise konfrontiert bist. Eine kurze, intensive Belastung, unmittelbar gefolgt von einer Pause, programmiert dich auf weniger Angstgefühle, indem es deinen Körper darauf trainiert, schneller und effizienter zu seinem Ausgangsniveau zurückzukehren.

Wenn du deinen Körper richtig unter Stress setzt und deinen faulen Zellen zu verstehen gibst, dass sie ihren Hintern vom Sofa hochkriegen müssen, werden sie das tun. Sie werden es aber viel leichter und bereitwilliger tun, wenn sie danach gleich wieder aufs Sofa zurückkehren dürfen. Wie schnell du in eine Stresssituation gerätst und wie schnell du dich wieder davon erholst, ist von deutlich größerer Bedeutung als das Stresslevel. Wenn du schnell gestresst bist, aber auch schnell wieder zur Ruhe kommst, gibst du deinem faulen System zu verstehen, dass es dich stärker und anpassungsfähiger machen soll. So wirst du bessere und schnellere Ergebnisse erzielen, als wenn du dich längere Zeit abrackerst. Wenn du diese Vorgehensweise verinnerlicht hast, wird es viel einfacher, deinen Körper zu verändern.

Das Faulheitsprinzip ermöglicht es dir, Körper und Geist radikal umzugestalten, ohne unnötig Zeit zu verschwenden. Ganz nebenbei baust du Kraft auf und Stress ab. Es verschafft dir Zugang zu deinem bereits beschriebenen risikofreudigen Selbst. Leistungsstarke Menschen sind von Natur aus unerschrocken und zupackend. Wer weiß schon, was sie tun werden? Sie können mit allem umgehen, was die Welt ihnen vorsetzt. Sie behaupten sich gegen Autoritäten. Sie kontrollieren ihre Emotionen und sind nur sehr schwer zu manipulieren. Sie beschützen ihre Familie, ihre Freunde und ihre Gemeinschaft. Sie haben die innere Stärke, großzügig und gütig zu sein.

Manche nennen diesen Zustand der energetischen Flexibilität *Resilienz*, was meist als Widerstandsfähigkeit übersetzt wird, aber es gibt auch andere Bezeichnungen dafür. In der buddhistischen Weltanschauung, die ich in Nepal und Tibet kennengelernt habe, würde man wohl eher das Wort *Gleichmut* verwenden, das eine tiefere Bedeutung hat. Gleichmut beschreibt einen Zustand, in dem du die komplette Kontrolle über dich selbst hast und gelassen bleibst, egal was um dich herum passiert. Dem Gleichmut unterordnen lässt sich der Zustand des Mitfühlens, der wiederum einen eigenen Wert darstellt. Und dem Mitgefühl lässt sich die Empathie – also das Einfühlungsvermögen – unterordnen, das ebenfalls ein Wert an sich ist.

SMARTER, NOT HARDER

Das Erreichen dieser höheren sozialen Kompetenzen hat für mich eine besondere Bedeutung, weil ich mit dem Asperger-Syndrom aufgewachsen bin. Als Kind wusste ich nicht, wie man Empathie, Mitgefühl oder Gleichmut empfindet. Ich hatte keinerlei Vorstellung davon, was sich hinter diesen Begriffen verbirgt. Offen gesagt hatte ich überhaupt kaum Zugang zu meinen Gefühlen; vertraut waren mir nur die wichtigsten Überlebensimpulse: Angst und Faulheit. Und auf keinen Fall hatte ich eine Ahnung davon, dass beides Signale waren, die mein Körper mir sendete beziehungsweise dass sie immer dann verstärkt ausgesendet wurden, wenn es meinem Körper nicht gut ging. So aufzuwachsen war schwierig und verwirrend. Die Perspektive als Außenseiter hat mir aber letztendlich geholfen zu verstehen, wie ich das Faulheitsprinzip aushebeln beziehungsweise für mich nutzen kann.

Als ich jung war, hielt ich mich an das, was mir alle rieten, um stark zu werden: Ich kaufte mir ein Fahrrad und fuhr ständig darauf herum, um auf die obligatorischen 60 Minuten Ausdauertraining pro Tag zu kommen. Ich trainierte stundenlang im Fitnessstudio und ertrug eine fade, fett- und kalorienarme Ernährung. Durch Willenskraft versuchte ich meine Faulheit zu besiegen, aber meist gewann sie doch die Oberhand und ich fühlte mich müde und ausgebrannt. Da ich aus Mangel an anderen Gefühlen sehr auf die grundlegenden Impulse meines Körpers achtete, konnte ich den Hindernissen, die mich zurückhielten, besondere Aufmerksamkeit widmen. Dieser Fokus führte mich zu einer lebenslangen und leidenschaftlichen Beschäftigung mit dem Thema *Biohacking*, zu immer tieferen Betrachtungen darüber, wie mein Körper mit seiner Energie haushaltet, und schließlich auch dazu, dieses Buch zu schreiben. Erst nach Jahrzehnten des Forschens und Experimentierens gelang es mir, eine körperliche und geistige Verfassung zu erreichen, die deutlich besser ist als das Normalmaß. In diesem Buch teile ich meine Erkenntnisse mit dir, damit du alle Hindernisse überwinden und dieses Ziel wesentlich schneller erreichen kannst.

Es ist wichtig zu verstehen, dass das, was dich im Leben zurückhält, keine Frage der Willenskraft ist. Es hat auch nichts mit Schwäche oder Feigheit zu tun. Es ist das *Faulheitsprinzip*, das außerhalb deiner bewussten Wahrnehmung wirkt. Die einzige Möglichkeit, es zu besiegen, besteht darin, es anzunehmen und für dich arbeiten zu lassen. Gib deinem Körper die richtigen Lebensmittel und Nährstoffe. Setze ihn den richtigen kurzen, intensiven Reizen aus und trainiere deinen Körper darauf, schnell in seinen Grundzustand zurückzukehren. Du kannst deine Faulheit so trainieren, dass sie deine Energie verbessert, deinen Geist beruhigt und deine Möglichkeiten erweitert.

Dieser Ansatz lässt sich zusammenfassen als: *Work smarter, not harder.* Wenn du ihn verinnerlichst, kannst du verborgene Potenziale in dir freisetzen. Dann kannst du alles werden, was du sein willst.

ABSCHNITT I
RESSOURCEN FÜR DAS LEBEN

KAPITEL 1

NUTZE DIE KRAFT DER FAULHEIT

Die Natur verabscheut Verschwendung. Deshalb hat sie jede Zelle deines Körpers darauf programmiert, so wenig Energie wie möglich zu verbrauchen. Betrachte diese Programmierung als den Kern deines körpereigenen Betriebssystems, kurz KBS. Das Betriebssystem deines Computers erledigt im Hintergrund alle möglichen Aufgaben, ohne dass du es mitbekommst, ja sogar ohne dass die Anwendungen auf deinem Computer es mitbekommen. Genau auf diese Weise arbeitet auch dein KBS im Verborgenen. Du merkst zwar nicht, dass es da ist, spürst seinen Einfluss aber ständig.

Der Vergleich mit einem Computer macht mehr Sinn, als du vielleicht denkst. Denn wenn du auf ein Bildschirmsymbol klickst, um dein E-Mail-Programm zu öffnen, ist dir vermutlich nicht bewusst, welche Elektronen zu welchen Bauteilen der zentralen Recheneinheit des Computers – dem Hauptprozessor – geschickt werden. Vielleicht weißt du nicht einmal, was ein Hauptprozessor ist. Aber auch das wäre kein Problem. Es ist ja gerade Sinn und Zweck eines Betriebssystems, komplizierte Aufgaben so auszuführen, dass du es nicht weiter wahrnimmst. Alles, was zählt, ist das Resultat: Du kannst ein Programm verwenden, das deine Befehle ausführt, ohne dass du darüber nachdenken musst, wie es funktioniert.

Natürlich läuft dein System aus Fleisch und Blut nicht genau wie ein Computer, der aus Elektrochips und Kabeln besteht, aber auch dein System muss so etwas wie ein verstecktes Betriebssystem haben. Sonst könntest du zum Beispiel keinen Tequila trinken und den darin enthaltenen Alkohol abbauen, ohne zu wissen, wie deine Leber funktioniert.

Und du atmest ja auch, ohne dass du deinem Körper dazu einen Auftrag geben müsstest. Deine Augen blinzeln ganz von selbst, ob du es nun merkst oder nicht. Dein KBS arbeitet die ganze Zeit im Hintergrund und bleibt für dich verborgen – es sei denn, es geht kaputt.

Dein KBS arbeitet nicht nur unsichtbar, sondern auch autonom, also selbstständig. Dein Gehirn hat keine Kontrolle über dein Betriebssystem. Dein Bewusstsein ist eher wie eine separate Anwendung, die den vielen komplizierten Prozessen, die deinen Körper am Leben halten, übergeordnet ist. Niemals bist du dir auch nur eines winzigen Prozentsatzes dessen bewusst, was in deinem Körper vor sich geht. Tatsächlich findet deine ohnehin begrenzte Selbstwahrnehmung auch noch zeitverzögert statt. Studien haben gezeigt, dass dein Gehirn Ereignisse erst etwa eine Drittelsekunde nach ihrem Eintreten in Form elektrischer Ströme wahrnimmt. Dein Körper – unter Zugriff auf dein primitives KBS – handelt aber bereits, und zwar immer etwa 300 Millisekunden, bevor dein Bewusstsein weiß, was du tust oder warum du es tust.[2]

Als Computerhacker habe ich schon früh gelernt, wie man mit gezielten Eingriffen ins Betriebssystem die Kontrolle über einen Computer übernehmen kann. Später begriff ich, dass man auch das körpereigene Betriebssystem hacken kann – genauso wie ein Computersystem. Und dann sprechen wir vom sogenannten »Biohacking« – ein Konzept, das ich im Jahr 2010 vorgestellt habe.

Beim Hacking geht es im Kern darum, ein System genau das tun zu lassen, was du willst: gewünschte Ergebnisse mit möglichst wenig Aufwand zu erzielen. Das ist die Essenz des »smarter not harder«-Ansatzes. Die meisten großen Innovatoren unserer Zeit haben als Hacker angefangen. Wenn etwas nicht so funktionierte, wie sie wollten, verschafften sie sich Zutritt zum System und übernahmen die Kontrolle. Noch vier Jahre bevor sie Apple gründeten, verkauften Steve Wozniak und Steve Jobs ein illegales Telefon-Hacking-Gerät namens Blue Box.[3]

Eine wesentliche Voraussetzung der Hacking-Philosophie ist, dass die Menschen die Kontrolle über den Code haben sollten und nicht umgekehrt. Wann immer große Softwarefirmen einen Code programmierten, der nicht so funktionierte, wie es die Hacker wollten, oder der sich nicht an ihre Wünsche und Vorstellungen anpassen ließ, schrieben die

Hacker einfach ihren eigenen Code. So entstand das frei zugängliche und kostenlose Betriebssystem Linux, auf dem heute ein Großteil des Internets läuft; wahrscheinlich ist es auch in deinem Smart-TV bei dir zu Hause vorhanden. Hacker versuchen stets, die gewünschten Ergebnisse mit möglichst geringem Aufwand zu erreichen.

Biohacker setzen diese edle (wenn auch etwas schamlose) Tradition fort, nur dass für sie Mutter Natur die große Softwarefirma ist. Die Natur hat ein sehr effizientes System entwickelt, das in ihrem KBS verschlüsselt ist. Es sorgt dafür, dass wir unbewusst so wenig Energie wie möglich verbrauchen, um das Wesentliche im Leben zu tun: Essen, Sex haben, Kämpfen oder Stämme bilden. Mutter Natur strebt rigoros nach Erfolg. Im Vergleich zu ihr wirken Microsoft und Google so harmlos wie Mutter Teresa.

Das menschliche Betriebssystem hat uns zur dominanten Spezies auf dem Planeten gemacht, aber es bringt einige entscheidende Einschränkungen mit sich. So ist es nicht darauf ausgelegt, dich glücklich, mächtig, frei oder ausgeglichen zu machen. Das Einzige, worum es dem KBS geht, ist das Überleben und der Fortbestand der Art.

Das ist eine inakzeptable kleine, ja sogar triste Art, sein Leben zu leben. Als guter, selbstbewusster, moderner Mensch bist du es dir schuldig, das Kommando über dein KBS zu übernehmen. Die alte Programmierung, die uns noch tief in den Knochen steckt, funktioniert nicht mehr richtig. Du stehst vor einer grundlegenden Entscheidung: Entweder du lässt dich von deiner Programmierung leiten oder du leitest sie. Wenn du das Leben voll auskosten und wirklich frei leben möchtest, gibt es nur einen Weg – wie ein Biohacker zu leben.

NICHT DU BIST FAUL, SONDERN DEIN KÖRPER

Sobald du anfängst, wie ein Biohacker zu denken, bekommst du neue Einblicke in die seltsamen, selbstzerstörerischen Dinge, die Menschen tun. Wenn etwas in unserem Körper nicht richtig funktioniert, suchen wir reflexartig nach einer kurzfristigen Lösung, denn unsere KBS-Programmierung macht uns faul. Das Problem daran ist: Die schnelle Lösung ist selten die beste, sondern oft nur die härteste, extremste Reaktion. Deshalb glauben Menschen, dass sie eine magische Lösung für ihr Problem gefunden haben, wenn sie 30 Tage eine lächerliche Diät einhalten oder sich im Fitnessstudio durch ein maximal ätzendes Workout quälen.

Biohacker sind geduldiger, methodischer und effizienter. Wir sind bereit, verschiedene Techniken auszuprobieren, bis wir etwas gefunden haben, das wirklich funktioniert. Wir sind offen für ungewöhnliche Lösungen. Wir stellen alles auf die Probe. Wir experimentieren an uns selbst und einige von uns teilen dann die besten Ergebnisse mit der Welt. Obwohl sich Biohacking oft der neuesten Wissenschaft und Technologie bedient, ist es alles andere als künstlich. Eigentlich ist Biohacking eine Rückkehr zur Natur, weil sie unserer effizienten, faulen Programmierung entgegenkommt, statt sie zu bekämpfen. Biohacker lehnen moderne synthetische Lebensmittel und verschwenderische Trainingsmethoden ab, die mit der natürlichen Funktionsweise des KBS nicht kompatibel sind – und es auch nie waren.

Jeder Hacker braucht einen Weg, um in ein Betriebssystem einzudringen und es zu manipulieren. Für deinen Körper bringt dich das Faulheitsprinzip auf die richtige Spur. Es verschafft dir Zugriff auf den Stammordner oder das Root-Verzeichnis deines KBS und ermöglicht dir, die Funktionsweise deines Körpers so zu verändern, dass sich deine Investitionen in Zeit und Energie auszahlen. In deinem Inneren bist du so schön, elegant und faul, dass dein Körper genau weiß, welche Systeme er in welcher Reihenfolge abschalten muss, wenn du nicht mehr genug Energie hast. Du kannst diese Systeme zu deinem Vorteil nutzen und sie so umprogrammieren, dass dein Körper die Energie dort einsetzt, wo du sie haben willst. Du möchtest länger leben, als es die Natur für dich vorgesehen hat? Kannst du. Du möchtest mehr Energie haben? Auch das kannst du erreichen. Schlauer werden? Klar. Schneller sein? Kein Problem. Ausgeglichener sein? Ja.

Die Kontrolle über deine Biologie zu übernehmen, um mehr aus deinen Möglichkeiten zu machen, ist keine neue Idee. Schon seit Tausenden von Jahren suchen die Menschen nach Wegen, genau das zu erreichen. Dazu setzen sie Mittel ein wie Ernährung, Medikamente, Sport, religiöse Zeremonien und Meditation. Der Unterschied zu früher ist, dass wir heute sehr schnell messen können, was funktioniert und was nicht. Wir können unsere Maßnahmen so lange anpassen, bis unser Körper so reagiert, wie wir es wollen. Wir können uns nicht mehr einreden, dass etwas funktioniert, nur weil wir unbedingt daran glauben wollen.

Dank der neuesten Biohacking-Techniken kann ich dir helfen, dein KBS zu beherrschen und dich effektiv und messbar zu verbessern – und das mit viel weniger Zeit und Aufwand, als du für Standardmethoden wie den brutal anstrengenden Workouts im Fitnessstudio investieren müsstest. Wenn deinem Körper die richtigen Ressourcen zur Verfügung stehen, kannst du ihm die richtigen Signale senden und mit einer Zeitersparnis von 90 Prozent (oder noch mehr) alle Vorteile eines trainingsbesessenen Lebensstils nutzen. Wenn du jeden Tag 45 Minuten trainierst, summiert sich das im Laufe deines Lebens auf mehr als 20.000 Stunden – so viel wie zehn Jahre Arbeit in einem Vollzeitjob. Ich möchte, dass du diese Zeit zurückbekommst. Und wenn du, wie die meisten von uns, gar nicht so viel Zeit hast, um im Fitnessstudio zu schwitzen und zu stöhnen, sollst du dennoch die Energie und das Glück bekommen, das du verdient hast, ohne dich dafür zerreißen zu müssen. Du kannst die eingesparte Zeit nutzen, um zu meditieren, Spaß zu haben, etwas Tolles aufzubauen, mit deinen Kindern zu spielen – oder sogar, um welche zu zeugen.

Ich weiß, dass es möglich ist, deine Biologie zu hacken, denn ich habe es immer wieder erlebt. Als Kind war ich übergewichtig, hatte große Probleme mit meinem Immunsystem und litt unter Arthritis und Gehirnnebel *(Brain Fog)*. Nachdem ich mit dem Biohacking begonnen hatte, gründete ich ein Unternehmen, arbeitete gleichzeitig in einem Vollzeitjob und hatte mit gesundheitlichen Problemen zu kämpfen, die mich bereits seit Jahren plagten. Heute bin ich Vater, Podcaster, berate Dutzende von Start-ups und leite sieben verschiedene Unternehmen. Mein Körperfettanteil liegt bei 11 Prozent und ich bin nie hungrig. Ich nutze mein Gehirn so mühelos, dass es sich einfach nur gut anfühlt. Wenn ich mehr Muskeln oder eine bessere Ausdauer haben will, weiß ich, wie ich das erreichen kann. Wenn ein dicker Computerhacker wie ich oberkörperfrei auf dem Cover der *Men's Health* landen kann, dann kannst du das auch schaffen. Wie? Das zeige ich dir.

Meine aktuelle Version des Biohacking ist auch deshalb leistungsfähiger als je zuvor, weil sie neueste Erkenntnisse darüber enthält, wie das Prinzip der Faulheit funktioniert. Indem du deinem Körper die richtigen Ressourcen und Signale gibst, kannst du klarer denken. Du kannst deine Muskeln und Nerven effizienter für dich arbeiten lassen. Und du kannst das Standardtraining im Fitnessstudio zugunsten eines verbesserten Programms aufgeben, das effektiver ist und dich gleichzeitig weniger auslaugt.

Es gibt einen guten Grund, warum es dir so vorkommt, als würdest du den Mount Everest besteigen, wenn du dich auf den Gang ins Fitnessstudio vorbereitest. Hier ist dein KBS am Werk. Es nutzt das Prinzip der Faulheit, um dich zum Zögern zu bringen. Wie oft hast du schon Fastfood gegessen, nur weil dein arbeitsscheues Betriebssystem nicht wollte, dass du kochst oder abwäschst? Wenn die leckere und gesunde Mahlzeit zu Hause mit dem gleichen (oder weniger) Aufwand verbunden gewesen wäre, hättest du sie dem Fastfood vorgezogen. Aber weil dein KBS dir erfolgreich einredet, Essen gehen sei komplett stressfrei und energieeffizient, erzählst du dir Geschichten, warum es die richtige Wahl ist. Nachdem du dann die letzten Pommes gegessen und deinen Kontostand überprüft hast, fragst du dich, warum du es immer wieder tust. Die Begründung: Dein Körper ist faul. Er tut alles, um Arbeit zu vermeiden. Es sei denn, die Arbeit lohnt sich. Aber wenn du die Tatsache akzeptierst, dass dein Körper faul ist (auch wenn *du* es nicht bist), erkennst du froh, dass du einige einfache Dinge tun kannst, die dir viel mehr Erfolg bringen.

DIE FAULE BESTIE IN DIR ZÄHMEN

Es ist an der Zeit, dich selbst besser kennenzulernen und die inneren Mechanismen deiner biologischen Faulheit zu erforschen. Alles Lebendige hat sich so entwickelt, dass es – ohne dass das Gehirn eingreifen muss – automatisch ein stabiles inneres Umfeld aufrechterhält, wenn sich äußere Faktoren ändern. Die Bezeichnung für diesen Gleichgewichtszustand ist Homöostase. Ohne Biohacking überlässt du deinem KBS die vollständige Kontrolle über die Homöostase. Du steuerst deine Herzfrequenz, deinen Blutzucker oder deine Gehirnströme nicht bewusst. Sie regulieren sich selbst, basierend auf dem, was sie wahrnehmen. Wenn die Dinge im Gleichgewicht sind, ist alles gut. Aber wenn dein Körper durch irgendetwas aus der Balance gebracht wird – sei es durch Krankheit, Stress, Verletzungen, Nährstoffmangel oder Sport –, gibt es drei Möglichkeiten:

- **Sterben.** Im schlimmsten Fall versagt dein Körper, weil er nicht widerstandsfähig genug war. Entweder bist du danach tot oder behindert. (Unwahrscheinlich, weil es die Hauptaufgabe deines Körpers ist, widerstandsfähig und resilient zu sein.)
- **Verändern.** Im besten Fall verändert sich dein Körper und passt sich an die neue Situation an, um besser mit ihr umgehen zu können. Leider kostet das in der Regel eine Menge Energie, die dein KBS nicht einsetzen will.
- **Vermeiden.** Im wahrscheinlichsten Fall überzeugt dein Körper dich davon, nicht zu wiederholen, was dich aus dem Gleichgewicht gebracht hat. Es würde nur Energie verschwenden und könnte dir vielleicht sogar gefährlich werden. Das ist übrigens auch der Grund, warum die meisten Menschen mit der Zeit zu trainieren aufhören.

Dein KBS ist vielleicht nicht schlau, aber es ist unausweichlich. Es ist in jedem Organismus aus Fleisch eingebaut. Es wurde in Millionen von Jahren der Evolution verfeinert und ist extrem gut darin, dein Überleben sicherzustellen – und dich faul zu halten. Solange du lebst, bist du mit dem KBS verbunden. Es liegt an dir, die Intelligenz zu entwickeln, die es nicht hat.

Das Faulheitsprinzip ist nichts an sich Schlechtes. In vielerlei Hinsicht ist es ganz wunderbar. Es hat jede große menschliche Innovation erst möglich gemacht. Denk mal darüber nach: Warum haben wir das Feuer erfunden und für uns eingesetzt? Weil es auf diese Weise einfacher war, sich warmzuhalten, statt zittern zu müssen, um die Körperwärme zu erhalten. Warum haben wir Speere erfunden? Weil sie effizientere Waffen als Keulen sind. Wir haben Waschmaschinen erfunden, weil die Menschen davor zwei Stunden am Tag mit dem Schrubben von Wäsche auf Waschbrettern verschwendeten. Wir gehen auch deshalb gerne auswärts essen, weil die Vorbereitung, das Kochen und das Aufräumen der Küche zeitraubende Aktivitäten sind. Die größte Triebfeder des menschlichen Fortschritts ist nicht die Liebe. Es ist die Faulheit. (Zum Glück steht die Liebe aber gleich an zweiter Stelle und ist auch in dein KBS eingebaut.)

Zu akzeptieren, dass die biologisch festgelegte Trägheit deine beste und motivierendste Eigenschaft ist, kann zunächst erschreckend sein. Das widerspricht komplett der Ethik der harten Arbeit, die den meisten von uns seit frühester Kindheit eingebläut wurde. Es hat lange gedauert, bis ich das Konzept verinnerlicht hatte. Aber es ist so: Faulheit und Leistung stehen nicht im Widerspruch zueinander. Die Faulheit deines KBS kann dir helfen zu gewinnen, denn sie macht dich effizient. Biohacker sind stolz darauf, zu den faulsten Menschen auf dem Planeten zu gehören.

Ich bin schon vor vielen Jahren das erste Mal auf das Faulheitsprinzip aufmerksam geworden, lange bevor ich richtig verstanden habe, woher es kommt. Damals hatte ich gerade einen meiner ersten Jobs angefangen und arbeitete bei einer obskuren Art von Unternehmen, einem Lebensmittelmakler. Unternehmen dieser Branche sind Teil unseres verworrenen Lebensmittelvertriebsnetzes und haben die wichtige Aufgabe, dafür zu sorgen, dass eine bestimmte Marke Dosentunfisch den besten Platz im Regal deines örtlichen Supermarkts bekommt. Ich arbeitete in der IT-Abteilung und war für die Computer verantwortlich, die die Lebensmittelsendungen und -lieferungen tracken.

Meine Arbeit war so unendlich langweilig, dass das Faulheitsprinzip sich automatisch einschaltete. Ich erkannte, dass ich viele meiner Aufgaben automatisieren konnte. Statt jeden Computer einzeln zu verwalten, könnte ich auch eine Software schreiben, die sie alle automatisiert. So war ich in der Lage, 20 Computer zu verwalten, und hatte noch Zeit übrig. Von einem normalen IT-Mitarbeiter erwartete die Geschäftsführung, dass er sich höchstens um zehn Computer kümmerte. Wenn ich sechs Stunden meiner täglichen Arbeit automatisieren konnte, blieben mir sechs Stunden pro Tag, um zu tun, was ich wollte. Als Technikfreak nutzte ich die Zeit, um noch mehr über die neueste Computertechnik zu lernen. Damit verfolgte ich das Ziel, in Zukunft noch fauler sein zu können beziehungsweise mehr Kontrolle zu haben, was den zwei Seiten der gleichen Medaille entspricht.

Etwas später nahm ich einen Job in der ersten Internet-Datencenter Firma an, in den Anfängen des neumodischen World Wide Web. Die Idee war, Unternehmen (darunter auch Google und Facebook, als sie jeweils nur ein paar Mitarbeiter hatten) dabei zu helfen, so schnell wie möglich Tausende von Computern zu organisieren. Meine Aufgabe bestand darin, Leute einzustellen, die all diese Computer bedienen konnten. Aber egal, was ich tat: Ich konnte gar nicht schnell genug passendes Personal finden (irgendwann hatte die von mir mitbegründete Gruppe 1000 Mitarbeiter), und die Leute, die ich fand, machten ständig Fehler.

Die Faulheit gab letztlich den Anstoß für den Plan, eine Technologie zu entwickeln, mit der eine Person eine Million Computer verwalten kann. Auf diese Weise konnten wir Computerhacker uns zurücklehnen, noch mehr Kaffee trinken und herausfinden, wie sich die Systeme selbst verwalten können. Ja, pure Faulheit (und der Wunsch, Geld zu verdienen) brachte ein paar Internetgenies, darunter auch Marc Andreessen (der den ersten Webbrowser entwickelte) und die Leute, mit denen ich zusammenarbeitete, dazu, das zu erfinden, was wir heute Cloud Computing nennen. An der Wand hinter dem Schreibtisch, an dem ich gerade sitze, hängt ein Poster zur Markteinführung des ersten Cloud-Computing-Dienstes. Es erinnert mich jeden Tag daran, für meine Trägheit dankbar zu sein.

Ich will nicht mehr arbeiten als nötig. Und das willst du auch nicht.

Es ist leicht, die Idee anzunehmen, dass ein *Faulheits-Mindset* gut für technische Innovationen ist. Schließlich liebt doch jeder Effizienz und Produktivität, oder? Aber irgendwie ist es uns peinlich, die gleiche Mentalität auf unseren Körper oder unser Wohlbefinden anzuwenden. Das kannst du von mir aus gern schwachsinnig finden. Die Vorstellung, nur harte Arbeit sei ehrenwerte Arbeit, ist puritanischer Unsinn. Dieser Glaubenssatz wurde vor Hunderten von Jahren auch deshalb erfunden, um dein KBS dazu zu bringen, auf einem Feld oder in einer Fabrik für jemanden zu schuften, ohne gegen die bestehenden Verhältnisse zu rebellieren.

Wir alle glauben, Veränderung sei schwer, weil wir diese Botschaft ständig hören. Die Gesellschaft wiederholt sie für dich. Die Faulheit in deinem KBS ist der gleichen Meinung. Und deine tägliche Erfahrung scheint zu bestätigen, dass die Annahme stimmt. Laufen ist schwer. Steine hochzuheben ist schwer. Fasten ist schwer. Meditieren ist schwer. Selbst wenn *du* das alles gerne tun würdest, will dein Betriebssystem keine Energie dafür verschwenden. Denn wenn es dich Energie dafür aufwenden lässt, muss es noch mehr Energie aufbringen, um sich zu verändern und anzupassen. Um schlanker zu werden. Um schlauer zu werden. Um gelassener zu sein. Es bedeutet einfach weniger Arbeit, fett, langsam, müde und gereizt zu bleiben.

Die erste Hürde auf dem Weg zum Biohacker besteht darin, sich eine radikale Wahrheit einzugestehen: Es gibt einen einfacheren Weg, deinem Körper zu sagen, dass er sich verändern soll. Einen, der nicht so viel Arbeit macht. Du kannst die Funktionsweise deines Körpers und deines Geists verbessern – ohne viel Aufwand –, indem du deinem KBS die richtigen Signale sendest. Du musst es nur davon überzeugen, den bequemen Zustand schlagartig zu verlassen.

DIE KRAFT DES ZUGESPITZTEN REIZES

Stell dir ein Signal vor, dass dein automatisiertes System davon überzeugt, dass es sich ändern muss, weil es sonst sterben könnte. In Wahrheit liegt aber gar keine wirkliche Gefahr vor. Stell dir außerdem vor, dass dieser Reiz so kurz und einfach zu erzeugen ist, dass es dich nicht viel Mühe kostet, nicht einmal genug, um deine angeborene Trägheit zu aktivieren. Jetzt hast du keinen Grund mehr, untätig zu bleiben. Dein System wird sich trotzdem so schnell wie möglich ändern – viel schneller, als du vielleicht denkst.

Achte darauf, wie der Reiz mit der Zeit an- und wieder abschwillt. Eine schnelle, harte, intensive Kampfansage an deinen aktuellen Zustand (müde, übergewichtig, gestresst) hilft dir, dramatische und schnelle Veränderungen zu erreichen. Diese Art von Veränderungen haben den größten Einfluss auf deine Widerstandsfähigkeit und dein Wohlbefinden – es sei denn, du sendest das falsche oder ein zu starkes Signal. Das kann dazu führen, dass dein Körper aus seinem natürlichen Gleichgewicht, der Homöostase, gerät und du den Nutzen der Stimulation verlierst. Stell dir vor, wie du dich fühlst, wenn du zu viel trainierst oder die ganze Nacht durcharbeitest.

Die folgende Kurve eines typischen Ausdauertrainings, die verdächtig allen Formen des Ausdauertrainings gleicht, die du kennst (Joggen, Spinning, Trainer auf einem Treppensteiger und so weiter) zeigt an, wie viel Energie du im Laufe der Zeit verbrauchst:

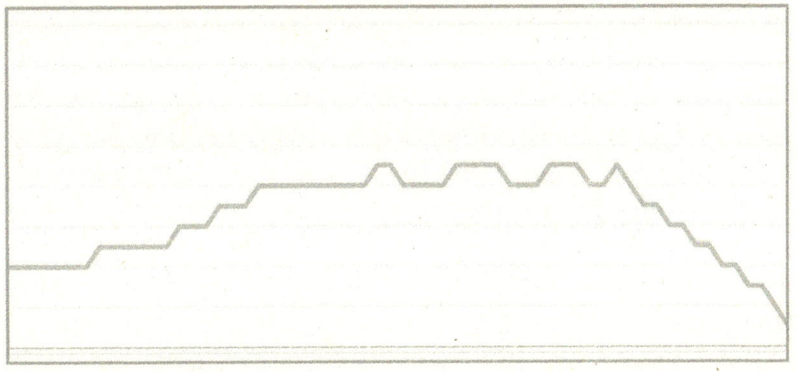

Sich eine ganze Stunde zu quälen ist sehr anstrengend, und dein Körper hasst es. Dein angeborener Hang zur Faulheit will dich dazu bringen, nicht zu trainieren und stattdessen lieber einen Donut zu essen. Manchmal setzt du deine Willenskraft (die mehr Energie kostet) erfolgreich ein und ziehst das Training durch. Aber es ist harte Arbeit, bis du fertig bist und dich energiegeladener fühlst. Oder du bist danach einfach nur müde.

Schauen wir uns nun eine klügere Herangehensweise an. Wenn du etwas Neues ausprobierst, das du in diesem Buch kennenlernst, könnte dein Training stattdessen so aussehen:

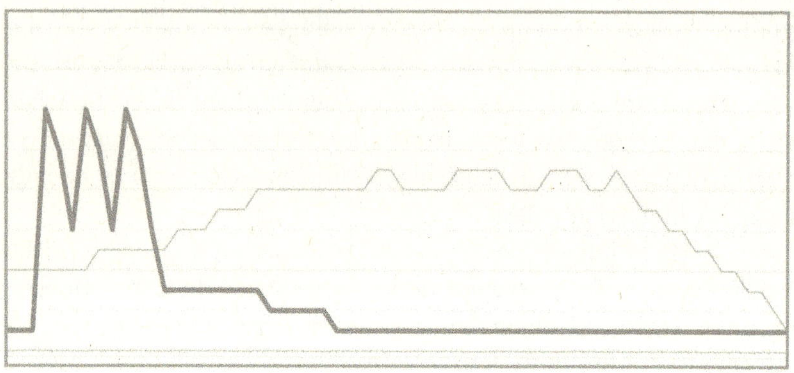

Hier hast du viel Zeit gespart. Du musst dich zwar für einen kurzen Zeitraum mehr anstrengen, aber du hast insgesamt weniger trainiert. Oder aus der KBS-Perspektive deines Körpers betrachtet: Du hast ihm signalisiert, dass er sich auf intensivere Leistungen einstellen muss, und er passt sich entsprechend an. Aber aus deiner Sicht war es einfacher, weil du deinen Körper nicht so lange antreiben musstest weiterzumachen. Du hattest den gleichen Nutzen wie bei dem bereits beschriebenen 60-minütigen Workout, aber es war nur 15 Minuten lang anstrengend.

Geht es noch besser? Ja, durchaus. Als Biohacker hast du dir die Erlaubnis gegeben, deine Faulheit zu verdoppeln. Die frei gewordene Zeit kannst du dann vielleicht nutzen, um etwas Sinnvolles zu tun.

Du machst dir also deine angeborene Bequemlichkeit zunutze und findest heraus, wie du mit noch weniger Aufwand die gleichen (oder noch bessere) Ergebnisse erzielen kannst. Du nutzt alle möglichen Daten und vergleichst die Ergebnisse miteinander. Oder du bist dafür zu faul und schaust einem Wissenschaftler über die Schulter und kopierst seine Erkenntnisse. So oder so, das Endergebnis sieht so aus:

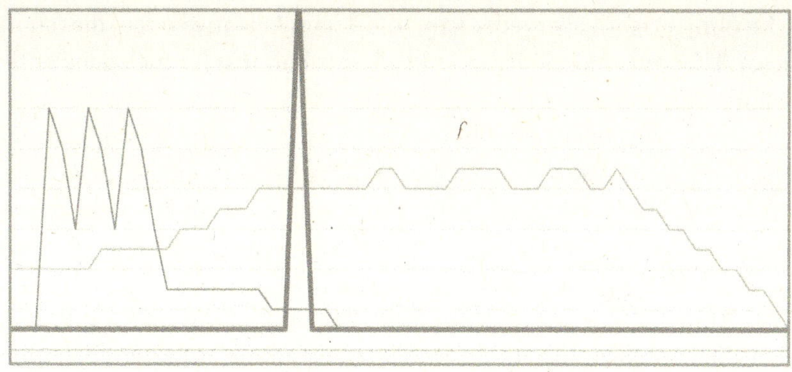

Nun sprechen wir nur noch von einem Zeitaufwand für das Training von unter einer Minute, was die meisten Menschen verschmerzen können. Aber dein Körper flippt aus und denkt, er müsse schnell ein widerstandsfähiges System aufbauen, um mit dieser Belastungsspitze umgehen zu können.

Dieses Prinzip befreit dich.

Es lässt sich nicht nur für den Sport anwenden, sondern für fast alles, von dem wir heute wissen, dass es dein Aussehen radikal verändern, die Funktionsweise deines Geists verbessern und eine Widerstandsfähigkeit aufbauen kann, die fast übermenschlich scheint. Dir wird klar, dass du damit alles anpacken kannst. Du wirst furchtloser, weil du nicht mehr unter der Kontrolle deines faulen Nervensystems stehst.

Technisch ausgedrückt nenne ich diese Art der gezielt zugespitzten Reizsetzung die Biologie der Kurvensteigung. Sie erzeugt einen steilen Anstieg (schnell hoch, schnell runter) des Reizes, den du verwendest. Mit anderen Worten: Deinem Körper ist es egal, wie lange du etwas Schweres tust. Es ist ihm wichtig, wie schnell du etwas Schweres tust, wie hart es für ihn ist und wie schnell du wieder zurück auf den Ausgangswert kommst.

Ich habe mit Upgrade Labs und 40 Years of Zen zwei Unternehmen gegründet, um herauszufinden, welches Signal wie stark sein muss und wie schnell man es ein- und ausschalten muss, damit dein Körper und dein Geist besser werden. Die Antworten sind nicht für alle gleich (ein übergewichtiger Sechzigjähriger ist ein anderer Fall als ein sportlicher

Achtzehnjähriger), aber jeder kann die Techniken anwenden, die ich in diesen Laboren entdeckt habe. Und oftmals kommst du auch ganz ohne Technik aus.

Du wirst feststellen, dass du nicht eine Stunde lang im Fitnessstudio schuften musst. Wenn du die richtigen Schritte zur richtigen Zeit in der richtigen Reihenfolge durchgeführt hast und dich auf schnelle, intensive Veränderung fokussierst, kannst du in etwa einem Achtel der Zeit von der Biologie der Kurvensteigung profitieren.

Du kannst auch ein gezieltes Erholungsprogramm zusammenstellen, damit du viel schneller und effizienter in einen ruhigen, entspannten Zustand zurückkehrst, der deinem Körper signalisiert, dass es darum geht, sich zu verbessern, und nicht darum durchzudrehen.

In diesem Buch erfährst du auch, dass es das Ziel jeder deiner Aktionen ist, zum Ausgangszustand zurückzukehren. Das Geheimnis der Gelassenheit liegt darin, ein System zu haben, das keine Energie verschwendet und schnell zum Normbereich zurückkehrt, wo auch immer dieser für dich liegen mag.

Dann kannst du deine Normalität so anpassen, dass sie immer besser wird. Wenn du in kürzester Zeit auf maximale Leistung gehen und sofort wieder in einen entspannten Zustand zurückkehren kannst, wirst du schneller, stärker, gelassener und klarer, als du es dir je erträumt hast.

Konventionelles Training, bestimmte Ernährungsweisen und Meditation sind darauf ausgelegt, dich auf 70 Prozent deiner maximalen Leistungsfähigkeit zu bringen und dich dort für lange Zeit zu halten. Was für eine enorme Verschwendung deines Einsatzes! Ein langes 70-Prozent-Training saugt die gesamte Energie aus dir heraus, ohne deinen Körper jemals auf das Level zu bringen, auf dem wirkliche Verbesserung stattfindet. Kein Wunder, dass so wenige Menschen Sport treiben! Die Art und Weise, wie wir heute trainieren, ist nicht effizient und widerspricht unserer Natur. Das KBS steuert uns, bevor unser Verstand entscheiden kann, ob wir Sport treiben wollen. In der Folge zucken wir mit den Schultern, lassen das Faulheitsprinzip walten und essen Kartoffelchips, während wir uns schämen, dass wir das Fitnessstudio geschwänzt haben. Wieder mal.

Du glaubst mir nicht? Mutter Natur liefert jede Menge Beweise, wenn du weißt, auf was du achten musst. Schau dir ein Video von einem Reh an, das auf der Flucht vor einem Berglöwen oder einem anderen Raubtier ist. Es sprintet mit Höchstgeschwindigkeit und voller Kraftanstrengung davon. Wenn die Gefahr vorüber ist, bleibt die vermeintliche Beute einfach stehen, zittert am ganzen Körper und wird so die Stresshormone wieder los. Danach ist das Reh wieder in seiner Ausgangslage und sucht sich frisches Gras zum Fressen. Das ist kraftvoll. Die wunderschöne und natürliche Faulheit in Aktion, ohne jegliche Energie zu verschwenden. Weißt du, was Rehe *nicht* tun? Sie strampeln sich nicht 90 Minuten auf einem Ellipsentrainer ab, um schlank zu bleiben.

Du willst mehr wie dieses Reh sein. Entspannt, aber schwer zu töten. Du willst so stark sein, dass bei einer Herausforderung jedes System in deinem Körper mit unglaublicher Energie, Konzentration und Mut aktiviert wird. Und anschließend, wenn du die Bedrohung überstanden hast, kommst du schnell wieder in deinen Normalzustand zurück. Du kannst die schnelle Reaktion eines Rehs auf der Flucht vor einem Raubtier simulieren, indem du ein kurzes, hochintensives Training absolvierst. Das ist eine ganz andere Herangehensweise als die üblichen Routinen im Fitnessstudio oder beim Ausdauersport. Auf die gleiche Weise kannst du dein Gehirn trainieren, ähnlich widerstandsfähig zu sein, wenn du klare, gezielte Reize verwendest: Licht, Geräusche, geführte Atmung.

Das Leben wirft uns ständig Steine in den Weg. Wahrscheinlich jagt dich kein Tiger, aber du könntest einen Autounfall haben oder krank werden. Vielleicht verlierst du plötzlich deinen Job oder einen geliebten Menschen. Du könntest eines Morgens aufwachen und feststellen, dass du dich inmitten einer weltweiten Pandemie befindest. Dein KBS kann nur sehr schlecht zwischen einer schmerzhaften Trennung und einem Tiger unterscheiden und wird so oder so eine Stressreaktion auslösen. Wenn du nicht genug Energie produzierst, weil sich deine Trägheit durchgesetzt hat, bringt dich der Stress aus dem Gleichgewicht, aus der Homöostase. Er schwächt dein System. In der Folge wird dein Körper noch schlechter darin, Energie zu erzeugen. Du wirst zu Angstzuständen neigen, depressiv, schwach und unentschlossen sein. Du wirst dich hilflos fühlen.

Wenn du hingegen das Wissen in diesem Buch zu deinem Vorteil nutzt, hast du genug Energie übrig, um zu tun, was du richtig findest. Nachzudenken. Zu deinem Normalzustand zurückzukehren. Wenn dein KBS aber so programmiert ist, dass es sich schnell und einfach ein- und ausschalten lässt, kann dein System einen Schlag wegstecken, ohne an Stabilität zu verlieren. Wenn dein System gut trainiert und bereit ist, mit großen Veränderungen umzugehen, kommt es auch mit den täglichen kleinen Stressfaktoren besser zurecht. Du wirst in der Lage sein, nach einem langen, besonders harten Arbeitstag nach Hause zu kommen und deine Anspannung abzuschütteln wie ein Reh. Dann hast du immer noch genug Energie, um deinen Ehepartner und deine Kinder anzulächeln. Oder vielleicht gehst du mit deinen Freunden feiern. Die Auswahl und die Möglichkeiten sind schier endlos, wenn du deine volle Energie nutzen kannst.

DAS ENERGIEPRINZIP

Alles, was du denkst und tust, hängt von Energie ab. Wenn du also ein effektiver Biohacker sein willst, solltest du die Energie zu ihrer Quelle zurückverfolgen: den Mitochondrien[4], jenen pillenförmigen Miniorganen (auch Organellen genannt) in deinen Zellen. Wissenschaftliche Lehrbücher bezeichnen die Mitochondrien oft als »Kraftwerke der Zelle«, weil sie Energie in Form eines erstaunlichen Moleküls mit dem Namen Adenosintriphosphat (ATP) produzieren. Dein Körper nutzt es als Treibstoff für deine alltäglichen Aktivitäten. Der Auf- und Abbau von ATP-Molekülen in den Mitochondrien treibt deine gesamte Biologie an: alles, was du tust, fühlst, denkst und träumst.

Obwohl die Mitochondrien mächtig sind, haben sie keine Kontrolle. Auch sie gehorchen dem KBS, das ihnen sagt, wann sie aktiviert werden und wie hart sie arbeiten sollen. Auf Anweisung des KBS werden die Mitochondrien zur Quelle für unsere Bequemlichkeit. Sie treiben uns an, neue und bessere Wege zu finden, um weniger arbeiten zu müssen.

Jedes Mitochondrium ist ein Umweltsensor, eine winzige Computerschnittstelle, die Entscheidungen trifft, eine Produktionsstätte *und* ein Kraftwerk. Die Mitochondrien fungieren auch als Batterien, die deinem Körper ermöglichen, jederzeit eine Ladung aufrechtzuerhalten, die in etwa der einer AA-Batterie entspricht. Sie können sogar miteinander kommunizieren und an einem organisierten Abstimmungsverfahren teilnehmen, das *Quorum Sensing* genannt wird. So können sie feststellen, was gerade wirklich in deinem Körper passiert, und gemeinsam darauf reagieren.

Kurz gesagt, das Energiesystem deines Körpers agiert als eigenständiges intelligentes System, das in deine Zellen eingebettet ist. Dieses System reagiert sehr rasch, ist aber auch sehr faul und reaktionär. Wenn du es beherrschst, bist du sehr schnell und flexibel. Wenn es dich beherrscht, bist du träge und fortschrittsfeindlich.

Alles am Energiesystem deines Körpers – die Mitochondrien und das KBS, das sie steuert – ist reif für einen Hack. Tatsächlich habe ich in meinem Leben noch kein System gesehen, das sich so gut manipulieren lässt! Ich habe Computersysteme mit Zehntausenden Schnittstellen an Tausenden von Orten auf der ganzen Welt entworfen und realisiert. Ich habe in Studiengängen gelehrt, wie man diese Systeme schneller, stärker und sicherer macht. Ich weiß, wie man Ineffizienzen erkennt und wie man sie verbessern kann. Gewiss lassen sich auch die automatisierten intelligenten Systeme in unserem Körper so trainieren und formen, dass sie aufhören, uns schwach und müde zu machen.

Und so beginnt die nächste Stufe des Hacks: Es geht nun darum, die richtige Ernährung und Form des Trainings für die Mitochondrien zu definieren. Die Mitochondrien bilden ein komplexes, organisiertes System. Sie leben in deinem Körper fast wie eine eigene Kolonie von Organismen. Jedes Mitochondrium hat seine eigene DNA, die sich von der DNA unterscheidet, die deinen gesamten genetischen Code enthält. Auf der Außenseite haben die Mitochondrien eine Doppelmembran aus Fettmolekülen. Diese hat eine schützende Funktion und reguliert, welche Chemikalien rein- und rauskommen. Im Inneren enthalten sie eine ausgeklügelte molekulare Maschinerie, die davon abhängt, dass genau die richtigen Chemikalien vorhanden sind.

Insgesamt gibt es in deinem Körper Billionen Mitochondrien, und wenn du dich anstrengst, produzieren diese kleinen Dinger jede Minute etwa ein Pfund ATP.

Einige deiner Zellen enthalten mehr Mitochondrien als andere. Vor allem in den Zellen deines energiehungrigen Gehirns, in deinen Augen und deinem Herzen wimmelt es nur so von diesen kleinen Kerlen. Muskelzellen dagegen haben nur eine mittelgroße Mitochondrien-Besatzung. Durch den Prozess der sogenannten mitochondrialen Biogenese sind deine Zellen in der Lage, mehr Mitochondrien zu bilden. Je mehr Mitochondrien du hast und je effizienter sie arbeiten, desto besser fühlst du dich. Wenn viele deiner kleinen Kraftwerke mit voller Kapazität arbeiten, hast du mehr Energie, Kraft, Widerstandsfähigkeit und Klarheit. Wenn aber die Zahl deiner Mitochondrien abnimmt oder sie nicht effizient arbeiten, wird dein KBS unruhig und ängstlich. Und du wirst es auch. Dann fühlst du dich träge und benebelt. Du wirst an Gewicht zunehmen und versuchen, die Tatsache zu verdrängen, dass du dich von deiner Bestform entfernt hast.

Eine bemerkenswerte, paradoxe Konsequenz des Faulheitsprinzips ist, dass du dich nie wirklich ruhig und gelassen fühlen kannst, solange dein KBS schwach ist. Um in einem ruhigen Grundzustand wirklich entspannt zu bleiben, brauchst du eine hohe Energiekapazität und einen starken Energievorrat. Mit anderen Worten: Du musst die Kraft haben, zupackend und entschlossen zu agieren, um ausgeglichen zu sein. Schwache Zellen und schwache Menschen wissen, dass sie nie wirklich sicher sind. Denn jeder kleine Affront könnte sie aus dem Gleichgewicht bringen. Starke Zellen und starke Menschen haben die Energie, um jung, aktiv und dynamisch zu bleiben. Sie können ihren Wünschen nachgehen und etwas tun, das in der Welt wichtig ist.

Energie ist die wertvollste Ressource im Leben. Deshalb beginnt Biohacking damit, die richtigen Werkzeuge zu finden, die dir einerseits helfen, dein Energiesystem bestmöglich in den Griff zu bekommen, und die andererseits das Faulheitsprinzip respektieren. Alle anderen Verbesserungen bauen darauf auf.

Wenn du Zeit und Energie hast, kannst du Geld verdienen.

Wenn du Geld hast, kannst du dir freie Zeit erkaufen.

Wenn du aber keine Energie hast, wirst du deine ganze Zeit mit Schlafen verbringen und dein ganzes Geld, um deine Energie zurückzugewinnen.

Die meisten von uns befinden sich in einem »energielosen« Zustand, wenn wir altern, weil unsere Mitochondrien mit der Zeit weniger und schwächer werden, wenn wir sie nicht gezielt manipulieren.

Als junger Mann war ich in diesem trägen Zustand gefangen und habe meine ganze Zeit und mehr als 1 Million Dollar investiert, um meine verloren gegangene Energie zurückzubekommen. Ich war dumm und verschwenderisch. Diesen Fehler werde ich nicht noch einmal machen.

Viele Menschen erleben, was ich damals erlebt habe: Sie haben wenig Energie, stehen unter starkem Stress, fühlen sich überfordert, leiden unter Gehirnnebel *(Brain Fog)* und schlafen schlecht.

Mehr als 73 Prozent der amerikanischen Erwachsenen sind übergewichtig, 42 Prozent sind sogar fettleibig. Noch vor 60 Jahren, waren *nur* 31,5 Prozent übergewichtig und 13,4 Prozent fettleibig.[5] Fettleibigkeit ist das stärkste Anzeichen dafür, dass dein mitochondriales KBS nicht die Energie produziert, die du brauchst, um dich zu transformieren.

Es ist töricht, Unmengen von Energie aufzuwenden, um deinen Körper zu etwas zu bringen, was er von Natur aus nicht will. Wenn du dich entspannen willst, brauchst du genug Energie, um dich sicher zu fühlen. Wenn du stärker werden willst, brauchst du ausreichend Energie, um Muskeln aufzubauen. Wenn du schlauer sein willst, musst du die Energie in deinem Kopf erhöhen. Wenn du ein Meister deines Fachs werden willst, brauchst du genug Energie, um dich ganz darauf zu konzentrieren. Wenn du ein freundlicherer, netterer Mensch sein willst, musst du Energie aufbringen, um mehr zu sein als dein normales Selbst.

Um einen überdurchschnittlichen Zustand zu erreichen, musst du sowohl die Energie als auch das Wissen haben, um dein KBS und deine Biologie so zu beeinflussen, dass sie deinen Wünschen entsprechen. Denn wenn du zwar riesige Mengen an Energie erzeugst, diese aber nicht richtig lenkst, wendet dein KBS diese Energie dazu, *Netflix* zu schauen und Essen zu bestellen. Also lass uns schlauer werden.

SECHS SCHRITTE ZUM ENERGIEOPTIMUM

Alles, was du tust, sendet deinem Körper ein Zeichen, wie er sich verhalten soll. Die meisten Menschen treffen aber Entscheidungen, ohne sich über die Folgen im Klaren zu sein. Wir essen Lebensmittel, die uns nicht guttun. Wir trainieren auf eine Weise, die unserer inneren Trägheit widerspricht. Wir sind uns nicht bewusst, dass wir mit einfachen Mitteln große biologische Vorteile erzielen können.

Das Faulheitsprinzip zu hacken ist ein Prozess, der in sechs Schritten abläuft. Die Umprogrammierung deines KBS, die dir die Kraft gibt, dein volles Potenzial auszuschöpfen, beginnt mit der Bereitstellung der Rohstoffe für die Energiegewinnung. Anschließend musst du deinen Körper davon überzeugen, mehr Energie zu produzieren (ohne dass der Faulheitsmodus aktiviert wird). Die Energie soll auf Systeme gerichtet werden, die du verbessern willst: deinen Stoffwechsel, deine Herz-Kreislauf-Leistung, deinen Umgang mit Stress, deine Kraft und deine Gehirnleistung. In jedem dieser Bereiche gibt es überzeugende neue wissenschaftliche Erkenntnisse, die den Aufwand radikal reduzieren, der nötig ist, um ans Ziel zu kommen.

Schritt 1: Reibungsverluste mindern

Dein Körper spart automatisch Energie. Wenn deine Zellen damit nicht gut umgehen können, fühlt sich alles in deinem Leben schwer an. Der erste Schritt ist herauszufinden, was du momentan tust, das deine Energieproduktion unterbricht. Wenn du dich gestresst, krank, schwach oder benebelt fühlst, fühlen sich auch die einfachsten Anpassungen unüberwindbar an. Im nächsten Abschnitt gebe ich dir eine detaillierte Liste mit Hindernissen (vor allem ernährungsbedingte), die du aus deinem Leben entfernen solltest, damit du schnell mehr Energie produzieren kannst.

Das ist der einfache Teil des Buchs. Es ist viel einfacher, mit etwas aufzuhören, das dich schwächer macht, als anzufangen, etwas zu tun, das dich stärker macht.

Schritt 2: Nimm die richtigen Rohstoffe zu dir

In Superheldenfilmen sieht man immer, wie der Held durch die Gegend rennt, gegen Bösewichte kämpft, verrückte Stunts vollbringt und dabei nie eine Pause macht, um etwas zu essen oder zu trinken. Ein Tipp: Wärst du einer dieser Superhelden, müsstest du 50.000 Kalorien pro Tag konsumieren, um all diese Kraft aufrechtzuerhalten (es sei denn, du könntest dich einfach elektrisch wieder aufladen). Es ist viel einfacher, bereits ein einsatzbereiter, energiegeladener Mensch zu sein. Dafür brauchst du genügend Kalorien, denn Kalorien messen die Energie, und du willst mehr Energie. Aber selbst wenn du genug isst, kann dein KBS all die kleinen Mitochondrienkraftwerke nicht dazu bringen, ihre Arbeit optimal zu verrichten, wenn es deinem System an den richtigen Elementen und Co-Faktoren mangelt.

Es gibt ein paar grundlegende Ressourcen, die dein Körper braucht, um seine Fähigkeiten voll auszuschöpfen, und an denen es den meisten Menschen mangelt. Wenn du dich darauf konzentrierst, die richtigen Fette, fettlöslichen Vitamine, Mineralstoffe und Spurenelemente, Ultra-Spurenelemente sowie ausreichend hochwertiges Eiweiß zu dir zu nehmen, wirst du ein ganz neues Energieniveau erreichen. Das wiederum führt dazu, dass du dich weniger träge, sondern motivierter fühlst. Wie auch immer du es nennen willst, es ist ein Upgrade. Ich sage nicht, dass du eine Handvoll teurer Nahrungsergänzungsmittel kaufen musst. Aber ich erkläre dir, warum du in unserer modernen Welt nicht alle Ressourcen, die du brauchst, allein über deine Nahrung bekommen kannst – egal wie gut du dich ernährst. Du lernst lebenswichtige, unverzichtbare Nahrungsergänzungsmittel kennen und wirst von optionalen Nahrungsergänzungsmitteln lesen, die eine positive Wirkung haben.

Schritt 3: Wähle dein Ziel und kontrolliere die Fortschritte

Die Entscheidung darüber, welche Ziele du verfolgen willst, ist ein Prozess für sich. Es gibt fünf große Bereiche biologischer Leistung, die du kontrollieren und verbessern kannst: Kraft, Herz-Kreislauf-Fitness, Energie und Stoffwechsel, Gehirnfunktion und Stressresistenz. Die gute Nachricht ist, dass, wenn du dich auf die Verbesserung eines Bereichs konzentrierst, auch die anderen besser werden. Allerdings solltest du dich für ein Hauptziel entscheiden, denn dein System ist überfordert, wenn du alles auf einmal verbessern willst. Keine Sorge: Wenn du das erste Ziel erreicht hast, hast du noch genug Energie, um die anderen anzupacken.

Schritt 4: Sende die richtigen Signale

Auf jeder Stufe kannst du das Prinzip der Kurvensteigung anwenden, um die Signale zu ändern, die du deinem Körper sendest. Er reagiert darauf, indem er sich schnell und drastisch verbessert. Für jeden Bereich, an dem du arbeiten möchtest, hast du die Wahl zwischen kostenlosen Techniken, die du zu Hause anwenden kannst, kostengünstigen transportablen Technologien und hochmodernen Geräten, die du dir wahrscheinlich von einem Profi besorgen musst. Trotzdem gibt es immer einfache, gut zugängliche Wege, um anzufangen.

Viele der wirkungsvollsten und präzisesten Methoden, um deinem Körper ein starkes Signal zu senden, findest du nicht in einem herkömmlichen Fitnessstudio: Licht, Klang, Vibration, Lymphdrainage, elektrische Stimuli, Wärme und Kälte oder auch Kryotherapie. Du musst keine dieser Methoden zwingend anwenden, aber ich beschreibe sie, um dir zu zeigen, was heute alles möglich ist. Ich arbeite daran, unser Netzwerk der Upgrade Labs schnell zu erweitern, damit sie in vielen großen Städten zugänglich sind. In meinen Zwanzigern benötigte ich fast zwei Jahre, um an den Kraftgeräten in meinem Fitnessstudio mein Kraft-Maximum zu erreichen. Heute weiß ich, dass ich in einem Bruchteil der Zeit mehr Gutes für meinen Körper hätte tun können, mit weniger Verletzungsgefahr, weniger Schmerzen und weniger Erschöpfung. Ich will nicht, dass jemand anderes meine Fehler wiederholt.

Schritt 5: Erhole dich wie ein Profi

Es ist aufregend, sich zu neuen Höchstleistungen anzutreiben und sich zu verbessern. Es ist langweilig, sich genauso vollständig und intensiv zu erholen, wie man sich vorher angestrengt hat. Diese Diskrepanz entsteht, weil durch die Aktivierung nützliche Stresshormone wie Adrenalin und Endorphine freigesetzt werden, diese aber keine Begleiterscheinung der Erholung sind. Dennoch lehrt uns die Biologie der Kurvensteigung, dass unser Körper, wenn er sich vollständig und schnell erholt, die gesamte zusätzliche Energie darauf verwendet, stärker zu werden.

Wenn sich dein Körper langsamer erholt, wirst du dich auch langsamer verbessern. Es ist ganz einfach: Wenn du den maximalen Nutzen aus dem Biohacking ziehen willst, musst du dich auch auf den Erholungsprozess konzentrieren. Regenerationssignale und Technologien zur Entspannung sind wichtig für die Bewältigung von Stress. Wenn dein Hauptaugenmerk also auf Stressabbau liegt, solltest du damit beginnen.

Schritt 6: Bewerten, Personalisieren, Wiederholen

Für jeden Hack zeige ich dir, wie du qualitativ und quantitativ erkennen kannst, was bei dir funktioniert und was nicht. Du lernst, wie du deine Messdaten auswertest, deine Methoden verfeinerst und zu Schritt 3 zurückkehrst, damit du dich ständig verbessern kannst.

Du lernst drei Arten des Trackings kennen: in Echtzeit (mit einem Fitnesstracker oder einem kontinuierlichen Blutzuckermessgerät), täglich wiederkehrend (z. B. Schlaf- oder Stressmessungen) und gelegentlich (Labortests oder Bildgebung). Die Basiskontrolle ist entweder kostenlos oder so günstig, dass du unabhängig von deiner finanziellen Situation damit anfangen kannst. Du wirst auch ohne Daten feststellen können, ob du mehr Energie hast, klarer siehst oder schlauer bist. Aber du wirst auch die harten und motivierenden Fakten sehen: Du hast dich in der vergangenen Nacht besser erholt. Dein Blutzucker war bei der letzten Mahlzeit hervorragend. Deine Knochendichte hat zugenommen. Deine Entzündungsmarker sind gesunken.

Biohacking basiert nicht auf blindem Vertrauen. Du kannst und solltest alles objektiv für dich selbst messen. Außerdem solltest du alle Vorschläge an deine Ziele, deine Situation, deinen Lebensstil und deine körperliche Verfassung anpassen. Nur weil ein Hack bei einem Teil der Bevölkerung gut funktioniert, bedeutet das nicht, dass er auch bei allen anderen Menschen funktioniert. Im Zeitalter der fortschrittlichen persönlichen Datenerfassung kannst du deine Abläufe wiederholen, verfeinern und eine Routine entwickeln, die genau zu dir passt.

ENERGIE FÜR EINE BESSERE WELT

Letztendlich ist Biohacking mein Geschäft, aber es ist nicht mein Antrieb. Mein eigentliches Ziel ist Folgendes: Ich möchte dich vor dem Schrecken bewahren zu erkennen, dass du deine eigene Biologie nicht oder nur unzureichend unter Kontrolle hast. Wenn du mehr Energie zur Verfügung hast, kannst du dich dem widmen, was du in deinem Leben wirklich tun willst, und kannst ein besserer Mensch werden.

Im Moment steht die Menschheit an einem Scheideweg. Die fast acht Milliarden Menschen auf der Erde agieren wie ein einziger kooperativer Organismus mit einer riesigen Anzahl von Entscheidungsknotenpunkten, den einzelnen Menschen. Jedes Individuum wiederum ist ein Organismus mit Quadrillionen von eigenen kleinen Entscheidungsschnittstellen, die das KBS betreiben. Alles in allem ist das eine atemberaubende Menge an Macht und Komplexität. Es ist ein System, wie es auf diesem Planeten noch nie zuvor existiert hat. Jeden Morgen lese ich die Schlagzeilen und es fällt mir auf, wie wir uns in Hass und Egoismus verlieren, statt mit Freundlichkeit und Großzügigkeit zu handeln.

Wir müssen unser eigenes Betriebssystem, unsere Biologie, in Ordnung bringen. Sonst sind wir auf dem besten Weg, uns gegenseitig zu töten und den Planeten zu zerstören. Es ist Zeit für ein individuelles Upgrade, denn wir sind alle ein Teil des großen und uralten menschlichen Organismus. Wenn wir uns als Gesellschaft heilen wollen, müssen wir uns zunächst selbst heilen. Das beginnt damit, dass wir einen Zustand erreichen, der unseren Voraussetzungen gerecht wird, statt sie zu ignorieren. Wir mögen vielleicht durch Faulheit motiviert sein, aber wir sind nicht faul, sondern kraftvoll. Wir sind so verdrahtet, dass wir damit und noch mit so viel mehr umgehen können.

KAPITEL 2

REIBUNGSVERLUSTE MINDERN

Du brauchst die richtigen Ressourcen, um Energie zu erzeugen und zu leben. Um *gut* zu leben, solltest du dir diese Ressourcen auch noch in der richtigen Menge und im richtigen Mischungsverhältnis zuführen, was du wahrscheinlich momentan nicht tust. Dein rationales Ich möchte vielleicht, dass du stärker und widerstandsfähiger wirst, aber dein inneres Betriebssystem hat andere Ideen. Spürt es einen Mangel an Rohstoffen, wird der Selbsterhaltungsmodus aktiviert: Es erzeugt Reibungsverluste, bremst dich aus und hält dich davon ab zu erreichen, was du willst, ganz egal, wie hart du arbeitest.

Jede Sekunde trifft dein KBS automatisch Zehntausende von Mikroentscheidungen, um sicherzustellen, dass dein Körper gut funktioniert und um dein Gehirn am Leben zu erhalten. Da du keinen Einblick in diese biologische Programmierung hast, ist es leicht, unwissentlich Fehler zu machen. Wenn deine Ernährung einen Mangel an wichtigen Rohstoffen aufweist, verhungerst du nicht. Du fällst nicht tot um. Eine Zeit lang spürst du wahrscheinlich überhaupt nichts. Doch auf der Mikroebene nimmt dein Körper ständig kleine Anpassungen vor. Wenn dir auch nur ein einziges Spurenelement fehlt, spürt dein KBS elegant die unwichtigste Funktion auf, für die dieses Mineral wichtig ist, und schaltet sie ab.

Dein Gehirn funktioniert und du atmest immer noch. Aber ein kleiner Teil deiner Biologie ist jetzt geschwächt. Das Stresssystem deines Körpers ist mikroskopisch angeschlagen. Deine langfristigen Reparatursysteme werden negativ beeinflusst, denn sie sind in diesem Moment nicht im Fokus. Es geht darum, dich am Leben zu erhalten. Du bist weniger belastbar und dein Körper hat weniger Energie, die er nutzen kann. Manchmal lässt dein KBS ein biologisches System deines Körpers auch dann noch ausgeschaltet, wenn du die notwendigen Nährstoffe bereits wieder zu dir nimmst. Es wird hier unerbittlich vom Faulheitsprinzip geleitet. Wenn dein KBS nicht entsprechend beeinflusst wird – vorausgesetzt die benötigte Energie und die Rohstoffe sind vorhanden –, aktiviert es das jeweilige System nicht wieder.

Deine aktuelle Ernährung liefert deinem Körper wahrscheinlich nicht die Nährstoffe, die er braucht, um seine Energieversorgung zu optimieren. Schlimmer noch: Es kann gut sein, dass du deinen Körper mit Antinährstoffen versorgst – natürlichen und künstlich hergestellten Chemikalien. Sie verhindern, dass du benötigte Nährstoffe richtig aufnehmen kannst, und können sogar Mineralstoffe aus deinem Gewebe saugen. Weder Meditation noch ein Trainingsplan können dieses Defizit ausgleichen. Ausgefallene Nahrungsergänzungsmittel helfen dir nicht, wenn es deinem Körper an der Grundversorgung mangelt. Ein Mangel an Rohstoffen ist eines der größten Hindernisse für deine Energie, Langlebigkeit und Leistungsfähigkeit.

Lass uns cleverer werden, das Problem lösen und Reibungsverluste mindern, damit du in deinem Leben vorankommst.

WAS DU BRAUCHST UND NICHT BEKOMMST

Jeder weiß, dass Mineralstoffe gut für uns sind, aber nur wenige Menschen nehmen genug davon zu sich, was auch daran liegt, dass sie nicht die attraktivsten oder am besten vermarkteten Nahrungsergänzungsmittel sind. Kräuter und Nootropika bekommen viel Aufmerksamkeit, während gewöhnliche Mineralstoffe eher ein Schattendasein fristen.

Das Betreiben meiner eigenen Farm hat mir die Bedeutung von Mineralstoffen verdeutlicht. Während ich dies schreibe, blicke ich auf ein paar Hektar gemischtes Obst, Gemüse und Gewürze sowie auf drei Kühe, 25 Schafe, 25 Schweine und Hühner, deren genaue Anzahl davon abhängt, wie viele von Weißkopfseeadlern oder Waschbären gefressen werden. Der Lebensstil hier hat mit dem des Silicon Valley nur sehr wenig zu tun. Damit die regenerative Landwirtschaft meiner Farm funktioniert, musste ich zunächst etwas über den Boden lernen, der den Pflanzen Mineralstoffe zuführt. Die Pflanzen wiederum geben sie an die Tiere weiter, die sie fressen. Das funktioniert aber nur, wenn die Tiere die Pflanzen tatsächlich verdauen und aufnehmen können.

Es ist einfach, mineralstoffarmes Gemüse anzubauen. Probiere einfach eine der geschmacklosen Gurken aus dem Supermarkt. Und dann probiere zum Vergleich eine Gurke, die auf einem mineralstoffreichen und gesunden Boden gewachsen ist. Ich kann dir versichern, dass es nicht das gleiche Essen ist – und dein Körper weiß das. Dein KBS sendet dir ein Signal, dass das Essen besser schmeckt, weil es die darin enthaltenen Nährstoffe wahrnimmt. Ich habe festgestellt, dass es auch leicht ist, das Vieh falsch zu füttern. Bestimmte Pflanzen machen ein Schaf oder ein Schwein krank. Wenn sie nicht das richtige Futter und die richtigen Mineralstoffe bekommen, sind gespaltene Hufe die Folge. Falsches Futter führt zu Eiern, aus denen keine Küken schlüpfen, zu unfruchtbaren Schafen und gebrechlichen Schweinen, die sterben, wenn es kalt ist. Die Landwirtschaft führt uns deutlich vor Augen, wie die Nahrung auf unsere Tiere und uns selbst wirkt.

Man erkennt, dass Wiederkäuer (Kühe, Schafe und ähnliche Tiere) erstaunlich gut darin sind, Nahrungsmittel zu verarbeiten, die wir nicht essen können, und sie in nahrhafte Lebensmittel für uns zu verwandeln (z. B. Rib-Eye-Steak). Wenn wir versuchen, Pflanzen direkt an der Quelle zu essen, wie es eine Kuh tut, kann das katastrophale Folgen haben. Denn die meisten Pflanzen haben sich dazu verschworen, dir Mineralstoffe zu entziehen oder dir auf andere Weise zu schaden. Kühe haben vier Mägen und ein Verdauungssystem, das darauf ausgelegt ist, Pflanzenbestandteile zu deaktivieren, die ihnen sonst wichtige Mineralstoffe rauben würden. Menschen jedoch haben die Möglichkeit nicht. Wenn wir bestimmte Pflanzen essen, nehmen wir uns gewissermaßen selbst die Rohstoffe weg. Damit tragen wir zu dem Problem bei.

Da hast du es. Dein Gemüse ist nicht auf einem sorgfältig kultivierten, mineralstoffreichen Boden gewachsen, es sei denn, du hast es selbst angebaut und bist eine Bodenexperte. Die Tiere, deren Fleisch du isst, haben keine mineralstoffreichen Pflanzen gefressen, es sei denn, sie wurden artgerecht auf Weiden gehalten und mit Gras gefüttert. Das bedeutet, dass die Tiere das billigste Futter gefressen haben, was wiederum dazu geführt hat, dass sie zusätzlich noch mineralstoffraubende Antinährstoffe aufgenommen haben. So oder so bist du in einer schlechten Situation, weil das Leben ohne Mineralstoffe und Spurenelemente nicht gut funktioniert. Dein Körper wird sein Bestes tun, um über die Runden zu kommen. Der Sinn dieses Buchs ist aber, dir zu helfen, dass du zu mehr in der Lage bist, als nur über die Runden zu kommen. Es macht keinen Sinn, zu trainieren und sich abzuplagen, wenn du nicht die entscheidenden Zutaten hast, die du brauchst, um wirklich davon zu profitieren.

Der erste Schritt, um die richtigen Ressourcen zu bekommen, besteht darin, die Antinährstoffe aus deiner Ernährung zu verbannen – und das erfordert Arbeit. Mineralstoffmängel entstehen über einen längeren Zeitraum. So kann es auch eine Weile dauern, bis du die ersten Ergebnisse siehst, wenn du aufgehört hast, Nährstoff blockierende Lebensmittel zu essen. Die gute Nachricht ist: Alles fällt dir leichter, sobald du die Lebensmittel aussortiert hast, die deine Ressourcen aufbrauchen.

ENERGIEFEIND NUMMER EINS: PHYTINSÄURE

Der größte Verursacher von Ressourcenknappheit in deiner Ernährung ist eine bioaktive Substanz in Pflanzen namens Phytinsäure.[6] Phytinsäure ist ein starker Antinährstoff, der sich an Kalzium, Eisen, Magnesium, Chrom, Mangan und Zink bindet. Wenn sie sich an ein Mineral bindet, entsteht eine Verbindung, die als Phytat bekannt ist. Sobald diese Bindung erfolgt ist, kann dein Körper den Mineralstoff nicht mehr verwerten und du gerätst in einen weniger funktionalen, weniger energetischen Zustand.

Phytinsäure ist in den vergangenen Jahrzehnten zu einem viel größeren Problem geworden, da große Lebensmittelkonzerne mit Erfolg »pflanzliche« Lebensmittel als gut für dich und die Umwelt verkaufen, während es sich in Wirklichkeit um hochprofitable, kostengünstige Lebensmittel handelt. Phytinsäure zählt zu den fünf Antinährstoffen, über die ich bereits in einem früheren Buch geschrieben habe, aber sie stellt ein noch größeres Problem dar, als mir damals klar war.

Die Liste der Lebensmittel, die angeblich gut für dich und die Umwelt sind, liest sich wie eine Auswahl von Lebensmitteln mit hohem Phytinsäuregehalt: Nüsse, Samen, Bohnen, Hülsenfrüchte, Vollkornprodukte, Soja und Mais. Der Mensch stellt aber keine nennenswerten Mengen des Enzyms her, das Phytinsäure abbaut. Aus diesem Grund können wir diese Lebensmittel nicht bedenkenlos essen, es sei denn, wir wenden mühselige Zubereitungsverfahren an. Verschärft wird die Situation dadurch, dass die großen Lebensmittelkonzerne gar keinen Anreiz haben, komplexe Verarbeitungstechniken einzusetzen, um die Phytinsäure in den von ihnen verkauften Lebensmitteln zu reduzieren. Wir haben es mit einer Epidemie von Stoffwechselstörungen und Osteoporose zu tun, die zu einem großen Teil auf die erhöhte Phytinsäure in der »pflanzlichen« Ernährung in Kombination mit dem Mineralstoffmangel in unseren nährstoffarmen Böden zurückzuführen ist.

Aus ernährungswissenschaftlicher Sicht ist es eine unheilvolle Kombination. Wir nehmen weniger Mineralstoffe zu uns und gleichzeitig mehr von dem Zeug, das sie aus uns heraussaugt. Der Mangel an Ressourcen macht uns zu schaffen.

Um effizient arbeiten und volle Energie erzeugen zu können, brauchen deine Zellen eine volle Dosis an Makronährstoffen oder »großen« Mineralstoffen (Kalzium, Phosphor, Magnesium, Natrium, Kalium, Chlorid und Schwefel) sowie Spurenelemente (Eisen, Mangan, Kupfer, Jod, Zink, Kobalt und Selen) sowie Ultra-Spurenelemente, die biologisch wertvoll sind, aber nur in winzigen Mengen in der Erdkruste vorkommen. Diese Mineralstoffe helfen beim Aufbau wichtiger Proteine, transportieren Chemikalien in und aus den Zellen und übertragen Signale. Die meisten von uns haben einen Mangel an mindestens einigen von ihnen. Die Phytinsäure ist ein wichtiger Grund dafür.

Die Verringerung des Phytinsäuregehalts in deiner Ernährung ist daher eine entscheidende Voraussetzung für mehr Energie. Sieh dir nur die Probleme an, die Mineralstoffmängel verursachen: Niedrige Chrom-, Vanadium- und Seleniumwerte werden mit Diabetes in Verbindung gebracht. Ein Mangel an Molybdän führt zu einer Verlangsamung eines der wichtigsten Entgiftungssysteme des Körpers. Generell brauchst du Mineralstoffe, um Enzyme zu bilden. Enzyme sind spezialisierte Proteine, die chemische Reaktionen ermöglichen, die für den Aufbau der Zellen und den Stoffwechsel notwendig sind. Enzyme bereiten den Weg für ressourceneffiziente Reaktionen, die normalerweise viel Wärme und Energie benötigen. Wenn man aber die Mineralstoffe wegnimmt, funktionieren die Enzyme nicht mehr richtig und verursachen mehr Reibung. Plötzlich verlierst du die Komponenten, die die Magie des Lebens erst möglich machen.

Für Frauen im gebärfähigen Alter ist es besonders wichtig, Phytinsäure zu reduzieren. Rate mal, was mit einer Frau passiert, die nicht genügend Mineralstoffe in ihrem Körper hat, wenn sie schwanger wird? Ihr Körper holt sich die Mineralstoffe aus ihrem Skelett, ihrer Leber und anderen Organen und leitet sie um, damit ihr Baby so gesund wie möglich bleibt. Untersuchungen haben gezeigt, dass eine Ursache für postnatale Depressionen Kupfermangel ist[7], der wiederum eng mit Eisenmangel verbunden ist. Es gibt einen Grund, warum Tiere nach der Geburt die Plazenta fressen: So können sie die darin enthaltenen Nährstoffe wieder aufnehmen. Für frischgebackene Mütter ist es extrem wichtig, die Versorgung mit den notwendigen Mineralstoffen und Spurenelementen aufrechtzuerhalten.

Phytinsäure ist heimtückisch und nahezu überall, zum Beispiel in Bohnen, Samen, Getreidekörnern und Nüssen. Es scheint fast so, als ob sich Mutter Natur gegen dich verschworen hätte, um dich davon abzuhalten, Pflanzen zu essen. Und genau das ist auch der Fall. Die Pflanzen wollen nicht, dass du sie isst, deshalb enthalten alle Samen einen hohen Anteil an Phytinsäure. Wenn du zu viel davon abbekommst, wirst du schwächer und bekommst weniger Nachkommen. Dann geht die Population deiner Art zurück, was gut für die Pflanzen, aber schlecht für dich ist. Die einzige Art von Samen, die sich entwickelt hat, um gegessen zu werden, sind die verdauungsresistenten Samen in Früchten wie zum Beispiel in Kirschen. Tiere verzehren die süßen Früchte und kacken oder spucken den Samen aus, der dann an einem neuen Ort wachsen kann. Dieser Prozess kommt den Pflanzen zugute, sodass Obst in der Regel viel weniger Giftstoffe enthält als Samen, aber nur, wenn die Früchte reif sind und der Samen gepflanzt werden kann.

Obwohl die Wissenschaftler erst seit Kurzem die chemische Funktionsweise der Phytinsäure entschlüsselt haben, wussten unsere Vorfahren schon in prähistorischer Zeit, dass Pflanzen schädliche Verbindungen enthalten. Die beste Art, Getreide und Samen zu essen, ist die traditionelle Verarbeitung, die allerdings heute kaum noch jemand anwendet: Hier lässt man die Samen keimen, behandelt sie danach mit Säure oder fermentiert sie, oft für mehrere Tage. Geh nach Mittelamerika und schau dir an, wie die Einheimischen Quinoa früher zubereitet haben. Quinoa kann deinen Darm ruinieren – und das tut es auch, jedenfalls wenn du es auf die Art isst, wie es heute im Westen oft serviert wird. In der einheimischen Tradition fermentierten die Menschen es ein paar Tage lang oder kochten es, um es leichter verdauen zu können. Die Menschen kannten zwar nicht den genauen chemischen Grund dafür, warum diese Art der Zubereitung half, aber sie bauten damit die Phytinsäure in den Pflanzen ab.

Wenn du dich an die traditionelle Herangehensweise hältst, solltest du dich möglichst von Weizen fernhalten. Wenn du Getreide essen willst, ist Roggen eine viel bessere Wahl, denn er hat den höchsten Gehalt an Phytase, dem Enzym, das Phytat abbaut. Du kannst Roggen verwenden, um Sauerteigbrot zu backen, denn bei der Sauerteiggärung wird die Phytinsäure am meisten abgebaut. Wenn du die traditionellen Zubereitungsschritte befolgst und am Ende etwas isst, das aus einem richtigen Roggensauerteig besteht, verträgst du es wahrscheinlich viel besser als Weißbrot. Er saugt dir nicht alle Mineralstoffe aus dem Körper, wie es bei Weizensauerteig der Fall ist. Das ist die eine Möglichkeit. Der andere, viel einfachere Weg ist, die Menge an Brot und anderen Getreideprodukten in deiner Ernährung insgesamt zu reduzieren.

Es gibt kaum noch Bioläden und -restaurants, in denen nicht Falafel und Hummus serviert werden. Das sind echte Mineralstoff- und Energiefresser. Hülsenfrüchte, vor allem Kichererbsen, enthalten sehr viel Phytinsäure. Erbsen enthalten zwischen 0,2 und 1,2 Gramm Phytinsäure pro 100 Gramm. Getrocknete Erbsen sind noch schlimmer, weil sich die Konzentration beim Trocknen erhöht. Sie enthalten zwischen 0,3 und 3 Gramm Phytinsäure pro 100 Gramm. Besonders vorsichtig solltest du bei Erdnüssen sein. Sie enthalten nicht nur Phytinsäure, sondern auch ungesunde, sehr langkettige Fettsäuren (VLCFAs) sowie Lektine[8], einen weiteren wichtigen Antinährstoff. Wie die Phytinsäure behindern auch bestimmte Arten von Lektinen die Aufnahme von Mineralstoffen, darunter Phosphor, Eisen, Kalzium und Zink.

Nüsse sind ein wichtiger Bestandteil gesunder Ernährung (auch in der sogenannten Steinzeit- oder Paleo-Diät), heißt es oft. Allerdings können auch sie eine große Quelle von Phytinsäure sein – sie enthalten pro 100 Gramm bis zu 9 Gramm. Den höchsten Anteil an Phytinsäure haben Mandeln; der wahrscheinlich niedrigste Wert ist in Pinienkernen (zählen zu den Nüssen) zu finden. Auch Macadamianüsse haben nur einen geringen Anteil. Bei Walnüssen kann der Wert zwischen 0,2 Gramm und fast 7 Gramm liegen. Die meisten Menschen essen keine großen Mengen Nüsse auf einmal, es sei denn, du bist wie ich während meiner Zeit als Veganer. Ich aß eine Menge phytinsäurereicher Nüsse und Samen. Da sie meine Mineralstoffreserven abbauten, entwickelte ich temperaturempfindliche Zähne und brach mir schließlich zwei Zähne ab. Das kommt übrigens häufiger vor – sogar bei einer gut geplanten veganen Ernährung, die viele Mineralstoffe enthält.

Nüsse, Samen, Soja und andere Antinährstoffe heben die Aufnahme von Mineralstoffen und Spurenelementen auf, die in den Pflanzen enthalten sind – falls diese überhaupt auf mineralhaltigem Boden gewachsen sind.

Apropos Soja: Sojabohnen enthalten beachtliche 1 bis 1,5 Gramm Phytinsäure pro Portion, und wir Menschen essen sehr viel davon. Wenn du also denkst, du ernährst dich gesund, wenn du einen Walnuss-Soja-Burger isst, dann irrst du dich. In Wirklichkeit nimmst du Antinährstoffe aus zwei verschiedenen Quellen zu dir.

Ein verwandter Mineralstoffräuber in Pflanzen ist eine Abwehrchemikalie namens Oxalsäure[9], die in hohen Mengen in rohem Spinat, Grünkohl, Rhabarber und vielen anderen bekannten pflanzlichen Lebensmitteln vorkommt. Oxalsäure fördert die Entstehung von Nierensteinen. Die vegane Gemeinde sagt dir, dass du viele Mineralstoffe aufnimmst, wenn du Spinat, Grünkohl und anderes »Blattgemüse« isst. Was sie dir aber verschweigt: Die Oxalsäure in diesen Lebensmitteln entzieht die Mineralstoffe deinem Körper wieder. Sie sagt dir auch nicht, dass das im Spinat enthaltene Eisen von deinem Körper im Vergleich zum Eisen aus rotem Fleisch nur zu 2 Prozent absorbiert werden kann. Wenn du Oxalsäure zu dir nimmst, bindet sie sich an das Kalzium in deinem Körper und bildet winzige messerscharfe Kristalle, die in deinem Blut zirkulieren und in deine Gelenke, Nieren und andere Gewebe vordringen können. Du profitierst so nicht von Kalzium, sondern erhöhst dein Risiko für Entzündungen.

DIE WICHTIGSTEN NÄHRSTOFFFEINDLICHEN LEBENSMITTEL

- Getreide (Weizen, Gerste, Sorghum, Hafer, Mais)
- Hülsenfrüchte (Soja, Kichererbsen, Bohnen, Linsen, Erbsen, Erdnüsse)
- Nüsse und Samen (Mandeln, Walnüsse, Sesamsamen, Paranüsse)
- Ungekochtes Blattgemüse (roher Grünkohl, Spinat, Mangold)
- Nachtschattengemüse (weiße Kartoffeln, Auberginen, Paprika, Tomaten)

LEKTINE: ENTZÜNDLICHE ENERGIEFRESSER

Wie Phytinsäure sind auch Lektine Abwehrstoffe, die Pflanzen bilden, weil sie nicht gegessen werden wollen. Sie sind eine Familie von Proteinen, die an bestimmte Arten von Kohlenhydraten im Körper andocken. Lektine sind biologisch weitverbreitet und in den meisten Formen harmlos oder sogar nützlich. Das Problem sind bestimmte Arten von Lektinen in pflanzlichen Lebensmitteln. Wenn du die falsche Art von Zucker in deinem Gewebe hast und dann die falsche Art von Pflanzen isst, die wiederum die falschen Arten von Lektinen enthalten, binden sich die Pflanzenstoffe an den natürlichen Zucker in deinem Körper und verursachen chronische Entzündungen.

Mein Freund Steven R. Gundry, ein Herzchirurg, ist Autor des Buchs *Böses Gemüse: Wie gesunde Lebensmittel uns krank machen,* das sich mit der komplexen Rolle der Lektine in unserer Ernährung beschäftigt. Er erklärt, wie Lektine das sogenannte Leaky-Gut-Syndrom (oder Syndrom des durchlässigen Darms) verursachen, indem sie mikroskopisch kleine Löcher in der Darmwand erzeugen. Wenn die Darmwand durchlässig ist, können entzündungsfördernde Stoffe aus dem Magen-Darm-Trakt in deine Blutbahn eindringen. Dann benötigt dein KBS eine gewisse Menge an Energie dafür, mit der Entzündung fertigzuwerden und den Schaden zu beheben. Das erhöht die biologische Unruhe, die du empfindest. Mit anderen Worten: Du bist gestresster und hast weniger Energie. Bei manchen Menschen, mich eingeschlossen, verursachen bestimmte Lektine eine massive Stressreaktion und einen sofortigen Energieabfall. Häufiger handelt es sich aber um eine verzögerte Reaktion, die mit der Zeit an deiner Energie zehrt.

Lektine können besonders problematisch sein, weil sie sich auf Glucosamin auswirken, ein Kohlenhydrat, das in deinen Gelenken vorkommt. Nachtschattengewächse produzieren ein Lektin, das sich an Glucosamin bindet. Bei dem Namen Nachtschatten denkst du vielleicht zuerst an die Tollkirsche, aber auch weiße Kartoffeln, Auberginen, Paprika und Tomaten zählen dazu. Aufgrund der Verbindung zur Tollkirsche galten auch die anderen Pflanzen zunächst als tödlich, als sie aus Amerika nach Europa importiert wurden. Nachtschattenpflanzen dienten zur Zierde – bis wohl ein hungriger Mensch eine Kartoffel probiert hat.

Heutzutage sind viele Nachtschattengewächse Grundnahrungsmittel, was dann ein Problem ist, wenn du (wie ich) auf die enthaltenen Lektine reagierst. Diese können zu Gelenkschmerzen und Entzündungen führen.[10] Ich bin in New Mexico mit grünem Chili aufgewachsen. Es ist eines meiner Lieblingslebensmittel. Mit den geschnittenen Habaneros habe ich nahezu jedes Gericht verfeinert. Ich wuchs aber auch mit Arthritis und Schmerzen im ganzen Körper auf, ohne den Zusammenhang zu erkennen. Als ich dann aufhörte, Nachtschattengewächse zu essen, verschwanden meine Schmerzen. Wenn ich sie heute esse, kommen die Schmerzen zurück. Je nach deinen genetischen Voraussetzungen kannst du vielleicht Auberginen essen, solltest aber auf Paprika oder gewisse Kombinationen verzichten. Der einfachste Weg herauszufinden, ob du empfindlich reagierst, ist, eine Weile nichts zu essen, was Lektine enthält, und zu beobachten, wie du dich fühlst.

Getreidekörner sind eine weitere Quelle für Probleme, die durch Antinährstoffe ausgelöst werden. Durch die enthaltene Phytinsäure und die Lektine sind sie eine Katastrophe. Weißt du, warum so viele Ernährungs- und Diätbücher empfehlen, Körner zu essen? Weil sie Ballaststoffe enthalten. Aber wenn du Getreide isst – vor allem Vollkorngetreide, das intakte Phytinsäure und Lektine enthält –, bekommst du eine maximale Dosis der Antinährstoffe. So versperrst du deinem Körper den Zugang zu allen Mineralstoffen, die in den faserigen Außenschichten von Getreide oder braunem Reis eingeschlossen sind. Das Ganze ist ein Schwindel. Sag einfach nein.

LEBENSMITTEL MIT HOHEM LEKTINGEHALT

- Nachtschattengemüse (weiße Kartoffeln, Auberginen, Paprika, Tomaten)
- Getreide (Weizen, Gerste, Sorghum, Hafer, Mais)
- Hülsenfrüchte (Soja, Kichererbsen, Bohnen, Linsen, Erbsen, Erdnüsse)

OMEGA-6: DIE SCHLECHTE FETTSÄURE

Trotz der Namensähnlichkeit und der chemischen Verwandtschaft mit den nützlichen Omega-3-Fettsäuren sind Omega-6-Fettsäuren sowohl für deine Ressourcen als auch deine Gesundheit eine Last. Wir wissen, dass der Verzehr von mehr als einer kleinen Dosis Entzündungen verursachen kann, und das Zeug ist überall. Unsere moderne westliche Ernährung ist stark mit Omega-6-Fettsäuren belastet.[11] Die enthaltenen Öle sind instabil und bilden leicht freie Radikale, besonders wenn Hitze mit im Spiel ist. Wenn du sie kochst, in der Mikrowelle erhitzt oder frittierst, werden zerstörerische Oxidationsprozesse beschleunigt und verstärkt. Freie Radikale, die durch die oxidierten Omega-6-Fette entstehen, schädigen die DNA in deinen Zellen, entzünden dein Herzgewebe[12] und erhöhen dein Risiko für verschiedene Krebsarten, einschließlich Brustkrebs[13].

Die Fettspeicher in deinem Gehirn reagieren besonders empfindlich auf die Menge an Omega-6-Fetten, die du zu dir nimmst. Ein Gehirn, das reich an Omega-3-Fettsäuren ist, ist leistungsfähiger als ein Gehirn, das reich an Omega-6-Fettsäuren ist. Dafür sei die »Entzündung« verantwortlich, hört man häufig. Die Realität ist jedoch komplexer und bösartiger. In der Mitochondrienmembran befindet sich eine wichtige Verbindung namens Cardiolipin, die den Mitochondrien hilft, Elektronen im Körper zu transportieren. Je mehr Omega-6-Fette du über die Ernährung aufnimmst, desto mehr davon baut dein Körper in dein Cardiolipin ein und desto weniger effektiv ist die Elektronentransportkette.[14] Babys haben das höchste biologische Energielevel. Ihr Cardiolipin ist zu 100 Prozent gesättigt, ohne einen nennenswerten Anteil von Omega-6. Des Weiteren stört Omega-6 den Gehirnstoffwechsel. Es ist die Art von Fett, die dich in den Schlaf versetzt. Es ist buchstäblich der Stoff, der von Tieren im Winterschlaf verwendet wird. Wenn du viele Omega-6-Fette isst, lebst du also im Winterschlaf- und nicht im Aktivitätsmodus.

Die häufigste Form von Omega-6 ist Linolsäure, die in großen Mengen in verarbeiteten Ölen wie Mais-, Soja-, Distel-, Baumwollsaat- und Sonnenblumenöl vorkommt. Sie ist auch in bestimmter Vollwertkost wie Geflügel und einigen Nüssen und Samen reichlich vorhanden. Pflanzen- und Samenöle sind billig in der Herstellung, deshalb verwenden viele Unternehmen sie in verarbeiteten Lebensmitteln, von Crackern über Kaffeeweißer bis hin zu Tiefkühlpizza. Sojabohnenöl wird so häufig verwendet, dass es etwa 20 Prozent der Kalorien in der typischen amerikanischen Ernährung ausmacht. Viele dieser Öle werden aus gentechnisch veränderten Pflanzen gewonnen und mit giftigen Lösungsmitteln versetzt.

Auf die Probleme mit Omega-6-Fettsäuren habe ich bereits vor einigen Jahren in meinem Buch Die Bulletproof-Diät: Verliere bis zu einem Pfund pro Tag, ohne zu hungern, und erlange deine Energie und Lebensfreude zurück hingewiesen. Seit dieser Zeit sind die wissenschaftlichen Beweise für das Thema immer erdrückender geworden.[15] Wie es scheint, verursacht der Verzehr von in Rapsöl frittierten Lebensmitteln mehr Entzündungen (und für längere Zeit) als das Rauchen einer Zigarette. Wenn dir deine Gesundheit am Herzen liegt und du dein Leistungsvermögen optimieren willst, solltest du auf beides verzichten. In der Sydney Diet Heart Study, einer siebenjährigen randomisierten kontrollierten Studie an Menschen, wurde festgestellt, dass ein erhöhter Konsum von Pflanzenöl das Risiko eines vorzeitigen Todes um 62 Prozent erhöht. Es war ein größerer Risikofaktor als körperliche Inaktivität, starker Alkoholkonsum, mäßiges Rauchen, erhöhter Zucker, verarbeitetes Fleisch oder zu viel Natrium.[16]

Obwohl wir sie alle übergeordnet als »Fette« bezeichnen, haben tierische Fette eine ganz andere Wirkung auf deinen Körper als Omega-6-Fettsäuren. Die meisten tierischen Fette, wie Rindertalg und Butter, enthalten überwiegend gesättigte Fette und oxidieren deshalb nur schwer. Wenn sich ein Sauerstoffatom an ein Molekül heftet, erzeugt es ein freies Elektron, das umherspringt und nach etwas anderem sucht, an dem es sich festhalten kann. Diese reaktiven Moleküle greifen die Zellen in deinem Körper an. Sie sorgen für reaktiven oxidativen Stress und/oder verursachen Entzündungen. Der Körper kann ein gewisses Maß an Entzündungen verkraften, aber ist eine gewisse Grenze überschritten, verliert er die Fähigkeit, sich zu schützen. Es kommt zu oxidativen Schäden. Omega-6-Fette haben viele Stellen, an denen Sauerstoff andocken kann. Technisch ausgedrückt sind sie mehrfach ungesättigt. Das macht sie zu einer potenziellen Quelle für Entzündungen. Dein KBS muss damit fertigwerden und tut das, indem es dir Energie stiehlt.

Um das klarzustellen: Geringe Mengen an natürlich vorkommenden Omega-6-Fetten sind in Ordnung und sogar gesund. Tatsächlich braucht dein Körper eine kleine Menge an Omega-6-Fetten, um auf Verletzungen oder Krankheitserreger reagieren zu können. Viele gesunde Lebensmittel wie Rindfleisch und Avocados enthalten geringe Mengen an Omega-6-Fettsäuren, aber in der Regel in Kombination mit anderen nützlichen Verbindungen.[17] Olivenöl zum Beispiel enthält Omega-6-Fettsäuren, die mit Ölsäure, einer Art Omega-9-Fett, gebunden sind. Studien zeigen, dass ein höherer Anteil an Ölsäure in deinem Cardiolipin mit besserer Gesundheit und Mitochondrienfunktion einhergeht. Außerdem enthält Olivenöl viele Antioxidantien, die vermutlich mit den Omega-6-Fettsäuren zusammenarbeiten, um dich vor oxidativen Schäden zu schützen. Ein moderater Verzehr von Omega-6-Fettsäuren, wie zum Beispiel einen Esslöffel Olivenöl oder ein paar Scheiben Avocado pro Tag, ist in Ordnung. Worauf du dich konzentrieren solltest, ist, raffinierte pflanzliche Fette und Öle mit hohem Omega-6-Gehalt durch gesündere tierische Fette zu ersetzen.

Möglicherweise wirst du bald nicht einmal mehr zu tierischen Fetten greifen müssen. Als Investor habe ich mich an dem Unternehmen Zero Acre Farms beteiligt. Die Gründer haben einen Weg gefunden, fast jedes Pflanzenmaterial zur Herstellung einer Vielzahl von Fetten zu verwenden. Sie entwickeln Formeln, mit denen Soja-, Mais- und Rapsöl durch kostengünstigere und viel gesündere Öle ersetzt werden können. Glücklicherweise beginnt die Welt, die wissenschaftlichen Fakten über Fettsäuren miteinzubeziehen. Vor ein paar Jahren hat die U.S. Food and Drug Administration bereits eine andere schädliche Art von Nahrungsfett, das sogenannte Transfett, in verarbeiteten Lebensmitteln teilweise verboten.[18] Zwar sind Omega-6-Fettsäuren immer noch überall, aber du kannst dir angewöhnen, sie deutlich zu reduzieren. Wenn du diese Reibungsverluste minderst, läuft dein KBS besser und ist leichter zu programmieren.

LEBENSMITTEL MIT HOHEM OMEGA-6-GEHALT

- Verarbeitete Pflanzen- und Samenöle (Maisöl, Sonnenblumenöl, Sojaöl, Baumwollsamenöl, Rapsöl)
- Nüsse (Walnüsse, Pekannüsse, Paranüsse)
- Samen (Flachs, Sonnenblumen, Sesam, Kürbis)
- Geflügelfett (Huhn, Pute, Ente)
- Schweinefett/Schweineschmalz von Mastschweinen

ANDERE QUELLEN VON OMEGA-6-FETTEN

- **Dressings, Soßen und Würzmittel**
- **Verarbeitete und verpackte Snacks**

Omega-6- und Omega-3-Gehalt in verarbeiteten Pflanzen- und Saatenölen

Inhaltsstoff	**Omega-6-Gehalt**	**Omega-3-Gehalt**
Färberdistelöl	75 %	0 %
Sonnenblumenöl	65 %	0 %
Mais(keim)öl	54 %	0 %
Baumwollsamenöl	50 %	0 %
Sesamöl	42 %	0 %
Erdnussöl	32 %	0 %
Soja(bohnen)öl	51 %	7 %
Rapsöl	20 %	9 %
Walnussöl	52%	10%
Leinsamenöl	14 %	57 %
(Wilder) Fisch	0 %	100 %

Quelle: USDA National Nutrient Database, USDA, fdc.nal.usda.gov

HISTAMINE: DIE KATER-MOLEKÜLE

Wahrscheinlich hat jeder schon einmal von Histamin gehört. Antihistaminika nimmt man zur Linderung bei saisonalen Allergien ein. Fast niemand aber weiß, dass Lebensmittel, insbesondere fermentierte Lebensmittel und Speisereste, genug Histamin enthalten können, um andere Arten von Allergien auszulösen. Histaminreiche Lebensmittel wie Fisch, Schweinefleisch und fermentierte Sojaprodukte können deinem Programm zur Verbesserung deiner Gesundheit einen gewaltigen Strich durch die Rechnung machen.

Ich war mir der Histamin-Problematik schon immer bewusst, wurde ich doch in meinem Leben immer wieder von Allergien geplagt. Als Kind habe ich unzählige vergebliche Versuche unternommen, verschiedene Allergene in ein Raster auf meinen Rücken spritzen zu lassen, um herauszufinden, was meine Haut zu einer Histaminreaktion veranlasst. Die Ärzte konnten sich nicht erklären, warum ich immer hustete und andere seltsame Symptome hatte. Sie untersuchten Baumpollen und Unkraut, testeten mich aber nie auf Schimmelpilze, die eine der Hauptursachen für Allergien sind. Mit einem kollektiven Achselzucken verschrieben sie mir Allergiemedikamente und schickten mich wieder nach Hause. Und das, obwohl die Medikamente nicht wirkten. Im Laufe der Zeit habe ich selbst herausgefunden, wie ich meine allergische Reaktion abstellen kann, um den *Brain Fog* (Gehirnnebel) loszuwerden, den meine Allergien früher verursacht haben. Das heißt, bis die Infektion mit Covid-19 dazu führte, dass ein leichter allergischer Husten bei mir viel schlimmer wurde – und blieb. Zwei Jahre nach Beginn der Pandemie berichten viele Menschen von der schlimmsten Allergiesaison, an die sie sich erinnern können. Die Tatsache, dass alle Menschen zu Beginn der Pandemie Masken trugen und sich zudem exzessiv reinigten, kann diesen Anstieg sicherlich teilweise erklären. Schließlich macht ein regelmäßiger Kontakt mit milden Allergenen unser Immunsystem stark. Aber was ich durch die Verschlimmerung meiner Symptome an mir selbst beobachten konnte, deckt sich mit dem, was ich von Menschen höre, die sich mit Covid-19 angesteckt haben und sich wieder erholten beziehungsweise geimpft wurden: Die Häufigkeit von Allergien ist stark angestiegen. Da ich wusste, dass Histamin allergische Symptome auslöst und eines der häufigsten Lebensmittelgifte ist, recherchierte ich genauer und fand heraus, wie Histamin das KBS stört.

Es stellte sich heraus, dass Abgeschlagenheit bei Weitem nicht die schlimmste Wirkung von Histamin ist. Es kann auch deine Mastzellen provozieren. Das sind Immunzellen, die wie Landminen im ganzen Körper verteilt sind. Da sie dicht beieinanderliegen, kannst du dir vorstellen, was passiert, wenn eine von ihnen explodiert: Sie löst eine Kettenreaktion im ganzen Körper aus. Stimuliert durch das Histamin, schütten die Mastzellen jetzt nicht nur noch mehr Histamin aus, sondern auch etwa 100 andere entzündungsfördernde Chemikalien, die dich verlangsamen, Entzündungen hervorrufen und Juckreiz verursachen. Überempfindliche Mastzellen verursachen eine Vielzahl von Problemen im Körper: Energiemangel, Hitzewallungen, Nesselsucht, Gehirnnebel/Brain Fog, Müdigkeit, Gelenkschmerzen, Rückenschmerzen, Hautausschläge, Ekzeme, Angstzustände und psychische Probleme. Ich erwarte, dass wir in den nächsten zehn Jahren durch Covid-19 viel mehr über die Aktivierung der Mastzellen erfahren werden. Ich vermute, dass sie bei einer Vielzahl von neurologischen und verdauungsbedingten Problemen eine Rolle spielt.

Wenn du Glück hast, hast du von Natur aus eine große Population histaminabbauender Bakterien in deinem Darm und genug histaminabbauendes Enzym (ein Enzym namens Diaminoxidase oder DAO) in deiner Leber. Ist dies der Fall, kannst du histaminreiche Lebensmittel essen, ohne etwas zu bemerken.

Viele Menschen zeigen aber dennoch eine Reaktion. So ist Müdigkeit eine häufige Folge, da das überschüssige Histamin in deinem Gehirn wirkt. Es kann sein, dass du etwas isst und dich danach fühlst, als hättest du einen Kater. Einige Menschen reagieren auf Histamin mit einem Blähbauch oder einem Rettungsring in der Körpermitte. Außerdem fühlen sie sich müde und launisch, leiden unter Kopfschmerzen, sind lichtempfindlich, haben eine laufende Nase und erkälten sich. Und das alles nur, weil sie empfindliche Mastzellen haben. Solltest du empfindlich sein und ein Lebensmittel (z. B. gepökeltes Schweinefleisch) essen, das wahrscheinlich einen hohen Histamingehalt hat, kannst du versuchen, durch die Einnahme eines handelsüblichen DAO-Enzyms gegenzusteuern. Dieses hilft dir, das Histamin abzubauen. Oder du machst es wie ich: Wenn ich kein DAO-Enzym mehr habe und etwas essen möchte, das Probleme verursachen könnte, nehme ich ein Viertel einer Benadryl-Tablette. Danach geht es mir gut. Claritin funktioniert im Übrigen auch.

Es ist schwer, alle Histamine zu vermeiden, aber du kannst deine Empfindlichkeit testen, um herauszufinden, wie vorsichtig du sein musst. Halte einfach Benadryl bereit, falls du etwas mit Fischsauce, Sojasauce oder gepökeltem Schweinefleisch oder Fisch essen willst. Wenn du dich nach dem Essen gut fühlst, hast du wahrscheinlich einen ausreichend hohen DAO-Wert, und das Histamin stört die Abläufe in deinem Körper nicht. Solltest du aber anfangen zu husten, Sodbrennen bekommen, eine laufende Nase oder tränende Augen haben oder dir ist übel, bist du wahrscheinlich empfindlich. Wenn du ein starkes Verlangen nach Zucker spürst und das Gefühl hast, ein Nickerchen machen zu müssen, bist du empfindlich. Wenn deine Haut plötzlich juckt oder du das Gefühl hast, dass die Sonne oder die Innenbeleuchtung zu hell ist, bist du empfindlich. Wenn du am nächsten Morgen mit steifen Gelenken, einem schmerzenden Rücken und Hüften oder Nesselsucht aufwachst und dich schlapp fühlst, bist du empfindlich. Wenn du den Histamingehalt in deiner Ernährung senkst, wirst du auf magische Weise mehr Energie haben und weniger Heißhunger verspüren.

HISTAMINREICHE LEBENSMITTEL, DIE ES ZU VERMEIDEN GILT

- Alkohol
- Eingelegte und konservierte Lebensmittel wie Sauerkraut
- Gereifte Käsesorten
- Geräuchertes Fleisch: Salami, Schinken, Würstchen
- Schalentiere, insbesondere Jakobsmuscheln
- Gepökelter Fisch und Fischsauce
- Bohnen und andere Hülsenfrüchte wie Kichererbsen, Sojabohnen, Erdnüsse
- Schokolade (variiert stark)
- Speisereste (*Leftovers*)

GLYPHOSAT: EIN UNKRAUTVERNICHTER AUSSER KONTROLLE

Im Gegensatz zu Phytaten, Lektinen und Histaminen ist Glyphosat ein Hindernis, das wir uns selbst in den Weg gestellt haben. Glyphosat ist ein künstliches Herbizid (Unkrautvernichtungsmittel), das in der modernen Landwirtschaft allgegenwärtig ist, vor allem beim Weizenanbau in den Vereinigten Staaten. Ich warne bereits seit vielen Jahren vor den Gefahren von Glyphosat, auch wenn die Agrarindustrie immer wieder beteuert, es sei für den Menschen völlig harmlos. In Wahrheit ist es ein Gift, das sich im Fett- und Nervengewebe anreichert. Heute wissen wir, dass Glyphosat das Darmmikrobiom stört[19], die Gesamtheit von Bakterien und anderen Mikroorganismen, die in unserem Darm leben. Glyphosat wird auch mit bestimmten Krebsarten in Verbindung gebracht.[20] Trotzdem wird es immer noch überall eingesetzt.

Noch besorgniserregender ist, dass Glyphosat nachweislich deine Mitochondrienmembran verändert und deine Energieproduktion verringert.[21] Alles, was dein Energieniveau senkt, verringert auch deine Willenskraft.

Genauer gesagt kann Glyphosat deine Gehirnzellen von einem aeroben (leistungsfähigen) Stoffwechsel auf einen anaeroben (weniger leistungsfähigen) Stoffwechsel umstellen.[22] In anderen Studien verstopfte Glyphosat den Atmungszyklus der Mitochondrien in den Lebern von Ratten[23] und beeinträchtigte die Energieproduktion in menschlichen Nierenzellen[24]. Des Weiteren wissen wir mittlerweile, dass Glyphosat ein weiterer Antinährstoff ist, der sich an die essenziellen Mineralstoffe Eisen, Kupfer, Zink, Mangan, Kalzium und Magnesium andockt.[25]

Mit anderen Worten: Glyphosat sabotiert dein KBS auf mehreren Ebenen. Es verringert deine Energieproduktion, was dein körperliches Angst- und Stressempfinden steigert und deine Nährstoffreserven auszehrt.

Die Landwirte setzen Glyphosat nicht nur ein, um Unkraut zu vernichten. Sie sprühen es auch gegen Ende der Vegetationsperiode auf ihre Felder, weil der Weizen dadurch früher reif wird – zu einem Zeitpunkt, den sie berechnen können. Glyphosat tötet die Pflanze, die ihre letzte Energie darauf verwendet, ihre Samen zu retten. Das heißt, sie beeilt sich, alle Weizenkörner zur Reife zu bringen, bevor sie stirbt. Das Problem ist, dass das Glyphosat auf diese Weise in die Lebensmittel übergeht, die wir essen. Außerdem wird der Mutterboden zerstört, indem die Bakterien abgetötet werden, die normalerweise den Kohlenstoffkreislauf in Gang bringen und die organische Chemie des Bodens erneuern. Das muss aufhören. Die Unternehmen, die Glyphosat herstellen, und die Landwirte, die es verwenden, sollten für das, was sie unserem Planeten antun, zur Rechenschaft gezogen werden.

Du kannst deinen Teil dazu beitragen, indem du ab sofort Lebensmittel meidest, die von Pflanzen stammen, die mit Glyphosat behandelt wurden. Leider ist es gar nicht so leicht, Glyphosat zu vermeiden. Bio-Lebensmittel einzukaufen ist ein guter erster Schritt, aber die Landwirte sprühen so viel Glyphosat, dass auch viele Bio-Lebensmittel, sogar kalifornischer Biowein, bedenkliche Mengen des Unkrautvernichters enthalten. Da Getreide in der Regel die höchsten Mengen an Glyphosatrückständen enthält[26], ist es am effektivsten, die Menge an Getreide in deiner Ernährung zu reduzieren. Und wenn ein Getreide nicht biologisch angebaut wurde, solltest du es gar nicht essen.

WIE DU GLYPHOSAT IN DEINEN LEBENSMITTELN VERMEIDEN KANNST

- Kaufe auf einem Bauernmarkt ein und stelle gezielte Fragen.
- Kaufe nach Möglichkeit Bioprodukte.
- Kaufe nur Rindfleisch von Tieren, die auf der Weide gehalten und mit Gras gefüttert wurden.
- Wasche dein Gemüse gründlich, auch das aus biologischem Anbau.
- Schränke deinen Getreidekonsum ein. Wenn du Getreide isst, solltest du nur Bio-Getreide essen.

HÜHNCHEN, KÜNSTLICHES FLEISCH UND MINDERWERTIGES PROTEIN

Zwar bin ich jetzt mit den problematischen Pflanzen durch, aber leider noch lange nicht mit der Liste der Lebensmittel, die dich unnötig bremsen. Ein zentrales Lebensmittel in der aktuellen amerikanischen Ernährung ist ebenfalls sehr problematisch: Hühner aus Massentierhaltung.

Auf meiner Farm laufen die Hühner draußen frei herum und fressen Käfer und Würmer – Nahrung, die für sie geeignet ist. Sie brauchen neun Monate, um ihre volle Größe zu erreichen. Meine Hühner haben keine Ähnlichkeit mit den unheimlichen Wesen, die in Fast-Food-Restaurants serviert oder in kleine Styroporschalen verpackt werden. Diese Vögel werden in Massentierhaltung aufgezogen, sehen nie das Sonnenlicht, können sich kaum bewegen, sind zusammengepfercht und werden mit Mastfutter gefüttert, das sich aus Mais und Soja zusammensetzt. Diese schrecklichen Bedingungen dienen der Gewinnmaximierung. Ein Fabrikhuhn braucht nur *sechs Wochen*, um seine volle Größe zu erreichen.

Hühner produzieren von Natur aus eine Menge Omega-6-Fettsäuren und andere entzündungsfördernde Fette, die dir Energie rauben und deine Gesundheit beeinträchtigen. Der Konsum von Omega-6-Fetten aus Hühnerfleisch senkt den Energiegehalt deiner Zellen, was in deinem KBS Anspannung hervorruft. Tiere, vor allem Hühner, die auf engstem Raum zusammengedrängt werden, produzieren außerdem viele Amyloid-Proteine, die dazu neigen, sich im Körper zu verklumpen. Sie verstopfen die Lysosomen, die Müllverbrennungsanlagen in deinen lebenden Zellen, die für die Zerstörung von Toxinen verantwortlich sind.[27] Wenn diese Lysosomen verstopft sind, verlieren deine Zellen an Leistungsfähigkeit. Andere Geflügelarten wie Pute und Ente enthalten ebenfalls viele Omega-6-Fettsäuren, daher empfehle ich, auch hier deinen Verzehr zu reduzieren.

Schweinefleisch ist besser für dich, aber ich empfehle dir trotzdem, deinen Konsum einzuschränken. Das Gute an Schweinen ist, dass sie so gut wie alles fressen können und dass Schweinefett ernährungsphysiologisch dem menschlichen Fett sehr ähnlich ist. Wenn ein Schwein gut gehalten und gefüttert wird, produziert es Fett, das mehr gesunde gesättigte Fettsäuren und weniger Omega-6-Fettsäuren enthält. Isst du dagegen das Fleisch eines mit Getreide gefütterten Mastschweins, nimmst du sehr viele Omega-6-Fettsäuren zu dir, die im Übermaß schlecht für deine Gesundheit sind. Meine Schweine bekommen das richtige Futter: hauptsächlich Gemüse mit etwas Milch und Essensresten, darunter viel Lammfett. Auf diese Weise ist sichergestellt, dass die Schweine einen hohen Anteil an gesättigten Fettsäuren zu sich nehmen, was wiederum gut für dich ist. Auch wenn die meisten von euch keine Schweinefarm betreiben, könnt ihr doch darauf achten, ausschließlich mageres Schweinefleisch zu kaufen, das nicht aus einem industriellen Betrieb stammt. Die beste Option wäre aber, den Schweinefleischkonsum allgemein in Grenzen zu halten.

Das wahrscheinlich wichtigste Protein, das du vermeiden solltest, stammt aber aus jeder Art von Fleischersatz auf pflanzlicher Basis. Diese stark verarbeiteten Produkte enthalten viele Zutaten, die zu Entzündungen und Alterung beitragen, etwa gentechnisch verändertes Soja, Omega-6-Öle, synthetische Vitamine, raffinierten Zucker und Aromastoffe. Da sie meist aus Hülsenfrüchten oder Getreide bestehen, enthalten sie jede Menge Antinährstoffe, die Mineralstoffe aus deinem Körper ziehen. Eigentlich sollte man diese Produkte nicht als Fleischersatz bezeichnen, denn pflanzliche Proteine sind viel weniger bioverfügbar als tierische Proteine. Das bedeutet, dass dein Körper sie nicht annähernd so gut für den Aufbau von Muskeln und die Reparatur von Gewebe nutzen kann.[28]

Vielleicht setzt du auf Proteinshakes, aber auch damit tust du dir wahrscheinlich nichts Gutes. Die meisten handelsüblichen Molkenproteinpulver werden aus industriellen Milchprodukten hergestellt und sind mit künstlichen Süßstoffen versehen, die dein Darmmikrobiom angreifen. Proteinpulver auf pflanzlicher Basis, zum Beispiel aus Soja-, Erbsen- oder Reisprotein, sind voller nährstofffeindlicher Phytate und Lektine und enthalten zudem oft erschreckende Mengen an Schwermetallen wie Blei, Kadmium und Arsen.[29]

Wenn du Proteinpulver konsumieren möchtest, greifst du am besten zu einem laborgeprüften, grasgefütterten und veredelten Konzentrat aus Rohmolkenprotein oder zu einem biologischen, laborgeprüften, entfetteten Hanfprotein.

Ein weiterer wichtiger Punkt im Zusammenhang mit Eiweiß (egal ob tierisch oder pflanzlich) ist, dass du im Verhältnis zu der Menge an tierischem Fett, die du konsumierst, nicht zu viel davon zu dir nehmen solltest. Eine eiweißreiche, fettarme Ernährung ist ziemlich schädlich, denn dein Körper ist darauf ausgelegt, Fette und Kohlenhydrate und nicht Eiweiß als Hauptbrennstoffquellen zu verwenden. Dein Körper kann zwar auch Eiweiß zur Energiegewinnung nutzen, wenn du nicht genug Fett oder Kohlenhydrate zu dir nimmst, aber dazu sind mehrstufige Prozesse nötig, die deinen Stoffwechsel belasten und Energie verbrauchen, die dir dann in anderen Bereichen deines Lebens fehlt. Wenn dein Körper Eiweiß als Hauptenergiequelle nutzt, entsteht als Abfallprodukt außerdem schädliches Ammoniak.

Im Idealfall verbrennst du also die meiste Zeit Kohlenhydrate und Fette und hast eine Reserve an Eiweiß, die du hauptsächlich als Bausubstanz verwendest. Für deine persönliche Optimierung solltest du schlechte Proteine und Fette eliminieren, die guten Proteine behalten und reichlich gute Fette zu dir nehmen.

MINDERWERTIGE PROTEINQUELLEN, DEREN KONSUM DU EINSCHRÄNKEN SOLLTEST

- Huhn
- Truthahn
- Ente
- Konventionell gezüchtetes Schweinefleisch

MINDERWERTIGE PROTEINQUELLEN, DEREN KONSUM DU VERMEIDEN SOLLTEST

- Pflanzliches »Fleisch«
- Pflanzliches Proteinpulver
- Die meisten Molkenproteinpulver

TRINKST DU DIE FALSCHE ART VON MILCH?

Ein weiteres großes Hindernis in deiner Ernährung entsteht aus der modernen Milchindustrie. Wir haben unserer Milch Übles angetan, als wir zuließen, dass Agrarkonzerne den Umgang mit Milchkühen in eine riesige mechanisierte Industrie verwandelten. Ab diesem Zeitpunkt bekamen die Kühe nicht mehr Gras (ihre natürliche Nahrung), sondern Getreide zu fressen, zusammen mit Antibiotika und manchmal auch mit Hormonen. Das Ziel war es, aus Kühen effiziente Milchproduktionsmaschinen zu machen. Das hat funktioniert.

Eine moderne Industriekuh produziert bis zu 30 Liter Milch pro Tag. Das Getreide wird zwar effektiv in Milch umgewandelt, enthält aber das störende Protein A1-Kasein. Grundsätzlich gibt es zwei Arten von Kaseinprotein: A1 und A2. Wenn du Milch trinkst, die A1-Kasein enthält, spalten deine Verdauungsenzyme sie in ein Nebenprodukt auf, das dein Nerven-, Hormon- und Immunsystem beeinflussen kann, indem es Opioidrezeptoren in deinem Körper aktiviert.[30] Studien zeigen, dass A1-Milchprodukte auch die Entzündungsmarker im Dickdarm deutlich erhöhen, was zu Verdauungsbeschwerden führen kann.[31] Tatsächlich reagieren viele Menschen, die glauben, laktoseintolerant zu sein, nicht wirklich auf Laktose, sondern auf das in der Milch enthaltene Kasein.[32]

Ob es sich bei deiner Milch um A1 oder A2 handelt, hängt von der Rasse ab, von der die Kuh abstammt. Moderne Hochleistungskühe produzieren A1-Kasein. Um das gesündere A2-Protein zu erhalten, musst du Milchprodukte von Guernsey- oder Jersey-Kühen oder von Schafen, Ziegen, Kamelen oder Büffeln konsumieren. Wähle also deine Milchprodukte mit Bedacht und informiere dich, woher deine Milch kommt.

Ein zweites Problem bei moderner Milch ist die Pasteurisierung. Durch das Erhitzen der Milch auf hohe Temperaturen verändern viele der bioaktiven Proteine und Peptide ihre Form[33] und können so das Immunsystem leichter angreifen.[34] Die veränderten oder *denaturierten* Proteine verlieren auch einen Teil ihrer natürlichen immunstimulierenden Wirkung.[35] Viele Studien zeigen, dass pasteurisierte Milch schädlich ist – im Gegensatz zu Rohmilch, die noch intakte Proteine und Immunfaktoren enthält. Um Rohmilch gab es in der Vergangenheit einen großen Regulierungskrieg, weil sie, wenn sie nicht richtig behandelt wird, Bakterien enthalten kann. Es zeigte sich jedoch, dass Rohmilch-Produkte bei sachgemäßer Handhabung äußerst sicher sind.

Schließlich gibt es noch die Homogenisierung. Früher, als der Milchmann noch frische Milch nach Hause lieferte, kam sie mit einer Rahmschicht obendrauf an, weil sich der Rahm und die Milch auf natürliche Weise voneinander getrennt hatten. Die Homogenisierung sorgt dafür, dass die Milch gleichmäßig und konsistent bleibt, indem sie mit sehr hohem Druck durch ein mikroskopisch kleines Sieb gepresst wird, welches die Fetttröpfchen aufbricht. Allerdings hat sich die natürliche Tropfengröße des Milchfetts in vielen Studien als vorteilhaft erwiesen.[36] Die Homogenisierung verwandelt sie in etwas anderes.

Die Tröpfchen des industriellen Milchfetts sind viel kleiner als die, die in der Natur vorkommen. Die bearbeiteten Mikrofettkügelchen können im Körper überall hingelangen und sogar die Zellmembranen überwinden. Sie verhalten sich nicht mehr wie natürliche Lebensmittel.[37] Gleichzeitig kann die Homogenisierung auch die Proteine in der Milch schädigen,[38] zusätzlich zu den Beeinträchtigungen, die bereits durch die Pasteurisierung entstanden sind. Unhomogenisierte Milch hat immer eine Rahmschicht, die du wieder einrühren musst. Wenn du sie konsumierst, nimmst du Fett in verschiedenen Größen auf, das dein Körper in Bausteine oder Treibstoff umwandeln kann. Die Mikrotröpfchen im Gegensatz können die Proteine an der Darmbarriere vorbeitransportieren.

Der einfachste Weg, Probleme mit der Milch in der Ernährung zu vermeiden, ist, keine Produkte mit Industriemilch mehr zu konsumieren. Stattdessen kannst du einen kleinen Milchviehbetrieb unterstützen, der Rohmilch und andere Milchprodukte anbietet. Es gibt aber auch einige exotische Alternativen. So ist Kamelmilch sehr gut mit unserer menschlichen Biologie vereinbar. Leider ist sie in den Vereinigten Staaten aber fast unmöglich zu finden (um es ganz offen zu sagen: Ich war Berater des einzigen Unternehmens, das Kamelrohmilch importiert). Schafsmilch ist eine gute Alternative. Schafe fressen hauptsächlich Gras, und Schafsmilch enthält Proteine, die mit denen von Menschen kompatibel sind. Außerdem hat Schafsmilch ein besseres Verhältnis von gesättigten Fetten und enthält mehr Eiweiß als Kuhmilch. In den Jahren seit der Veröffentlichung meines Buchs *Die Bulletproof-Diät* habe ich große Mengen an Schafskäse und Joghurt in meinen Speiseplan aufgenommen. Nach der Schafsmilch kommt für mich die Ziegenmilch.

Seien wir mal ehrlich. Abhängig davon, wo du wohnst, wirst du diese anderen Milchsorten vielleicht nicht bekommen, aber die industriell hergestellte, homogenisierte und pasteurisierte Milch solltest du auf jeden Fall von deinem Speiseplan streichen.

Achte darauf, nur rohe A2-Bio-Milch zu kaufen, die von grasgefütterten Kühen stammt. Das ist die beste Kuhmilch. Die nächstbeste Alternative danach ist eine A1-Bio-Milch (grasgefütterte Kühe), die weder pasteurisiert noch homogenisiert wurde. Vermeide pasteurisierte und homogenisierte A1-Milch, die du – mit Vitamin D angereichert – im Supermarkt findest.

TIPPS ZUR AUSWAHL VON MILCHPRODUKTEN

- Vermeide A1-Milchprodukte sowie pasteurisierte und homogenisierte Milch.
- Steige um auf Rohmilchprodukte von grasgefütterten A2-Kühen aus biologischem Anbau.
- Suche gezielt nach Milchprodukten von Schafen, Ziegen, Büffeln oder Kamelen.

BIOGENE TOXINE: SCHIMMELPILZE DES ELENDS

Wir kommen zu einem Bereich, bei dem ich wünschte, ich hätte schon vor vielen Jahren gewusst, was ich vermeiden muss. Ich habe bereits meine lange und leidvolle Geschichte mit Schimmelpilzgiften, den sogenannten Mykotoxinen, erwähnt. Es gibt etwa 200 Arten von Schimmelpilzgiften, und Zearalenon ist eines der schlimmsten.[39] Es ist ein so starker Auslöser für Fettleibigkeit oder Adipositas, dass es konzentriert, verpackt und zu Mastzwecken verkauft wird. Es wird auch unter dem Namen Zeranol vermarktet und zu einem wachsartigen Pellet geformt, das Landwirte den Kühen ins Ohr stecken können.

Das Zearalenon-Toxin sickert dann langsam ins Ohr der Kuh und von dort in ihren Blutkreislauf, wo es wie eine viel stärkere Version von Östrogen wirkt. In der Folge wird die Kuh auch mit 30 Prozent weniger Kalorien fett. Gelangt Zearalenon in die Milch, richtet es beim Menschen den gleichen Schaden an.[40] Es ist schon schlimm genug, wenn man zufällig in einem Gebäude mit Schimmelpilzgiften lebt. Du solltest dich nicht freiwillig zusätzlich diabetischen Kühen aussetzen, die mit Hormonen behandelt wurden. Ein Grund mehr, sowohl Fleisch als auch Milchprodukte aus Massentierhaltung zu meiden.

Aflatoxine und Ochratoxin A sind zwei weitere Arten von Mykotoxinen, die deiner Gesundheit schaden.[41] Ochratoxin A kann Nierenschäden verursachen. Aflatoxine können DNA-Schäden und Leberkrebs verursachen. Häufige Quellen sind Getreide, Mais, Erdnüsse, Nüsse, nicht laborgeprüfter Kaffee, minderwertige Schokolade und alkoholische Getränke. Die genannten Lebensmittel sind aufgrund ihrer Verarbeitung und Lagerung besonders anfällig für eine Mykotoxin-Kontamination. Am besten vermeidest du sie, wenn du versuchst, dein KBS zu verbessern.

LEBENSMITTELQUELLEN MIT HOHER MYKOTOXIN-KONZENTRATION

- Konventionelle Milchprodukte
- Getreide
- Nüsse
- Nicht laborgeprüfter Kaffee
- Minderwertige Schokolade
- Alkoholische Getränke

FISCH: VIELLEICHT DOCH KEINE SMARTE WAHL

Viele werden überrascht sein, dass Fisch auf der Liste von Lebensmitteln auftaucht, die ich meiden würde. Fisch ist jedoch in meiner Rangliste der gesunden Lebensmittel nach unten gerutscht. Ein Grund dafür ist, dass sich mittlerweile viele Menschen pescetarisch ernähren: Sie verzichten zugunsten von Fisch auf Fleisch, weil sie denken, dass der Fisch den Nährwert des Fleischs ausgleicht. Das ist falsch, denn Fisch enthält weder die passenden Mineralstoffe noch das richtige Fett. Es stimmt: Du brauchst etwas Omega-3-Fett in deiner Ernährung. Aber du brauchst nicht so viel davon.

Ein weiteres Problem ist, dass die Menge an Mikroplastik in Fischen in den vergangenen fünfzehn Jahren drastisch angestiegen ist.[42] Mikroplastik kann Giftstoffe in den Körper tragen und selbst giftige Verbindungen freisetzen.[43] Ebenso ist die Menge an Quecksilber in Fischen sprunghaft angestiegen. Der Mensch hat die Meere mit gesundheitsgefährdenden Stoffen und Präparaten verseucht, darunter die persistenten Industriechemikalien, die unter dem Namen polychlorierte Biphenyle (PCB) bekannt sind. Wenn du heutzutage in ein Restaurant gehst, solltest du sehr genau hinsehen und dir auch überlegen: Wenn ich schon industriell produziertes Rindfleisch, Hähnchen oder Fisch esse, was davon ist am schlimmsten?

Ich persönlich würde auf alle drei verzichten und lieber Gemüse und Reis bestellen, vielen Dank. Am besten mit weißem Reis und etwas Weidebutter. Wenn es im Restaurant keine gute Butter gibt, bringe ich meine eigene mit (ja, ich bin der Typ, der mit seiner eigenen Butter auf Reisen geht). Ich meide Fisch unbekannter Herkunft. Zwar esse ich Fisch, aber meistens Sushi-Fisch aus Restaurants, die darauf achten, was sie servieren. Selbst dann nehme ich Nahrungsergänzungsmittel, um giftige Metalle zu binden. Die Verschmutzung mit Schwermetallen ist ein globales Problem für die Meere. Außerdem nehme ich Nahrungsergänzungsmittel, um Parasiten abzutöten, die häufig in rohem Fisch vorkommen.

Wenn ich die Wahl habe, bevorzuge ich Muscheln. Austern, Venus- und Miesmuscheln sind reich an Nährstoffen, darunter Kupfer und Zink neben anderen wichtigen Mineralstoffen. Wenn du Fisch isst, solltest du nach Möglichkeit jüngere Fische aussuchen, die noch nicht so viel Zeit hatten, Plastikpartikel und Giftstoffe anzusammeln. Lachs, insbesondere Rotlachs, ist im Allgemeinen gesünder als anderer Fisch, weil er nur zwei Jahre alt wird und die meiste Zeit seines Lebens im Süßwasser verbringt. Iss keinen Zuchtfisch, vor allem keinen von der Küste von British Columbia. Seit Jahren wettere ich gegen die Tatsache, dass mit Antibiotika gezüchteter Atlantiklachs die heimischen Wildfischbestände vernichtet. Jetzt ist dies zweifelsfrei bewiesen. Die Environmental Working Group hat bekannt gegeben, dass Zuchtfische von der Westküste Kanadas nicht mehr als ökologisch nachhaltig gelten.

FISCHE, AUF DIE DU VERZICHTEN SOLLTEST

- Tilapia
- Gezüchteter Lachs
- Garnelen
- Haifisch
- Torpedobarsch
- Schwertfisch
- Tunfisch

KÜNSTLICHE ZUSATZSTOFFE: KOPFSCHMERZEN

Wahrscheinlich spürst du intuitiv, dass du künstliche Süßstoffe, Aromen und Farbstoffe vermeiden sollst, aber du weißt vielleicht noch nicht genau, warum. Ein wichtiger Grund ist, dass sie deinen Darmbakterien schaden. Forscherinnen und Forscher haben das Mikrobiom des Darms untersucht und die negativen Auswirkungen dokumentiert.[44] Sucralose ist besonders schädlich für deine Darmbakterien. Andere Zusatzstoffe, insbesondere künstliche Farbstoffe und einige künstliche Süßstoffe, wirken sich zusätzlich negativ auf das Gehirn aus. Kommerziell eingesetzte rote und blaue Lebensmittelfarben werden besonders bei Kindern mit einer Reihe von Gehirnproblemen in Verbindung gebracht. Vor allem Aspartam (Nutra-Sweet) kann zu Heißhunger beitragen, was erklärt, warum vermeintlich nicht dick machende Süßstoffe in Wirklichkeit zu Übergewicht und Energieverlust führen. Aspartam ist auch dafür bekannt, Kopfschmerzen zu verursachen und das Zusammenspiel der Neuronen im Gehirn zu beeinträchtigen.

Über Mononatriumglutamat (MNG) wurde in den vergangenen Jahren bereits viel diskutiert. Für mich sind die wissenschaftlichen Erkenntnisse eindeutig. Glutamat regt als Neurotransmitter im Gehirn die Neuronen an. Zu viel Glutamat aber kann die Neuronen überstimulieren und im Extremfall zum Tod führen.[45] Das Glutamat in MNG hat denselben Effekt, wenn es die Blut-Hirn-Schranke überwindet. Aus diesem Grund bekommen so viele Menschen nach dem Konsum von MNG Kopfschmerzen oder müssen viel Wasser trinken. Mononatriumglutamat wird häufig in Fast Food, Snacks, verarbeitetem Fleisch, Dosensuppen, Würzmitteln und Gewürzmischungen verwendet, deshalb solltest du dir die Zutatenliste genau ansehen, auch wenn sie nicht immer leicht zu finden ist. Am besten meidest du die genannten Lebensmittelkategorien komplett, zumal die meisten von ihnen nährstoffarm und voller künstlicher Zusätze sind, die du sowieso nicht essen willst.

DIE PROBLEMATISCHEN ZUSATZSTOFFE

- Aspartam
- Sucralose
- Ace-K (Acesulfam-Kalium)
- Künstliche Aromastoffe
- Künstliche Farbstoffe
- MNG (Mononatriumglutamat)
- Hefeextrakt, autolysierter Hefeextrakt

KAPITEL 3

NIMM DIE RICHTIGEN ROHSTOFFE ZU DIR

Hast du manchmal das Gefühl, dich auf einer Heldenreise zu befinden? Du möchtest in deinem Leben etwas Großartiges tun – vielleicht ein Unternehmen gründen, Kunst schaffen, eine Familie gründen – oder irgendeine Kombination dieser Vorhaben. Du stellst dir vor, wie du enorme Herausforderungen annimmst, sie durch Einsatz deiner ganzen Kraft meisterst und am Ende triumphierst. Wenn du in der Vergangenheit gescheitert bist, bereitest du dich darauf vor, es noch einmal zu versuchen. Hast du deine Ziele dann erreicht, warten die nächsten Herausforderungen auf dich. Das Leben ist eine Art Tretmühle.

Das mag sich alles sehr edel anhören, aber ich verrate dir ein schmutziges Geheimnis: Die Heldenreise ist eine einzige Qual.

Einer der berühmtesten Helden der Geschichte ist Pheidippides, der griechische Bote, der über 40 Kilometer lief, um den Herrschern in Athen mitzuteilen, dass ihre Truppen die Perser in der Schlacht von Marathon besiegt hatten. Das war eine erstaunliche Leistung, aber es gibt ein Detail, das beim Erzählen dieser Geschichte gerne mal unter den Tisch fällt: Pheidippides brach nach der überbrachten Botschaft zusammen und fiel tot um. Die eigentliche Lektion der Heldengeschichten ist, dass du kein Held sein willst. Die Helden quälten sich, weil sie selbst keinen Ratgeber hatten. Wir feiern ihren Kampf auch deshalb, weil – nun ja – die Kultur uns sagt, dass wir das tun sollen. Die wahre Lektion ist, dass sie gelitten haben, damit du nicht leiden musst.

Ich möchte dich vor dem Gefühl bewahren, dass zur Erreichung deiner Lebensziele immer harte Kämpfe vonnöten wären. Du sollst nicht die Art von Elend erleben müssen, die ich durchgemacht habe, bevor ich die Funktionsweise des KBS und die Möglichkeiten erkannt habe, dass Faulheitsprinzip des Körpers für meine Zwecke zu manipulieren. Die Vermeidung von Reibung ist der erste wichtige Schritt. Als Nächstes solltest du dich mit Rohstoffen eindecken, die dir deinen Weg erleichtern. Ich begleite dich dabei, damit du nicht zuerst so tief sinken musst wie ich.

Ein großer Wendepunkt für mich – der Moment, in dem mir klar wurde, dass ich mich auf einer miserablen Heldenreise befand – kam während meines Studiums an der Wharton School of Business.

Ich hatte einen Vollzeitjob und besuchte gleichzeitig die härteste Business School des Landes, ebenfalls ein Vollzeitjob. Daneben machte mir mein schlechter Stoffwechsel zu schaffen. Ich ernährte mich vegan, was mich auslaugte. Am Ende meines ersten Semesters dachte ich: »Ich schaffe es nicht.« Ich nahm an einem Test teil und konzentrierte mich bestmöglich, aber ich hatte einfach keine Energie. Schon bei der zweiten Frage kam nur noch Kauderwelsch aus mir heraus. Ich fühlte mich einfach träge. Aus Verzweiflung ließ ich mich in den weltberühmten Amen-Kliniken untersuchen, wo die Ärzte mein Gehirn scannten. Sie stellten fest, dass mein Stoffwechsel gestört war. In meinem Gehirn gab es große Lücken, in denen keine elektrische Aktivität vorhanden war. Es stellte sich heraus, dass ich einen durch Toxine verursachten Hirnschaden hatte.

Die Diagnose erleichterte mich, bedeutete sie doch, dass ich nicht dumm und faul war, wie ich begonnen hatte, mir einzureden. Es war nur meine Hardware beschädigt. Ich begann daran zu glauben, ich könne Wege finden, meine Energie zurückzubekommen. Ich war sicher ein extremer Fall, aber jeder Leser dieses Buchs kann in irgendeiner Form von meinen Erkenntnissen profitieren. Fühlst du dich emotional blockiert? Ausgebrannt? Kämpfst du mit deinem Gewicht? Erzielst du im Fitnessstudio keine Ergebnisse? Das liegt nicht daran, dass du schwach bist, sondern daran, dass du ein Hardware-Problem hast. Das aber kannst du lösen. Du musst nicht noch mehr leiden, um besser zu werden. Deine wichtigste Aufgabe ist es, deine Energie zurückzubekommen. Dann kommt auch deine Motivation und Willenskraft zurück.

Als ich erkannte, was in meinem Körper defekt war, beschäftigte ich mich näher mit den Lebensmitteln, die mir helfen könnten, das Problem zu lösen. Es hat lange gedauert, aber schließlich habe ich es geschafft, meine Energie zurückzugewinnen. Bei meiner Suche stellte ich fest, dass Erstaunliches passiert, wenn man die richtigen Lebensmittel isst und mehr Energie hat. Du schaffst nicht nur mehr – ohne dich dabei wie ein *Held* zu quälen, sondern du wirst auch freundlicher. Als Feedback hörte ich von meinen Freunden: »Wow, du bist ein viel netterer Mensch. Deine Persönlichkeit hat sich verändert.« Das ist einer der großen Vorteile, wenn man die schlechten Lebensmittel aus seiner Ernährung streicht und sie durch die guten ersetzt. Wenn du dich durch den Tag schleppst, fällt es dir schwer, geduldig mit deinen Mitmenschen zu sein, aber sobald sich das Leben nicht mehr wie ein Kampf anfühlt, fällt es dir viel leichter, freundlich zu sein.

Ich verrate dir etwas als jemand, der heute gesünder ist als je zuvor: Wenn ich mich zurückkämpfen konnte, kannst du das auch. Ich teile meine Erkenntnisse mit dir, um dir viel Zeit und Mühe zu ersparen. Wähle die richtigen Fette und Proteine. Nimm die richtigen Vitamine, Mineralstoffe und Spurenelemente zu dir. Iss nur die richtigen pflanzlichen Lebensmittel. Gib deinem Körper die richtigen Ressourcen. Dann wirst du das Nervensystem eines jungen Menschen und die Weisheit eines alten Menschen haben. Du wirst in der Lage sein, sofort aus dem Grundzustand der Trägheit herauszukommen, wann immer du in Aktion treten musst. Du wirst dich besser fühlen, bessere Leistungen erbringen und auch besser aussehen. Eine Heldenreise ist dafür nicht nötig.

WAS DU WIRKLICH BRAUCHST

Im letzten Kapitel hast du gelernt, was du alles nicht brauchst. Du hast gelernt, wie du Reibungsverluste entfernst, die dich blockieren. In diesem Abschnitt geht es jetzt darum, was du in deine Ernährung aufnehmen solltest, um genug Energie und Grundstoffe zu haben, um durchstarten zu können.

Meine Empfehlungen basieren auf Ideen, die ich in den vergangenen zwei Jahrzehnten entwickelt habe. Ich habe sie auf Grundlage der neuesten Ernährungsforschung und meiner eigenen Experimente im Bereich Biohacking auf den aktuellsten Stand gebracht. Deine To-do-Liste beginnt mit den richtigen Vitaminen, Mineralstoffen und Fetten.

Fettlösliche Vitamine

Jeder hat schon von Vitaminen gehört, aber die wenigsten wissen, dass es nur vier Arten von Vitaminen – D, A, K und E – gibt, die sich in Fett statt in Wasser lösen. Im Zusammenspiel sind sie die wichtigsten Vitamine für das reibungslose Funktionieren deines KBS. Die meisten Menschen wissen nicht, dass sie mit der normalen westlichen Ernährungsweise wahrscheinlich nicht genügend »Vitamin DAKE« zu sich nehmen. Als Resultat dieser Unterversorgung ist ihr Grundumsatz gestört. Dein Körper braucht diese Vitamine, um Mineralstoffe zu transportieren, Proteine aufzubauen, Energie zu erzeugen sowie zur Übertragung elektrischer Signale.

Wenn du endlich genug fettlösliche Vitamine zu dir nimmst, beginnt der Zauber. Da sich diese Vitamine nicht in Wasser auflösen, werden sie am besten vom Körper aufgenommen, wenn du sie zusammen mit fettigen Lebensmitteln isst. Es ist kein Zufall, dass diese Vitamine in fettreichen Lebensmitteln am häufigsten vorkommen.

Vitamin D steht in meinem DAKE-Kunstwort an erster Stelle, weil es das wichtigste der fettlöslichen Vitamine ist. Es ist einer der wichtigsten Nährstoffe überhaupt.[46] Es hilft dir, gut zu schlafen. Es reguliert dein Immunsystem und hält Entzündungen unter Kontrolle. Es fördert die Knochenbildung und unterstützt wichtige Hormone, darunter Östrogen und Testosteron. Dein Körper kann sein eigenes Vitamin D synthetisieren, wenn deine Haut dem Sonnenlicht ausgesetzt ist. Wenn du dich aber nicht ständig nackt sonnst (hierzu bitte keine Fragen), musst du mehr davon zu dir nehmen.

Vitamin A unterstützt viele Stoffwechselfunktionen im Körper. Daneben trägt es auch zur Instandhaltung deines Immunsystems bei und ist wichtig für das reibungslose Funktionieren der lichtempfindlichen Zellen in deinen Augen. Das in Karotten enthaltene Beta-Carotin kann in Vitamin A umgewandelt werden. Daher stammt wahrscheinlich auch der Mythos, dass der Verzehr von Karotten deine Sehkraft verbessert. In Wirklichkeit fällt es deinem Körper schwer, Beta-Carotin in Vitamin A umzuwandeln. Leber, Fischleberöl und Butter sind bessere Quellen.

Vitamin K besteht eigentlich aus zwei verschiedenen Vitaminen: K1 und K2. Das Entscheidende der beiden ist K2, auch unter dem Namen Menachinon bekannt. Es hilft deinem Körper, Kalzium zu verarbeiten. Wenn du nicht genug K2 zu dir nimmst, kann sich überschüssiges Kalzium in deinen Arterien ablagern. Ein erhöhtes Risiko für Herzinfarkte und Arteriosklerose ist die Folge. K2 trägt auch dazu bei, die Knochendichte zu erhalten, und beugt Osteoporose vor.

Vitamin E ist ein wichtiges Antioxidans. Es hilft, hochreaktive sauerstoffbindende freie Radikale im Körper abzufangen, bevor sie deine Zellen angreifen und schädigen können. Die oxidierende Wirkung der freien Radikale trägt zur allgemeinen Alterung und zum körperlichen Abbau bei. Vitamin E wirkt außerdem blutverdünnend und verringert das Risiko unerwünschter Blutgerinnsel. Im Gegensatz zu den anderen fettlöslichen Vitaminen ist E häufig in pflanzlichen Lebensmitteln enthalten.

Mineralstoffe

In Kapitel 2 habe ich dir die drei Hauptkategorien von Mineralstoffen vorgestellt. Sie sind für die ordnungsgemäße Funktion von Enzymen erforderlich, damit dein Körper seine chemische Maschinerie in Gang halten und effizient Energie erzeugen kann.[47] Fast jeder Mensch hat einen Mangel an diesen Mineralstoffen.

Makro- oder »große« Mineralstoffe sind die Bausteine deines Körpers. Die wichtigsten sind: Kalzium, Magnesium, Natrium, Kalium, Phosphor und Schwefel. Du hast eine Menge von ihnen in dir: Eine durchschnittliche Person hat alleine 1000 Gramm (2 Pfund) Kalzium im Körper. Das bedeutet, dass du sie in hohen Dosierungen – mehr als 100 mg pro Tag – ersetzen solltest.[48]

Obwohl große Mineralstoffe zur Struktur deines Körpers beitragen, werden sie auch für die Energieübertragung genutzt. Die sogenannten Kalziumkanäle sind ein wichtiger Bestandteil des elektrischen Systems des Körpers. Trotz der ganzen Verunsicherung, die über zu viel Natrium in unserer Ernährung herrscht, brauchst du wahrscheinlich mehr Natrium, als du momentan zu dir nimmst. Vielleicht solltest du deinen Salzkonsum erhöhen, wenn du unter Gehirnnebel *(Brain Fog)* leidest. Manchmal kann ein bisschen mehr Salz in deiner Ernährung schon alles zum Besseren wenden. Fernhalten solltest du dich von raffiniertem Jodsalz und dich stattdessen für Meersalz entscheiden, eine gute Quelle für Natrium und weitere Mineralstoffe.

Allgemein solltest du Lebensmittel wählen, die auch mehr von anderen Mineralstoffen enthalten. Aber selbst dann wirst du mit ziemlicher Sicherheit zusätzlich Nahrungsergänzungsmittel zu dir nehmen müssen. Um dieses Thema geht es im nächsten Kapitel.

Die sogenannten *Mesominerale* enthalten eigentlich nur ein einziges Element: Eisen. Es ist ein zweischneidiges Schwert. Einerseits brauchst du genügend Eisen in deiner Ernährung, weil es zur Bildung von Hämoglobin nötig ist, dem sauerstofftransportierenden Molekül im Blut. Hast du nicht genügend Eisen im Körper, ist Blutarmut die Folge. Viele Frauen im gebärfähigen Alter nehmen nicht genug Eisen zu sich, was im Falle einer Schwangerschaft zu Komplikationen führen kann. Andererseits trägt ein Überschuss an Eisen in deinem Blut zu oxidativem Stress und vorzeitiger Alterung bei.[49]

Spurenelemente kommen in verschwindend geringen Mengen im Körper vor, sind aber dennoch für die chemischen Reaktionen des Lebens unerlässlich. Essenzielle Elemente in dieser Kategorie sind Molybdän, Zink, Jod, Selen, Kobalt, Kupfer, Fluor, Vanadium und Mangan. Vereinfacht gesagt, besteht ihre Aufgabe darin, Enzyme zu bilden, also die Moleküle, die lebenswichtige biochemische Reaktionen in deinem Körper ermöglichen. Spurenelemente sind vergleichbar mit den Elementen, die in der Elektronikindustrie zur Dotierung von Halbleitern verwendet werden. Vor einigen Jahren fanden Elektroingenieure heraus, dass man den Elektronenfluss durch Silizium verbessern kann, indem man winzig kleine Mengen von Spurenmetallen hinzufügt. Diesen Prozess nennt man Dotierung. Er ermöglicht, Chips zu bauen, die viel kleiner sind und effizienter arbeiten. Ohne dieses Verfahren hättest du dein cooles Smartphone nicht. Auf die gleiche Art und Weise ermöglichen Enzyme, dass chemische Prozesse in deinem Körper viel weniger Energie benötigen. Dein Stoffwechsel könnte ohne sie nicht funktionieren.

Auch Ultra-Spurenelemente sind wahrscheinlich wichtig für die Gesundheit. Sie wurden nur bislang weder quantifiziert noch wurde ihre biologische Rolle genau bestimmt. Deshalb habe ich ein Getränk namens Danger Coffee entwickelt, das 50 verschiedene Mineralstoffe aus zersetzten Pflanzen enthält. In dieser Mischung sind wahrscheinlich wichtige und bislang noch unbekannte Nährstoffe enthalten.

Gesättigte Fette

Seien wir ehrlich: Du bestehst aus Fleisch. Aus struktureller Sicht willst du die Rohstoffe essen, die zur Herstellung von neuem Fleisch benötigt werden, damit dein Körper alte Zellen loswerden und neue, gesündere Zellen bilden kann. Vor allem solltest du viel tierisches Fett zu dir nehmen. Es gibt drei Arten von Membranen im Körper. Sie alle bestehen aus Fett. Aus energetischer Sicht solltest du Lebensmittel essen, aus denen du leicht die Elektrizität gewinnen kannst, die deinen Stoffwechsel antreibt.

Die Nährstoffe, mit denen du am einfachsten die Elektrizität für deinen Stoffwechsel erzeugen kannst, sind Fett und lösliche Ballaststoffe. Deine Darmbakterien wandeln sie in Fett um, das der Körper verwenden kann.

Aus diesem Grund brauchst du viel hochwertiges Fett in deiner Ernährung. Es ist die Voraussetzung für die Umsetzung aller weiteren Gesundheitshacks. Mindestens 50 Prozent der Fette in deiner Ernährung sollten gesättigte Fette sein, wie zum Beispiel Stearinsäure. Das ist eines der in Talg und Schmalz am häufigsten enthaltenen Fette, aus dem auch dein Körper besteht. Gesättigte Fette – vielleicht erinnerst du dich – sind auch deshalb so gesund, weil sie keinen Platz für die problematischen Sauerstoffmoleküle bieten, an denen sie sich festsetzen können. Es ist dennoch völlig in Ordnung, auch einfach ungesättigte Fette in deine Ernährung zu integrieren, auch wenn diese ein wenig reaktiven Sauerstoff durch den Körper transportieren können. Wichtig ist nur, auf ein ausgewogenes Verhältnis zu achten. Ein gutes Ziel bei der Versorgung mit

Fetten ist, wenn der Anteil an gesättigten Fetten bei 75 Prozent liegt. Der Rest kann sich dann aus ungesättigten Fetten und einem kleinen Anteil an Omega-3-Fettsäuren zusammensetzen (die mit einem geringeren Risiko für Herz-Kreislauf-Erkrankungen in Verbindung gebracht werden). Denk daran, den Konsum übermäßiger Mengen an Omega-6-Fettsäuren und von mehrfach ungesättigten Fetten zu vermeiden.

Protein/Eiweiß

Das molekulare Arbeitspferd deines Körpers erfüllt eine ganze Reihe wichtiger Funktionen. Wie bedeutsam sind sie? Das Wort Protein kommt vom griechischen Wort *prōteios* – »an erster Stelle stehen«. Proteine geben deinen Geweben, Organen und Muskeln Struktur. Sie bilden Antikörper, um Infektionen abzuwehren. Sie produzieren Hämoglobin, um Sauerstoff im Blut durch den ganzen Körper zu transportieren. Sie erzeugen Hormone. Enzyme sind eine spezielle Art von Proteinen. Wenn du nicht genug hochwertiges Eiweiß zu dir nimmst, kann es zu Schwellungen und brüchigen Nägeln kommen. Vielleicht wirst du auch häufiger krank und merkst, dass du länger brauchst, um wieder gesund zu werden. Du könntest auch unter Depressionen, Schwäche und Müdigkeit leiden.

Proteine bestehen aus kleineren molekularen Bausteinen, den Aminosäuren. In der Natur kommen mindestens 20 Aminosäuren vor. Neun dieser Aminosäuren sind für deine Ernährung unverzichtbar, da dein Körper sie nicht selbst herstellen kann. Die essenziellen Aminosäuren sind Histidin, Isoleucin, Leucin, Lysin, Methionin, Phenylalanin, Threonin, Tryptophan und Valin.

Du kannst dir den Aufbau von Proteinen folgendermaßen vorstellen: Die Aminosäuren sind wie Buchstaben. Wenn du zwei oder mehr Buchstaben aneinanderreihst, bildest du »Wörter«. Diese Teileinheiten der Proteine nennt man Peptide. Wenn du die Wörter beziehungsweise Peptide zu einem »Satz« zusammenfügst, erhältst du ein Protein. Dieses Protein könnte etwas Beängstigendes wie »Stirb jetzt« sagen, wenn du gerade Muschelgift zu dir genommen hast. Andererseits kann es auch etwas Hilfreiches sagen wie »Lass Muskeln wachsen« oder »Reduziere Entzündungen«, wenn du ein Protein mit einem hohen Gehalt an der Aminosäure Cystin zu dir genommen hast. Oder es könnte »Bilde mehr Kollagen« sagen, wenn du die Aminosäure Glycin in ausreichender Menge konsumiert hast.

Ballaststoffe

Auch wenn du den Konsum pflanzlicher Antinährstoffe einschränken solltest, ist es wichtig, auch lösliche Ballaststoffe zu dir zu nehmen, die ausschließlich in pflanzlichen Lebensmitteln vorkommen. Lösliche Ballaststoffe können von den Bakterien in deinem Darm aufgespalten und verzehrt werden. So ernähren sie die nützlichen Darmbakterien, die Propionsäure und Buttersäure produzieren, die deinem Verdauungstrakt und Gehirn zugutekommen.[50] Ein widerstandsfähiges Darmmikrobiom hilft außerdem, deinen Energiehaushalt aufrechtzuerhalten und Giftstoffe loszuwerden.[51] Studien zeigen, dass der Konsum von 20 Gramm löslicher Ballaststoffe pro Tag deine Lebenserwartung erhöht.

Ein bestimmter löslicher Ballaststoff, das modifizierte Zitruspektin, erhöht nachweislich die Geschwindigkeit, mit der der Körper giftige Schwermetalle wie Arsen, Blei und Cadmium ausscheidet. In einer anderen Studie verringerte modifiziertes Zitruspektin das Tempo, mit dem sich Krebs im Körper ausbreitete.

Es gibt noch eine zweite Art von Ballaststoffen, die als unlösliche Ballaststoffe bezeichnet werden. Sie durchwandern den Körper weitestgehend unverdaut. Obwohl du sie offenbar brauchst, sind die Argumente für unlösliche Ballaststoffe nicht so eindeutig. Kürzlich habe ich zu diesem Thema Robert Lustig interviewt, einen angesehenen Endokrinologen an der Universität von Kalifornien in San Francisco. Er hat überzeugend dargelegt, dass unlösliche Ballaststoffe als Schutzbarriere im Darm fungieren. Sie verhindern, dass schädliche Stoffe die Leber erreichen.

Kohlenhydrate

Meine generelle Regel für Kohlenhydrate ist, dass sie in Ordnung sind, solange du genau verstehst, was du zu dir nimmst. Kohlenhydrate sind nur als Energielieferant nützlich, als Möglichkeit, deinem Körper Glukose zuzuführen. Mach dir aber bewusst, dass sie nicht so effizient sind wie Fette, wenn es darum geht, deinen Körper mit konstanter Energie zu versorgen. Sie sättigen dich auch viel weniger und neigen dazu, einen Energieschub zu erzeugen, auf den ein Absturz der Leistungsfähigkeit und Heißhungerattacken folgen. Wenn du dir Kohlenhydrate gönnen willst, spare sie dir für besondere Freuden auf. Das eigentliche Problem mit den meisten Kohlenhydraten ist die Art und Weise, wie die Natur sie verpackt hat. Viele gängige pflanzliche Kohlenhydratquellen sind reich an nährstoffraubender Phytinsäure und entzündungsfördernden Lektinen. Getreide ist besonders mit Vorsicht zu genießen. Ein gewisser Anteil an Kohlenhydraten in deiner Ernährung ist gut, um die Darmintegrität und die Produktion der Schilddrüsenhormone aufrechtzuerhalten. Aber im Gegensatz zu den gängigen Richtlinien brauchst du, um gesund zu sein, keine Ernährung, die überwiegend aus Kohlenhydraten besteht.

WO MAN DAS GUTE ZEUG BEKOMMT

Das ist ein entscheidender Punkt beim Biohacking. Ein Reh kann sich die Nährstoffe, die es braucht, aus Blättern, Früchten und Nüssen holen und hat dann ausreichend Energie, um ein Raubtier abzuschütteln. Du bist kein Reh. Du musst strategischer vorgehen. Wenn du zu deinem lokalen Lebensmittelmarkt (oder deinem Supermarkt oder deinem Online-Händler) gehst, musst du wissen, was du kaufen willst. Hier sind einige Empfehlungen, wo du die Rohstoffe bekommst, die dein Körper benötigt.

Fleisch von grasgefütterten Weiderindern

Eine meiner Lieblingsquellen für gute Proteine und gute Fette ist das Fleisch von Wiederkäuern, die mit Gras gefüttert werden. Tierisches Eiweiß ist besser als pflanzliches Eiweiß, unter anderem weil es keine Phytinsäure enthält, die die Aufnahme von Mineralstoffen blockiert. Fleisch enthält außerdem Kreatin, eine Aminosäure, die die Muskelmasse erhöht und das Energielevel steigert, vor neurologischen Erkrankungen schützt und die Gehirnfunktion verbessert.[52] Wenn du viel

Fleisch isst, bemerkst du die Vorteile vielleicht gar nicht, weil dein Körper sich an sie gewöhnt hat. In einer britischen Studie aus dem Jahr 2011 zeigten Vegetarier, die Kreatinpräparate einnahmen, ein besseres Gedächtnis und schnellere Reaktionszeiten. Fleischesser zeigten nicht die gleichen Verbesserungen, weil sie sich bereits auf einem höheren Niveau befanden.[53]

Fleisch von grasgefütterten Rindern ist eine reichhaltige Quelle für die wichtigen Aminosäuren Carnitin, Cholin und Taurin. Es enthält Vitamin K2, das du nicht durch Gemüse bekommst, und Vitamin B12, an dem es Vegetariern normalerweise mangelt. Es versorgt dich auch mit anderen B-Vitaminen, wie zum Beispiel Biotin, das für gesunde Haut und Haare sorgt, sowie mit dem Coenzym Q10, einem Antioxidans, das sich positiv auf deine Herzgesundheit auswirken kann. Durch den Konsum nimmst du auch absorbierbares Eisen und Zink auf – Mineralstoffe, von denen du mit ziemlicher Sicherheit mehr brauchst.

Rindertalg ist seit Langem eine wichtige Quelle für gesunde Fette in der menschlichen Ernährung. Als wir anfingen, mehr pflanzliche Fette zu essen, wurden wir immer ungesünder. Vielleicht bist du schon auf Berichte und Antifleisch-Kampagnen gestoßen, die behaupten, Fleisch verursache Krebs. In Wirklichkeit scheint eher das Gegenteil der Fall zu sein. Eine Studie der Universität von Minnesota hat ergeben, dass Rinderfett – zumindest bei Tieren – vor Darmkrebs schützt. In der gleichen Studie wurde übrigens auch festgestellt, dass Sojaöl mit Krebs in Verbindung gebracht wird.[54]

Ich konzentriere mich aus einem bestimmten Grund auf Protein grasgefütterter Rinder: nicht weil es im Trend liegt, sondern weil die Qualität des Fleischs so viel besser ist als die von konventionellem Fleisch. Ein grasgefüttertes Rind ist weniger fett als ein mit Mais und Soja gemästetes Rind. Sein Fett schmeckt auch anders. Ich liebe den Geschmack (bei mir zu Hause nennen die Kinder das Rinderfett »Süßigkeit«). Moderne Bauernhöfe werden nicht einmal mehr Bauernhöfe genannt, sondern CAFOs (*Concentrated Animal Feeding Operations*). Die Prozesse in diesen Tierfabriken haben die Zusammensetzung des Rinderfetts verändert. Zum Glück hast du die Wahl: Du kannst das CAFO-Fleisch ablehnen und dich für Rindfleisch von grasgefütterten

Weiderindern entscheiden. Dann bekommst du das gute tierische Fett, in dem alle fettlöslichen Nährstoffe enthalten sind, sowie die richtige Form der Stearinsäure.

Molkereiprodukte von grasgefütterten Weiderindern

Wenn du meine früheren Bücher gelesen oder eines meiner Produkte gekauft hast, weißt du, dass ich ein großer Fan von Milchprodukten von grasgefütterten Kühen bin. Ich habe die Idee, Butter in den Kaffee zu geben, so populär gemacht, dass ich 2014 wohl zu einer weltweiten Verknappung von Weidebutter beigetragen habe. Genau wie Rindfleisch schmeckt auch Butter von Kühen aus Weidehaltung anders als die gewöhnliche Supermarktbutter. Sie hat eine höhere Konzentration an Nährstoffen und mehr von den richtigen gesättigten Fettsäuren.[55] Außerdem enthält sie konjugierte Linolsäure (CLA) als Fettsäure, die dir beim Abnehmen und bei der Fettverbrennung helfen kann.[56]

Das Milchfett einer konventionell gehaltenen Kuh unterscheidet sich erheblich von dem einer grasgefütterten Kuh. In Kanada hat eine Gruppe von Milchbauern vor Kurzem Palmölreste an Kühe verfüttert, einfach weil sie billig und verfügbar waren. Was man nicht alles macht, um ein bisschen mehr Geld zu verdienen, oder? Allerdings beschwerten sich die Kunden, dass die Butter dieser Kühe nicht streichfähig war. Das Palmöl aus dem Futter war in das Milchfett übergegangen, und Palmöl hat eine sehr, sehr feste Konsistenz.[57] Daran sieht man, dass es einen direkten Zusammenhang gibt zwischen dem Futter, das die Kuh bekommt, und der Milch, die sie gibt. Wenn eine Kuh mit Gras gefüttert wird, wirkt sich das positiv auf deine Gesundheit aus. Grasgefütterte Kühe geben hochwertige Fette weiter. Neben CLA und gesättigten Fettsäuren enthält ihre Milch auch deutlich mehr gesunde Omega-3-Fettsäuren als ungesunde Omega-6-Fettsäuren, wie eine weitere Studie der Universität von Minnesota ergab.[58]

Gute Pflanzen/Gemüse

Trotz der genannten Probleme durch Antinährstoffe und Agrarchemikalien gibt es eine große Anzahl pflanzlicher Lebensmittel, die gut und sicher sind. Grundsätzlich halte ich mich von gentechnisch veränderten Lebensmitteln (gentechnisch veränderte Organismen = GVO) fern, bei denen die Gene einer Pflanze (oder die eines Tiers) stark verändert wurden. Die bekanntesten gentechnisch modifizierten pflanzlichen Lebensmittel sind Mais, Baumwolle, Raps, Soja und Zuckerrüben. Einige Studien mit Tieren haben die GVO mit Organschäden, Krebs und Leberproblemen in Verbindung gebracht. Im Jahr 2016 berichtete eine Gruppe europäischer Forscher, dass Mais, der so verändert wurde, dass er Glyphosat verträgt, in seinen Körnern Anzeichen von oxidativem Stress aufweist.[59] Es gibt zwar bislang noch keine definitiven Beweise, die diese Probleme mit einer Schädigung der menschlichen Gesundheit in Verbindung bringen, aber ich würde diese Art von Risiko nicht eingehen. Der beste Weg, um sicher naturbelassene Lebensmittel zu bekommen, ist, auf Kennzeichnungen zu achten wie »zertifiziert biologisch« oder »gentechnikfrei/ohne GVO«.

Pflanzliche Lebensmittel mit geringem Gehalt an Antinährstoffen

Du solltest Gemüse essen, das keine Entzündungen auslöst. Einige Sorten sind in Ordnung: Karotten, Sellerie, Brokkoli, Kohl, Salat und Spargel zum Beispiel. Wenn du einen Salat machst, sollte er wie der Salat deiner Großmutter aussehen. Vielleicht einen Eisbergsalat mit ein paar Gurken? Prima. Dann fügst du noch etwas Rucola oder bunte Salatsorten hinzu. Eventuell noch Grünkohl, Spinat, Kichererbsen und allerlei anderes populäres Zeug? Nein, das sind alles pflanzliche Lebensmittel, die viel Phytinsäure enthalten. Wenn du originell sein willst, füge lieber etwas Fenchel hinzu. Rohe Karotten können eine entgiftende Wirkung auf den Darm haben, deshalb lohnt es sich, sie in den Salat zu geben.

Der wichtigste Teil eines gesunden Salats ist das Dressing. Dort packen Restaurants und Lebensmittelhersteller oft schlechtes Fett, Zucker und belastende Chemikalien hinein. Hier mein Rezeptvorschlag für ein einfaches Biohacker-Dressing: 1/4 Tasse / 60 ml Olivenöl, 1/4 Tasse / 60 ml Apfelessig, 2 Esslöffel C8 MCT-Öl (ein weitverbreitetes Öl aus mittelkettigen Triglyceriden), dazu eine halbe Avocado und einige Kräuter. Der Essig hilft bei der Aufnahme der Mineralstoffe, und das Ganze ist köstlich.

Wenn du unbedingt Grünkohl und Spinat essen willst, kannst du die Anti-Nährstoffbelastung verringern, indem du sie dünstest und das Wasser anschließend abgießt. Auf diese Weise nimmst du keine so große Menge mineralstoffsaugender Antinährstoffe auf. Du kannst die Belastung schädlicher Stoffe im Gemüse auch dadurch begrenzen, dass du die Schale entfernst, in der viele Pflanzen ihre Lektine und Phytinsäure ansammeln. Gurken zum Beispiel enthalten Lektine. Aber die meisten Menschen vertragen Gurken ganz gut, wenn sie sie vorher schälen. Die Idee, die Schale mitzuessen, weil dort Vitamine enthalten sind, ist einfach falsch. Im Gegenteil, in der Schale befindet sich das ganze schlechte Zeug.

Das Gleiche gilt für Getreidekörner. Weißer Reis ist zwar eigentlich nur ein nacktes Stärkekorn, aber er ist besser für dich als brauner Reis, weil er von der phytinsäurehaltigen Schale befreit wurde. Wenn du andere Körner in deine Ernährung integrieren möchtest, ist Roggenbrot mit Sauerteig eine gute Wahl. Roggen enthält große Mengen an Phytase, dem Enzym, das Phytinsäure abbaut, und mit der richtigen Versäuerung sollte der größte Teil des Pflanzengifts entfernt werden. Dein Sauerteig enthält dann zwar wahrscheinlich immer noch einige Lektine, aber in so geringen Mengen, dass du sie gut vertragen kannst.

Das ist ein wichtiger Gegenpol zu dem Inhalt aus dem vorherigen Kapitel. Phytinsäure ist zwar schlecht für dich, aber das bedeutet nicht, dass deine Ernährung ganz ohne Phytinsäure auskommen muss. Du solltest nur darauf achten, dass die Menge nicht so groß ist, dass sie dich schwächt. Kaffee und Schokolade enthalten ein wenig Oxalsäure, einen weiteren pflanzlichen Antinährstoff, aber sie haben auch ihre Vorteile und Vorzüge. Ich bin auch der Meinung, dass Zucker und Stärke in deiner Ernährung einen gewissen Platz haben dürfen. Spar dir den Zucker nur für die Dinge auf, die wirklich gut schmecken, die gut für dich sind und die du wirklich genießt. Wenn du kannst, wähle selbst gemachte Süßspeisen (z. B. etwas, das deine Oma gemacht hätte), die gesunde Fette enthalten, und verzichte auf hoch verarbeitete Kunstprodukte. Iss Käsekuchen statt irgendeiner Süßigkeit aus dem Supermarkt.

Pflanzliche Lebensmittel mit hohem Ballaststoffgehalt

Ich habe bereits erwähnt, dass du lösliche Ballaststoffe in deiner Ernährung brauchst, und die bekommst du nicht durch den Konsum von Fleisch. Artischocken sind eine gute Quelle. Sie enthalten kaum Giftstoffe und sind richtig gut für dich. 75 Gramm Artischockenherzen enthalten 7 Gramm Ballaststoffe.[60] Die reichhaltigste Quelle für lösliche Ballaststoffe, die zudem das ganze Jahr über verfügbar ist und deinen Darm ernährt, ist Akaziengummi, das aus dem getrockneten Saft des Akazienbaums im Senegal gewonnen wird. Es ist ein weiteres Beispiel für ein altes, einheimisches Lebensmittel, das jetzt ein Comeback erlebt. Akaziengummi liefert lösliche Ballaststoffe, ohne schlechte Inhaltsstoffe zu enthalten.

Leinsamen enthalten ebenfalls viele lösliche Ballaststoffe, aber du solltest nicht die ganzen Samen essen, da sie einen hohen Anteil an instabilen Omega-6-Ölen enthalten. Die Ballaststoffe des Leinsamens, die vom Rest des Samens getrennt sind, sind jedoch gut für dich. Eine überraschend gute Quelle für lösliche Ballaststoffe ist auch die Avocado. Eine reife Avocado enthält 7 bis 10 Gramm Ballaststoffe. Sie ist außerdem reich an Kalium und Magnesium sowie an Vitamin E und B-Vitaminen. Zwar enthält sie auch Omega-6-Fettsäuren, aber nur in geringen Mengen. Es gibt also einen guten Grund, etwas Guacamole zu essen.

Du solltest auch einige unlösliche Ballaststoffe zu dir nehmen, diese aber mit Bedacht auswählen. Eine gute Quelle für unlösliche Ballaststoffe sind Flohsamenschalen (auch Psyllium Husk genannt), die aus der *Plantago-ovata*-Pflanze[61] gewonnen werden. Das Problem hierbei ist, dass es die Darmschleimhaut sehr stark belastet, wenn sie so zubereitet werden, wie es zum Beispiel im Ballaststoffzusatz Metamucil der Fall ist. Sehr fein gemahlene Flohsamenschalen, die du leicht in deine Backwaren einarbeiten kannst, sind viel verträglicher und haben eine positive Wirkung auf den Darm. Ich persönlich bin ein Fan von Flohsamen beziehungsweise Psyllium, aber nur wenn das Mehl oder Pulver sehr, sehr fein gemahlen ist. Unlösliche Ballaststoffe kannst du auch aus Sellerie, Fenchel und Kreuzblütler-Gemüse gewinnen.

Nährstoffreiche Pflanzen

Apropos Kreuzblütler-Gemüse: Rosenkohl, Kohl, Brokkoli und andere Kreuzblütler stehen schon lange auf meiner Empfehlungsliste. Weißkohl ist eine gute Quelle für Vitamin K, Kalium und Kalzium. Rosenkohl ist reich an Kalium, Kalzium, Eisen und krebshemmenden Stoffen. Du solltest aber – besonders im Winter – unbedingt darauf achten, dass du ihn nicht kaufst, wenn er nicht ganz frisch ist. Wenn du dich nach dem Verzehr von Kreuzblütler-Gemüse im Winter schlecht fühlst, liegt das wahrscheinlich daran, dass das Gemüse von einem Schimmelpilz namens *Alternaria brassicae*[62] befallen war. Dieser kann dir Kopfschmerzen bereiten, dich müde machen und deine Sinneswahrnehmungen verändern. Besonders vorsichtig solltest du beim Kauf von Weißkohl und Rosenkohl außerhalb der Saison sein.

Spargel enthält viele Nährstoffe, darunter Vitamin K und Eisen, sowie eine gute Menge löslicher Ballaststoffe. Zucchini und Sommerkürbisse enthalten ordentlich Kalium und Ballaststoffe. Die Menschen sehen sie normalerweise als Gemüse an, obwohl sie eigentlich Früchte sind. Traditionelle Früchte sind im Sommer, wenn sie Saison haben, auch gut für dich. Pflanzen wollen, dass du ihre Früchte isst, denn das ist eine Möglichkeit, wie sie ihre Samen verbreiten. Daher sind Birnen, Äpfel und Pfirsiche gute Nährstofflieferanten. Das Gleiche gilt für viele Beeren (Himbeeren, Brombeeren, Erdbeeren, Preiselbeeren, Heidelbeeren), Zitronen, Limetten und Ananas. Wenn du aber im Winter süßes Obst isst, verwirrst du deinen Körper. Am besten vermeidest du, im Winter viel Zucker zu konsumieren, denn er ist im Winter nicht natürlich verfügbar. Folglich ist der menschliche Körper auch nicht darauf eingestellt, in der kalten Jahreszeit Zucker zu bekommen.

Es ist auch wichtig, Kräuter und Gewürze zu essen. Viele von ihnen enthalten Antioxidantien sowie antimykotische und antibakterielle Wirkstoffe. Kaffee, Tee, Schokolade und bestimmte Gewürze enthalten einen hohen Anteil an Polyphenolen, chemische Verbindungen mit starken antioxidativen Eigenschaften. Polyphenole haben fast magische Eigenschaften: Sie schützen dein Herz, senken das Diabetesrisiko, stärken die Immunität und hemmen Krebs. Ignoriere den schlechten Ratschlag, einen »Regenbogen« an Gemüse zu essen, und iss stattdessen einen Regenbogen an Kräutern und Gewürzen: etwas Kurkuma, etwas Oregano, etwas Thymian und Rosmarin. Selbst kleine Mengen verbessern deine Gesundheit.

Die meisten Kräuter und Gewürze (auch Vanille), die wir essen, wurden ursprünglich als medizinische Zutaten geschätzt. Heute wissen wir, dass Gewürze und Meersalz die wahren Quellen von Mutter Natur für wichtige Mineralstoffe und gesundheitsfördernde Polyphenole sind. Salz wird oft als Feind betrachtet, aber die Wahrheit ist, dass die meisten Menschen nicht genug Natrium zu sich nehmen. Du solltest also kein schlechtes Gewissen haben, wenn du es deinem Essen hinzufügst.

GENUSSVOLLE NAHRUNGSMITTEL

Dich gut zu ernähren sollte dich nicht unglücklich machen. Ich würde noch weiter gehen und sagen, dass es keine gute Ernährung ist, wenn sie dich unglücklich macht. Beim Biohacking geht es darum, Abkürzungen zu finden, die dich in einen optimalen Zustand von Energie und Kraft bringen. Dadurch kannst du die beste Version von dir selbst freisetzen. Unglücklich zu sein ist kein akzeptabler Zustand.

Schokolade und Kaffee, zwei meiner Lieblingslebensmittel, enthalten Phytinsäure. Ich werde dennoch nicht auf sie verzichten. Stattdessen achte ich darauf, was ich esse, und spare mir die Phytinsäure für die Lebensmittel auf, die ich am meisten liebe. Warum sollte ich mich selbst bestrafen? Es ist auch in Ordnung, ein paar Kohlenhydrate zu essen, sei es in Form von Stärke oder sogar Zucker. Wenn du nach dem Abendessen etwas Honig oder 5 oder 10 Gramm Zucker zu dir nehmen möchtest, ist das in Ordnung.

Manchmal nimmst du Lebensmittel zu dir, die nicht besonders gut für dich sind. Hier gibt es aber eine Möglichkeit gegenzusteuern: Du kannst zusätzliche Enzyme einnehmen, die dir helfen, schlechte Inhaltsstoffe abzubauen. Du kannst auch zusätzliches Kalzium und Spurenelemente zu deinem Kaffee einnehmen, um die Giftstoffe in deinem Darm zu binden.[63] Ich sage es ganz offen: Ich entwickle gerade genau ein solches Produkt. Nahrungsergänzungsmittel werden ohnehin ein wesentlicher Bestandteil deiner Ernährung sein, also kannst du deine Hacks auch so anpassen, dass du deine Lieblingsspeisen essen kannst.

SCHLAF ALS RESSOURCE

Menschen betrachten Schlaf normalerweise nicht als Ressource. Du solltest ihn aber definitiv priorisieren und aufstocken, bevor du beginnst, dein KBS zu verbessern. Wenn du gut und tief schläfst, schaltet dein Körper in den Reparaturmodus. Das ist der Zeitpunkt, an dem deine Zellen molekularen Müll beseitigen und Wartungsarbeiten durchführen. Dann wachsen deine Muskeln und dein Gewebe erneuert sich mithilfe der hochwertigen Rohstoffe, mit denen du dich eingedeckt hast. Wenn du deinem Körper keine Gelegenheit zum Reparieren und Regenerieren gibst, kannst du dein KBS nicht so effizient verbessern. Dann wird alles andere, was du zu tun versuchst, schwieriger, als es eigentlich sein müsste. Hochwertiger Schlaf reduziert Stress und Entzündungen, verbessert die kognitiven Funktionen und das Gedächtnis, steigert deinen Sexualtrieb und hilft dir beim Abnehmen. Mit anderen Worten: Schlaf ist eine unverzichtbare Energiequelle und leicht zugänglich, wenn du weißt, wie du ihn richtig einsetzt. Schlaf ist außerdem ein wichtiger Teil des Erholungsprozesses in einer späteren Phase deines Biohacking-Prozesses. Du wirst an anderer Stelle in diesem Buch noch mehr darüber erfahren.

KAPITEL 4

OPTIMIERE DEIN KBS

Viele Menschen glauben, mit einer gesunden, nährstoffreichen Ernährung alle Vitamine und Mineralstoffe aufzunehmen, die ihr Körper braucht. Diese Botschaft wurde uns jahrelang durch Lebensmittelwerbung und öffentliche Gesundheitsinformationen vermittelt. In Wirklichkeit bist du selbst dann noch nicht bestmöglich aufgestellt, um deine Biologie und deine Mitochondrien zu optimieren, wenn du schädliche Stoffe meidest und dich ausschließlich gut ernährst. Es gibt noch mehr zu tun, bevor du mit dem Upgrade deines KBS beginnen kannst.

Dass sich unser moderner Lebensstil drastisch von dem unserer Vorfahren unterscheidet, für den wir eigentlich angepasst sind, ist ein wichtiger Grund, warum du nicht alles, was du brauchst, allein aus der Nahrung bekommst. Wir halten uns die meiste Zeit unseres Lebens in geschlossenen Räumen auf und bekommen zu wenig Sonne ab, um ausreichend Vitamin D zu bilden. Wir kommen mit synthetischen Materialien, Giftstoffen und Schadstoffen in Innenräumen in Kontakt. Über unsere elektronischen Geräte sind wir rund um die Uhr miteinander vernetzt, was auf eine neue Art und Weise unser Gehirn stimuliert und unseren Körper abkoppelt. Wir sind umgeben von künstlicher Beleuchtung, die unseren Schlafrhythmus stört. Egal, wie sehr du versuchst, deinen Technologiekonsum einzuschränken, es gibt keine Möglichkeit, dem Einfluss der modernen Welt zu entkommen. Dein Körper muss mit völlig neuen Anforderungen zurechtkommen.

Wir haben auch den Planeten, auf dem wir leben, verändert. Wir halten unser Vieh in Fabriken. Die Tiere fressen kein Gras und geben die Mineralstoffe durch ihre Ausscheidungen nicht an den Boden zurück.

Wir haben Dämme gebaut, sodass die Flüsse nicht mehr über ihre Ufer treten und sie düngen können. Die extensive Bodenbearbeitung und der Einsatz von industriellen Düngemitteln, Pestiziden und Herbiziden haben dem Ackerboden seine Mineralstoffe und seine komplexe Mischung aus organischen Verbindungen entzogen. Insbesondere das allgegenwärtige Herbizid und Antibiotikum Glyphosat sterilisiert den Boden und erhöht den Nährstoffbedarf deines Körpers.[64] Gleichzeitig pumpen wir Kohlendioxid in die Atmosphäre, was nicht nur das Klima verändert, sondern auch das Wachstum der Pflanzen beeinträchtigt. Mehrere Studien haben ergeben, dass die steigende Kohlendioxidkonzentration den Vitamingehalt von Nahrungsmitteln verringert und die Mineralstoffkonzentration um bis zu 15 Prozent reduziert.[65]

In der Zwischenzeit versuchst du nicht nur, einigermaßen auf Kurs zu bleiben, sondern willst dein KBS sogar noch optimieren. Aber Bewegung, Meditation, Schlaf oder ausgefallenere Hacks helfen dir nicht viel, wenn deinem Körper die grundlegenden Vitamine und Mineralstoffe fehlen.

In diesem und im nächsten Kapitel lernst du, wie du mit Nahrungsergänzungsmitteln sicherstellen kannst, dass dein Körper alle notwendigen Bausteine hat, um neue Höchstleistungen zu erzielen.

Wenn du das richtig umsetzt, wirst du – selbst wenn du sonst keinen Ratschlag aus diesem Buch befolgst – ein viel besseres Leben führen als die meisten Menschen. Wenn du dagegen einfach zu den Kapiteln über Muskelaufbau und der Verbesserung deiner kognitiven Fähigkeiten springst und die dort beschriebenen Ideen umsetzt, könnten dich die Ergebnisse enttäuschen. Kurz gesagt: Überspringe diesen Abschnitt nicht. Die Investition in die richtige Mineralstoff- und Vitaminversorgung lohnt sich mehr, als du denkst. Die Risiken von Nahrungsergänzungsmitteln sind sehr gering. Sie sind wesentlich sicherer als Medikamente. In den vergangenen 27 Jahren gab es keine registrierten Todesfälle durch die Einnahme von Vitaminen, aber etwa drei Millionen Todesfälle durch Arzneimittel.[66]

Bei diesem Thema gibt es eine Menge zu beachten. Wenn du nicht wissen willst, *warum* die von mir empfohlenen Nahrungsergänzungsmittel funktionieren, kannst du direkt zum Ende des jeweiligen Abschnitts springen, um zur Kurzinfo zu gelangen. Du lernst auch einige wichtige pflanzliche Nahrungsergänzungsmittel kennen, die dir helfen können, dein Ziel schneller oder mit weniger Arbeit zu erreichen. Los geht's.

VITAMIN-ERGÄNZUNGSMITTEL

Die vier wichtigen fettlöslichen Vitamine, die ich im letzten Kapitel genannt habe – D, A, K und E – wirken synergetisch zusammen. In der Ernährungswissenschaft hat man sich bislang oft auf jedes der vier Vitamine einzeln konzentriert und ignoriert, dass sie miteinander in Verbindung stehen. Wahrscheinlich hast du einen Mangel an allen vier Vitaminen, aber du bekommst Probleme, wenn du nur einzelne Defizite ausgleichst, ohne dich um die anderen zu kümmern. Das ist so, als würdest du dich nur auf die Töne der Geige konzentrieren, um herauszufinden, was eine Sinfonie so harmonisch macht. Du brauchst alle vier Elemente in der richtigen Menge und im richtigen Zusammenspiel. Vor allem die Vitamine D und A arbeiten harmonisch zusammen. Von daher macht es – außer in besonderen Fällen – keinen Sinn, sie getrennt einzunehmen. Um der Wichtigkeit der Interaktion gerecht zu werden, fasse ich die vier Vitamine zu einer einzigen Nährstoffeinheit zusammen, dem Vitamin DAKE.

Wenn man den ganzen Hype und das Marketing ignoriert, sind D, A, K und E die grundlegendsten aller Vitamine. Dein KBS braucht Mineralstoffe, um seine Aufgabe zu erfüllen. Die fettlöslichen Vitamine sind die Transportbehälter, die sie dorthin bringen, wo sie in deinem Körper gebraucht werden. Heutzutage ist die Nahrungsergänzung mit DAKE besonders wichtig, da die meisten Menschen einen Mangel an vielen wichtigen Mineralstoffen haben. Ohne diese Vitamine kann dein Körper keine Proteine falten, um Zellen aufzubauen. Er kann keine Elektrizität transportieren, um Nachrichten zu übermitteln, und er kann keine Enzyme bilden, um in deinen Mitochondrien Energie zu erzeugen. Fang also bei der Nahrungsergänzung mit den Vitaminen an, damit du die Mineralstoffe gut verwerten kannst. Anschließend holst du dir dann

Mineralstoffe, damit dein Körper richtig gut funktionieren kann. Jede andere Art von Nahrungsergänzung ist gegenüber dieser zweistufigen Grundlage von nachrangiger Bedeutung.

Selbst bei einer gewissenhaften Ernährung ist es unwahrscheinlich, dass du bereits genug Vitamine und Mineralstoffe im richtigen Verhältnis zu dir nimmst. Wenn du dich überwiegend pflanzlich oder gar vegan ernährst, hast du keine Chance, hier richtig gut versorgt zu sein. Wenn du jeden Tag große Mengen Leber oder allgemein Innereien isst, nimmst du zwar die meisten dieser fettlöslichen Vitamine auf, aber auch in diesem Fall solltest du Ergänzungsmittel zu dir nehmen, um tatsächlich die richtige Dosis zu bekommen.

Die gute Nachricht bei fettlöslichen Vitaminen ist, dass sie in den Fettreserven deines Körpers gespeichert werden, sodass es eine Weile dauert, bis sie aufgebraucht sind. Die schlechte Nachricht ist, dass es auf der anderen Seite eben auch eine Weile dauern kann, bis dein Spiegel wieder den gewünschten Wert erreicht hat. Bei fettlöslichen Vitaminen ist es leichter möglich, eine Überdosis zu nehmen, als bei wasserlöslichen Vitaminen. Die Risiken sind zwar immer noch relativ gering, aber du solltest etwas vorsichtiger mit ihnen umgehen.

Im Folgenden erfährst du alles, was du über die vier fettlöslichen Vitamine wissen solltest, damit du nie wieder über sie nachdenken musst, sofern du zumindest ab und zu ein Nahrungsergänzungsmittel einnimmst. Es ist gar nicht so schwer.

Vitamin D

Die Natur hat ihr Bestes getan, damit wir uns keine Sorgen machen müssen, nicht genug Vitamin D zu haben. Dein Körper stellt es aus Cholesterin her, wenn du deine Haut ausreichend der Sonne aussetzt und die richtigen Vitamin-D-Rezeptoreinstellungen in deinen Genen hast. Das Problem ist nur, dass unser moderner Lebensstil nicht genug Kontakt mit den Sonnenstrahlen zulässt: Wenn du nicht in einem sonnigen Teil der Welt lebst und die meiste Zeit wie unsere Vorfahren nackt im Freien verbringst, kann dein Körper nicht ausreichend Vitamin D bilden. In einem Büro mit künstlichem Licht zu sitzen und von deinem Laptop angestrahlt zu werden ist kein Ersatz.

Genug Vitamin D zu haben verringert das Risiko von Infektionen oder anderen Immunproblemen.[67] Außerdem hilft es, einen gesunden Blutdruck aufrechtzuerhalten, Asthma und Allergien zu lindern und das Risiko für Brust-, Prostata-, Dickdarm- und Eierstockkrebs zu senken.[68] Es kommt auch deinem Schlaf zugute (allerdings nur, wenn du es morgens einnimmst). Außerdem sorgt es für einen effizienten Stoffwechsel und kann die Wahrscheinlichkeit verringern, an Diabetes oder Depressionen zu erkranken. Es hilft sowohl Männern als auch Frauen, einen gesunden Hormonspiegel aufrechtzuerhalten, und beugt Osteoporose vor.[69]

Allerdings hat Vitamin D auch eine Schattenseite: Es erhöht den Kalziumspiegel in deinem Blut. Ist dieser zu hoch, kann das negative Folgen haben. Das häufigste Problem sind Nierensteine. Ein hoher Kalziumspiegel trägt auch zur Bildung von Plaque in den Arterien sowie zu Herzerkrankungen bei. Wahrscheinlich nimmst du Vitamin D ein, um dein kardiovaskuläres Risiko zu senken, aber wenn du es ohne seine Partner A, K und E einnimmst, erhöhst du das Risiko, verkalkte Plaques zu entwickeln. Die offizielle Empfehlung für Vitamin D seitens der Behörden liegt bei nur 400 IE pro Tag, weil unbekannt ist, ob du noch etwas anderes einnimmst.

Die Realität sieht so aus, dass die Einnahme von zu viel Vitamin D oder zu viel Kalzium zu Verkalkungen in deinem Körper führen kann. Das Gleiche gilt auch für den Verzehr von zu vielen verarbeiteten Lebensmitteln, die viel (nicht gekennzeichneten) Phosphor enthalten. Die Toxizität von Vitamin D wird offenbar dadurch verursacht, dass es Vitamin K abbaut.[70] Deshalb musst du es mit A, K und E kombinieren. In der zweiten Hälfte dieses Kapitels lernst du, wie du deinen Mineralstoffhaushalt allgemein verbessern kannst. Denn die Einnahme von Vitamin D hilft dir nicht, wenn du Magnesiummangel hast.

Es gibt zwei Formen von Vitamin D, bekannt als D2 und D3. Die großen Lebensmittelkonzerne verwenden gerne Vitamin D2 (Ergocalciferol), das in angereicherten Lebensmitteln und vielen Nahrungsergänzungsmitteln enthalten ist. Dabei tun sie so, als sei es das Gleiche wie das echte, besser bioverfügbare Vitamin D3 (Cholecalciferol). D3 ist die Art von Vitamin D, die deine Haut aus Cholesterin bildet, wenn du in die Sonne gehst. Es ist auch in einigen tierischen Lebensmitteln enthalten. Allerdings wirst du wahrscheinlich auch dann nicht genug D3 über die Nahrung aufnehmen, wenn du viel Eigelb von Hühnern aus Weidehaltung oder Lachs aus Wildfang verzehrst. Lebertran ist eine Ausnahme. Wenn du aber nicht regelmäßig nackt in der Sonne liegen willst (oder kannst) oder gerne Lebertran trinkst, solltest du Vitamin D gezielt ergänzen.

Ein durchschnittlicher Mensch benötigt täglich etwa 1000 IE D3 pro 25 Pfund (ca. 12,5 Kilogramm) Körpergewicht. Das bedeutet, dass der Grundbedarf an Vitamin D für die meisten von uns bei etwa 5000 IE pro Tag liegt. Menschen mit schwachen Vitamin-D-Rezeptoren in ihren Genen (wie ich) oder Menschen mit höherem Gewicht (wie ich) brauchen jedoch deutlich mehr, um ihren Blutspiegel hoch genug zu halten, damit sie leistungsfähig sind und weniger Risiken eingehen. Da jeder Mensch unterschiedlich auf die Einnahme von Vitamin D reagiert, ist es wichtig, dass du deinen Vitamin-D-Spiegel regelmäßig kontrollieren lässt, wenn du ein Präparat einnimmst. Das gemeinnützige *Vitamin D Council*[71] sowie die meisten Ärzte, mit denen ich zusammenarbeite, empfehlen einen Blutspiegel von 25-Hydroxyvitamin D oder in der Kurzform 25(OH)D (der Parameter zur Beurteilung des Vitamin-D-Status) von 70 bis 90 Nanogramm pro Milliliter (ng/ml).

Das Beste, was du tun kannst, ist, ein kombiniertes DAKE-Präparat einzunehmen und so lange morgens zusätzliches Vitamin D3 hinzuzufügen, bis bei dir mit einem Bluttest (den du zu Hause durchführen kannst) Blutwerte von 70 bis 90 ng/ml erreicht werden. Wenn du dich sehr kalziumreich ernährst, kommst du mit einem niedrigeren Vitamin-D-Spiegel um die 50 ng/ml aus. Solltest du viel Junk Food essen und Softdrinks trinken, brauchst du dagegen noch mehr Vitamin D3. Wenn dein Körper viel Fett speichert, wird das D3, das du zu dir nimmst, dort eingelagert. In diesem Fall kannst du es nicht nutzen und musst deine D3-Zufuhr so lange erhöhen, bis du das zusätzliche Fett verloren hast!

KURZINFO FÜR VITAMIN D3

Nimm täglich 5000 IE beziehungsweise mehr, wenn du mehr Gewicht und/ oder dunkle Haut hast. Wenn du viel Kalzium isst, nimmst du weniger. Nimm Vitamin D nie ohne die Vitamine A, K und E ein.

Vitamin A

Die großen Lebensmittelkonzerne haben versucht, dich davon zu überzeugen, dass pflanzliche Lebensmittel eine gute Quelle für Vitamin A sind. Das ist falsch. Echtes Vitamin A, auch Retinol genannt, kommt nur in tierischen Lebensmitteln vor. Pflanzen enthalten Carotinoide (die als Provitamin A vermarktet werden). Diese kann dein Körper zwar potenziell in echtes Vitamin A umwandeln – aber nur mit hohem Energieaufwand und unter der Voraussetzung, dass du genug tierisches Eiweiß, Vitamin E und Mineralstoffe in deinem Körper hast und nicht zu viele Ballaststoffe zu dir nimmst. Wenn du eine Schilddrüsenunterfunktion hast oder in deinem Körper ein zu hoher Anteil an Schwermetallen ist, funktioniert die Umwandlung nicht. Genügend Vitamin A aus dem Beta-Carotin der Pflanzen zu bekommen ist ein veganer Wunschtraum, der dir nicht hilft, erfolgreich zu sein. Die Zugabe von Butter zu buntem Gemüse hilft aber zumindest dabei, dass dein Körper die Carotinoide besser aufnehmen kann. Doch selbst eine Ernährung voller tierischer Lebensmittel reicht wahrscheinlich nicht aus. Du müsstest schon zwei bis vier Eigelb pro Tag und zusätzlich eine Menge Butter oder andere Vollmilchprodukte essen, um genug Retinol aus der Nahrung zu bekommen, es sei denn, du isst etwa 30 Gramm Leber pro Tag oder nimmst Lebertran zu dir. Seien wir ehrlich: Wenn du viel reist oder öfter in Restaurants isst, wirst du das wahrscheinlich nicht auf Dauer schaffen.

Zum Glück ist die Einnahme von Vitamin-A-Präparaten ganz einfach. Es gibt zwei Gründe, Vitamin A als Teil des DAKE-Vitaminsets einzunehmen. Der erste ist, dass Vitamin E deinem Körper hilft, Vitamin A aufzunehmen. Der zweite ist, dass Vitamin A dich vor den Nachteilen der Einnahme höherer Dosen von Vitamin D zu schützen scheint. Ein weiterer Grund dafür, beide zu kombinieren.

In jedem Fall brauchst du eine vollständige Versorgung mit echtem Vitamin A. Das hilft gegen trockene Augen und verbessert die Funktion deines Immunsystems, die Nachtsicht sowie den Schlaf. Es trägt dazu bei, deinen zirkadianen Rhythmus aufrechtzuerhalten. Wie Vitamin D kann auch Vitamin A die Autoimmunität verringern, Allergien lindern und den Hormonspiegel verbessern. Es trägt zur Pflege der Schleimhäute bei, weshalb deine Lunge und dein Magen-Darm-Trakt auf eine ausreichende Versorgung angewiesen sind, um mit voller Kraft arbeiten zu können. Auch deine Bauchspeicheldrüse braucht Vitamin A, um Insulin zu produzieren. Studien haben gezeigt, dass ein Mangel an Vitamin A zu mitochondrialer Dysfunktion führen kann, also einem Leistungsabfall deiner zellulären Kraftwerke.[72] Die Folge ist, dass du dich müde und träge fühlst. Achte aber darauf, dass du nicht überdosierst. Da es fettlöslich ist, kannst du zu viel davon abbekommen. Ein Überschuss an Vitamin A kann zu juckender Haut, rissigen Lippen, schwachen Knochen und Haarausfall führen.

Wie die anderen fettlöslichen Elemente steht auch Vitamin A in Wechselwirkung mit den Mineralstoffen. So hilft Vitamin A deinem Körper, Jod aufzunehmen, damit deine Schilddrüse funktioniert. Auf der anderen Seite braucht dein Körper Zink, damit Vitamin A transportiert werden kann. Wenn du versuchst, Vitamin A aus pflanzlichen Lebensmitteln zu gewinnen, brauchst du zusätzliches Eisen. Für die meisten Menschen empfehle ich pro Tag 5000 bis 10.000 IE Vitamin A, die mit einer fetthaltigen Mahlzeit (oder zusammen mit Kaffee) eingenommen werden sollten. Wenn du regelmäßig Leber isst oder Lebertran konsumierst, kannst du weniger nehmen. Im Jahr 2020 wurden die Maßeinheiten für Vitamin A in den Vereinigten Staaten auf *»mcg RAE«* umgestellt, damit die großen Lebensmittelkonzerne leichter behaupten können, dass pflanzliches Vitamin A dasselbe ist wie echtes Vitamin A. 1515 mcg RAE Retinol sind dasselbe wie 5.000 IU.

KURZINFO FÜR VITAMIN A

5000–10.000 IE pro Tag vorgefertigtes Retinol (kein Beta-Carotin). Immer zusammen mit den Vitaminen D, K und E einnehmen.

Vitamin K

Obwohl es genauso wichtig ist, scheint Vitamin K nie die gleiche Aufmerksamkeit zu bekommen wie die anderen fettlöslichen Vitamine. Während Vitamin D die Aufnahme von Kalzium unterstützt, sorgt Vitamin K dafür, dass es dort bleibt, wo es hingehört: in den Knochen. Vitamin K verhindert, dass sich Kalzium in deinen Nieren ansammelt, damit du keine kalziumhaltigen Nierensteine bekommst. Es sorgt dafür, dass sich Kalzium nicht in deinen Blutgefäßen ablagert, wo verkalkte Plaques besonders gefährlich sind. Auch verkalkte arthritische Gelenke sind nicht gut für die Leistungsfähigkeit und Vitamin K hilft, Verkalkung zu verhindern.

Du brauchst Vitamin K für eine gesunde Blutgerinnung, aber selbst ein hoher Vitamin-K-Spiegel erhöht nicht das Risiko einer übermäßigen Blutgerinnung oder eines Schlaganfalls. Es sei denn, du nimmst ein verschreibungspflichtiges Medikament wie *Warfarin* ein. Da Warfarin zu einem Vitamin-K-Mangel führt, empfehle ich es nicht als nachhaltige Langzeitbehandlung zur Blutverdünnung. Sprich mit deinem Arzt, bevor du mit Vitamin K supplementierst, wenn du bereits Warfarin einnimmst. Am beeindruckendsten ist vielleicht, dass Vitamin K einen großen Einfluss auf die Rückbildung oder sogar Heilung von Karies in den Zähnen haben kann. Wie auch die anderen Mitglieder der DAKE-Gruppe hilft auch Vitamin K deinem Körper, den Sexualhormonspiegel aufrechtzuerhalten, und kann eventuell auch dein Krebsrisiko senken. Außerdem verbessert es die Blutzuckerkontrolle, was für ein stabiles Energieniveau und die Vermeidung von Trägheit nach einer Mahlzeit von entscheidender Bedeutung sein kann.

Es gibt verschiedene Arten von Vitamin K,[73] aber Nahrungsergänzungsmittel enthalten in der Regel Vitamin K1 oder K2 in einer von zwei Formen: MK-4 oder MK-7. Sie haben unterschiedliche Effekte. K1, das in pflanzlichen Quellen wie Grünkohl enthalten ist, fördert die Blutgerinnung. Der wahre Superheld ist aber Vitamin K2, das du in tierischen Lebensmitteln wie Butter findest. Beide Untergruppen von Vitamin K2, MK-4 und MK-7, sind wichtig. Vitamin K2 sorgt zusammen mit Vitamin D und Kalzium dafür, dass das Kalzium dort bleibt, wo es sein soll: in den Knochen statt in den Arterien. Außerdem hilft es, Osteoporose, Arteriosklerose, Krebs und Entzündungskrankheiten vorzubeugen.

Die Tiere auf meinem Hof fressen viel Blattgemüse, damit sie das pflanzliche Vitamin K1 in Vitamin K2 umwandeln. Zusätzlich nehme ich auch Nahrungsergänzungsmittel, die sowohl K1 als auch K2 enthalten. Um Vitamin K2 in verschiedenen Formen über die Nahrung aufzunehmen und einem Mangel vorzubeugen, können Veganer ein fermentiertes Sojaprodukt namens Natto essen. Die wichtigste Form von Vitamin K ist die Untergruppe MK-4 von K2, gefolgt von MK-7. Strebe einen Anteil von 200 bis 2000 mcg im Verbund mit den anderen DAKE-Vitaminen an. Der riesigen K2-Datenbank des Forschers Chris Masterjohn zufolge bekommst du 200 mcg entweder aus 7 Gramm Natto (schleimig!), 64 Gramm Rinderleber (reicht aus, um deinen Purinspiegel zu erhöhen, was nicht gut ist), fünf Eigelb, etwa 100 Gramm Käse, 300 Gramm Weidebutter beziehungsweise Schmalz oder 110 Gramm dunklem Hühnerfleisch.[74] Einige exotische Lebensmittel wie Emu-Öl, Entenfett und Gänseleber sind ebenfalls sehr reich an K2. Da fast niemand diese Lebensmittel regelmäßig isst, sind Nahrungsergänzungsmittel der beste Weg, um K2 zu bekommen.

An K2 führt kein Weg vorbei, wenn du Vitamin D3 einnimmst. Vitamin D3 wiederum ist unverzichtbar, wenn du gute Leistungen erbringen willst. Im Gegensatz zu den anderen DAKE-Vitaminen kannst du K2 aber auch alleine einnehmen und trotzdem davon profitieren. Es ist schwer, so viel Vitamin K zu sich zu nehmen, dass es problematisch wird, also musst du dir keine Sorgen um eine Überdosierung machen.

KURZINFO FÜR VITAMIN K

2000 mcg Vitamin K pro Tag mit 1000 mcg K1 und 1000 mcg K2 in Form von MK-4 und möglicherweise auch MK-7.

Vitamin E

Wenn du einen Mangel an wichtigen Nährstoffen hast, setzt das Faulheitsprinzip deines Körpers ein. Nach Angaben der *Food and Drug Administration* haben etwa 74 Prozent der Amerikaner einen Mangel an Vitamin E.[75] Es wird Zeit, dies zu ändern.

Vitamin E hat einen seltsamen Ruf. Einerseits sprechen die großen Lebensmittelkonzerne gerne über Vitamin E, andererseits verschweigen sie, dass sie es in synthetischer Form einsetzen, die nicht sehr gut funktioniert und in der Natur nicht vorkommt. Du solltest es vermeiden, Vitamin E in dieser synthetischen Form, DL-alpha-Tocopherol genannt, zu dir zu nehmen. Das ist problematisch, weil hier eine Mischung aus spiegelbildlichen Molekülen oder *Stereoisomeren* enthalten ist, die negative gesundheitliche Folgen haben kann. Die Lebensmittelindustrie redet gerne über Vitamin E, weil sie kurzfristige Studien mit der synthetischen Form durchführen kann, um zu »beweisen«, dass eine Nahrungsergänzung mit diesem Vitamin schlecht für dich ist. In der natürlichen Form ist es aber nicht schädlich, sondern hat im Gegenteil sehr positive Auswirkungen auf deinen Körper. Es wirkt als Antioxidans und kann die mehrfach ungesättigten Fette in deinen Zellen vor Oxidation schützen. Das ist wichtig, denn zu viel Oxidation kann zu Sauerstoffradikalen (reaktive Sauerstoffspezies) führen, die deine Mitochondrien schädigen und Energieräuber sind.

Vitamin E sorgt dafür, dass dein Gehirn besser funktioniert, und verringert dein Risiko, an Herzkrankheiten, Alzheimer und Krebs zu erkranken.[76] Studien zeigen, dass Menschen, die mehr Vitamin E konsumieren, kognitiv leistungsfähiger sind.[77] Wenn dein Gehirn besser funktioniert, hat dein ganzer Körper mehr Energie und kann mehr Leistung bringen. Wie die anderen Mitglieder der DAKE-Gruppe trägt auch Vitamin E zu einem ausgeglichenen Hormonhaushalt und zur Immunität bei. Wenn du dich an meine Ernährungsempfehlungen hältst und Butter und Fleisch von grasgefütterten Tieren isst und gleichzeitig den Konsum von entzündungsfördernden Omega-6-Ölen minimierst, brauchst du weniger Vitamin E. Wenn du bislang Soja-, Raps- oder Maisöl verwendest und frittierte Gerichte in Restaurants gegessen hast, solltest du vier bis sechs Jahre lang zusätzliches Vitamin E einnehmen. Hintergrund ist, dass es etwa zwei Jahre dauert, um die Hälfte der Fette in deinem Körper durch bessere Fette zu ersetzen. Wenn du jetzt aufhörst, Omega-6 zu dir zu nehmen, ersetzen innerhalb von nur sechs Jahren etwa 87,5 Prozent deiner Zellen die schlechten Omega-6-Fette durch bessere. Dann wirst du weniger Entzündungen haben und weniger Vitamin E benötigen. Dein Körper speichert Vitamin E hauptsächlich im Fettgewebe, aber besonders große Mengen auch in der Gebärmutter und den Hoden.

Es gibt acht Formen von Vitamin E und jede hat einen unterschiedlichen Wirksamkeitsgrad. In den gängigen Nahrungsergänzungsmitteln findest du die Alpha-, Beta-, Gamma- und Delta-Formen von Vitamin E des Typs Tocopherol. Neue Forschungsergebnisse weisen aber darauf hin, dass du von der Einnahme von Vitamin E in Form der Tocotrienolen auf andere Art und Weise profitierst. Tocotrienole sind ungesättigt und werden von den Zellen anders aufgenommen. Die leistungsstärksten Tocotrienole stammen vom Annatto-Baum. Dieser ungewöhnliche Baum ist auch als »Lippenstiftbaum« bekannt, weil er so reich an farbigen Verbindungen ist, die sich auf die Gesundheit auswirken. Das hier enthaltene Vitamin E besteht hauptsächlich aus Delta- und Gamma-Tocotrienolen und hat einzigartige Effekte. So kann es Fettablagerungen in der Leber reduzieren, Zellen schützen, chronische Entzündungen verringern und die Gesundheit von Augen und Knochen verbessern.

Der Annatto-Baum enthält mit Geranylgeraniol auch einen lebenswichtigen Bestandteil der Zellen, der mit zunehmendem Alter abgebaut wird. Diese chemische Verbindung ist notwendig für den Aufbau von Zellmembranen, die Energieerzeugung in den Mitochondrien und die Bildung von Sexualhormonen wie Testosteron. Geranylgeraniol hat auch einige Superkräfte mit Vitamin K gemeinsam, denn es hilft, Kalzium von Orten fernzuhalten, an die es nicht gehört. Dieses noch relativ unbekannte Anti-Aging-Molekül ist sehr vielversprechend. Da es zusammen mit Vitamin E in Annatto vorkommt, empfehle ich, beide zusammen einzunehmen, auch wenn Geranylgeraniol technisch gesehen gar kein Vitamin E ist. Am besten nimmst du 150 mg gemischte Delta- und Gamma-Tocotrienole zusammen mit 150 mg oder mehr Geranylgeraniol ein und isst zusätzlich pflanzliche und tierische Lebensmittel, welche die gängigen Tocopherolformen von Vitamin E enthalten. Erhöhe die Menge, wenn du darauf bestehst, auch weiter frittierte Lebensmittel zu essen oder Samenöle zu verwenden.

KURZINFO FÜR VITAMIN E

150 mg Delta- und Gamma-Tocotrienole mit 150 mg Geranylgeraniol. Verwende keine Samenöle.

KURZINFO FÜR DIE DAKE-VITAMINGRUPPE

- **Vitamin D3:** 5000 IE pro Tag beziehungsweise mehr, wenn du ein höheres Gewicht auf die Waage bringst, dunkle Haut hast oder bis dein Vitamin-D-Bluttest einen Wert von 70–90 ng/ml anzeigt.
- **Vitamin A:** 5000–10.000 IE pro Tag vorgefertigtes Retinol (kein Beta-Carotin). Das entspricht 1515 mcg RAE.
- **Vitamin K:** 2000 mcg pro Tag mit 1000 mcg K1 und 1000 mcg K2 in Form von MK-4 und möglicherweise auch MK-7.
- **Vitamin E:** 150 mg Delta- und Gamma-Tocotrienole mit 150 mg Geranylgeraniol.

KRÄUTER- UND GEWÜRZERGÄNZUNGEN

Modernes Biohacking führt uns manchmal direkt zurück zu den traditionellen Praktiken und Weisheiten von Kulturen auf der ganzen Welt. Der historische Gewürzhandel über die Kontinente hinweg verschaffte den Menschen nicht nur Zugang zu intensiven Aromen, sondern auch zu den ursprünglichen Mineralstoff- und Vitaminpräparaten. Safran, Kurkuma und Zimt enthalten zum Beispiel eine große Menge an Mangan, einem Spurenelement.

Die Kräuter auf meiner Liste enthalten viele Antioxidantien und können Entzündungen auf ein unproblematisches Niveau reduzieren. Das ist der Schlüssel zu optimaler Leistungsfähigkeit, verbesserter Immunität, geistiger Klarheit und all den anderen Dingen, die dir den ganzen Tag Energie geben. Auch wenn es toll ist, mit Kräutern und Gewürzen zu kochen, können Nahrungsergänzungsmittel vom Körper manchmal leichter aufgenommen werden und sind praktischer. Du solltest versuchen, etwa 1 bis 2 Gramm von den aufgeführten Kräutern und Gewürzen pro Tag zu dir zu nehmen (halte dich an die Richtlinien des Herstellers). Das hilft dir, deine Leistung zu steigern.

Kurkuma.[78] Seine positiven Auswirkungen auf dein KBS gehen größtenteils auf das enthaltene Curcumin zurück, einem starken Antioxidans, das eine stark entzündungshemmende Wirkung hat und dem Gewürz seine leuchtend gelbe Farbe verleiht. Laut einer Studie der University of California, Los Angeles (UCLA) aus dem Jahr 2018 verbessert die tägliche Einnahme von Curcumin das Gedächtnis und die Stimmung bei Menschen mit altersbedingtem Gedächtnisverlust.[79]

Kombiniere Curcumin idealerweise mit Bromelain (ein Verdauungsenzym, das in Ananas vorkommt) und vermeide die vielen beliebten Präparate, die schwarzen Pfeffer enthalten. Dieser wird mit dem sogenannten Leaky-Gut-Syndrom in Verbindung gebracht.[80] Integriere Kurkuma in deine Ernährung, indem du es in deine Salatdressings, Fleisch- oder Fischmarinaden gibst. Du kannst dir auch mit Kurkuma angereicherten Tee und Milchkaffee zubereiten. Als Nahrungsergänzungsmittel solltest du etwa 1 bis 2 Gramm Kurkumaextrakt mit 95 Prozent Curcuminoiden pro Tag zu dir nehmen.

Panax Ginseng. In der Traditionellen Chinesischen Medizin wird Ginseng für eine Vielzahl von Behandlungen eingesetzt, unter anderem zur Steigerung der Leistungsfähigkeit und zur Stärkung des Immunsystems. Vielleicht hast du auch schon gehört, dass Ginseng die Libido steigert. Dieser Aspekt wird allerdings überbewertet. Es gibt mehr als ein Dutzend Formen von Panax Ginseng, und nur fünf von ihnen werden medizinisch verwendet. Zwei sehr beliebte Formen sind der koreanische rote Ginseng und der weiße Ginseng.

Studien zeigen, dass Ginseng die Kognition – wohl die Folge geringerer Müdigkeit – und die Konzentration verbessert.[81] In Studien, in denen die Probanden nicht bereits unter Müdigkeit litten, wurde keine Verbesserung der kognitiven Fähigkeiten festgestellt. Andere Untersuchungen haben gezeigt, dass Ginseng bei gesunden Menschen eine stimmungsaufhellende Wirkung hat, die Gelassenheit erhöht und das Gedächtnis sowie die Leistungsfähigkeit verbessern kann.[82] Bevor du es einnimmst, solltest du auf jeden Fall mit deinem Arzt sprechen, denn Ginseng kann die Wirksamkeit bestimmter Medikamente verringern.

Du kannst Panax Ginseng als Nahrungsergänzungsmittel einnehmen, ihn in deinen Tee mischen oder die Wurzel verwenden. Ziel ist es, 1 Gramm pro Tag einzunehmen, um die Leistung zu steigern.

Sibirischer Ginseng, auch als Eleuthero bekannt. Traditionelle Heiler verwendeten sibirischen Ginseng, um Müdigkeit zu bekämpfen, die körperliche Leistungsfähigkeit zu steigern sowie zur Verbesserung der allgemeinen Widerstandsfähigkeit und Langlebigkeit. Die Forschung gibt ihnen Recht. Willst du deine Ausdauer verbessern? In einer Studie zögerte sibirischer Ginseng die Zeit bis zur Erschöpfung der Probanden um mehr als 500 Prozent hinaus.[83] Ginseng kann die Unempfindlichkeit gegen kognitive und körperliche Ermüdung verbessern.[84] Es gibt auch vielversprechende Hinweise darauf, dass dieses Adaptogen das Immunsystem verbessern und die Anzahl der T-Zellen erhöhen kann.[85]

Sibirischer Ginseng wird am besten in Form von Kapseln oder Tinkturen eingenommen. Als Kapsel nimmst du zweimal täglich 100 bis 200 mg beziehungsweise die Menge, die empfohlen wird. Als Tinktur nimmst du ihn gemäß dem Vorschlag auf der Packung ein.

Zimt. Zimt ist vor allem wegen seiner blutzuckerstabilisierenden Wirkung bekannt. Er enthält aber auch eine Vielzahl von antioxidativen, entzündungshemmenden und antibakteriellen Substanzen, die ihn zu einem wirksamen Mittel zur Vorbeugung von systemischen Entzündungen machen.[86]

Zimt ist bekannt dafür, dass er den Blutzucker bei Diabetikern senkt, indem er die Insulinrezeptoren aktiviert.[87] Er enthält außerdem eine Vielzahl von Verbindungen mit antioxidativen und entzündungshemmenden Eigenschaften, die die Wahrscheinlichkeit von Zellschäden und chronischen Krankheiten verringern können. Zimt hemmt die sogenannten NF-κB-Proteine, das sind Transkriptionsfaktoren für entzündungsfördernde Gene und für Gene, die an Immun-, Wachstums- und Zelltodreaktionen beteiligt sind. Zimt verhindert das Verklumpen von Blutplättchen. All das schützt vor Herzkrankheiten und anderen Entzündungskrankheiten.[88] Zimt blockiert auch Wachstumsfaktoren, die mit abnormalem Zellwachstum in Verbindung stehen, und schützt so möglicherweise auch vor Krebs.

Es gibt zwei gängige Zimtsorten, die du beim Einkaufen findest. Die erste ist der Ceylon- oder »echte« Zimt, der vom Ceylon-Zimtbaum stammt, einem immergrünen Baum, der in Sri Lanka und Teilen Indiens beheimatet ist.[89] Das ist der beste Zimt für deinen Körper. Der billigere und beliebtere Cassia-Zimt enthält hohe Mengen an dem Aromastoff Cumarin, der deine Leber schädigen und deine Leistungsfähigkeit beeinträchtigen kann.[90]

Entzündungen sind die Ursache vieler chronischer und altersbedingter Krankheiten. Die entzündungshemmenden Verbindungen in vielen Kräutern und Gewürzen können dir helfen, die Schäden an deinen Zellen zu minimieren. Zimt ist dafür bekannt, dass er entzündungsfördernde Zytokine herunterreguliert und die Produktion entzündungshemmender Proteine erhöht. Außerdem sind in Zimtextrakten starke Antioxidantien enthalten. Diese können freie Radikale abfangen, die mit chronischen Entzündungen in Verbindung stehen. Du kannst Zimt zu Smoothies hinzufügen oder in deinen Kaffee rühren. Für die meisten Menschen sind 1 bis 2 Gramm Ceylon-Zimt pro Tag unbedenklich.

Safran. Bereits seit Tausenden von Jahren verwenden Heiler Safran für die Verdauung und Entgiftung und sogar zur Behandlung von Tumoren. In letzter Zeit haben Safran und der enthaltene Wirkstoff, das Crocin, die Aufmerksamkeit von Forschern auf sich gezogen, die die Verbindung unter anderem auf ihre schützende Wirkung auf das Gehirn untersuchen, ihre Fähigkeit, die Stimmung auszubalancieren, und ihr Potenzial, dir beim Abnehmen zu helfen.

Safran wird aus den Blüten der Krokus-Art *Crocus sativus* gewonnen, einem Verwandten der Schwertlilie. Zur Herstellung von Safran werden die dunkelroten Fäden im Stempel in mühevoller Handarbeit geerntet und anschließend getrocknet. Jede Blüte trägt nur drei Safranfäden in sich, was erklärt, warum Safran so teuer ist. Forscher haben gezeigt, dass Crocin die Neuronen im Gehirn jung hält, was möglicherweise mit seiner antioxidativen Wirkung zu tun hat.[91] Das Abfangen von freien Radikalen trägt dazu bei, die Immunreaktion in Gang zu halten, und schützt gesunde Zellen vor Angriffen.[92] Es reduziert auch Entzündungen im Gehirn und hemmt bestimmte Marker der Parkinson-Krankheit, einer neurodegenerativen Störung.

Du kannst Safran zum Kochen verwenden, aber eine Schüssel leuchtend gelben Reis zu essen wird nicht dazu führen, dass du die von der Forschung bestätigte wirksame Dosis aufnimmst. Wenn du die Vorteile für die Gemütslage, das Gehirn und die Gewichtsabnahme nutzen willst, solltest du nach Safran in flüssiger Form oder nach Safran in Kapseln suchen und täglich 30 bis 100 mg Safranextrakt zu dir nehmen.

Indisches Basilikum. Studien zeigen, dass dieses Kraut, das auch als Tulsi oder Heiliges Basilikum *(Holy Basil)* bekannt ist, ein wirksamer Leberschutz sein kann;[93] insbesondere in der Kombination mit Mariendistel. Es wirkt nachweislich stressreduzierend, oxidationshemmend, angstlösend und scheint sich auch positiv auf die Langlebigkeit auszuwirken.[94] Des Weiteren ist Indisches Basilikum als Antifruchtbarkeitsmittel bei Männern und als Libidoverstärker bekannt, sodass es für Paare interessant sein kann, die noch nicht für Nachwuchs bereit sind. Um mindestens 1 Gramm pro Tag aufzunehmen, kannst du mit Tulsi deine Gerichte garnieren, es zu deinem Wasser hinzugeben, einen Tee daraus zubereiten oder es auch in Form von Pulver oder Nahrungsergänzungsmitteln kaufen. Ich liebe die entzündungshemmende Wirkung des Heiligen Basilikums, habe aber auch Bedenken, dass etwas, was die Fruchtbarkeit verringert, auch für den Rest deiner Zellen schädlich sein könnte. Die Gesundheit deiner Spermien (oder deiner Eizellen) ist ein guter Indikator dafür, wie gesund dein System insgesamt ist. Ich persönlich verwende Tulsi aber immer, wenn ich entzündet bin, da es einfach wirkt.

Rhodiola rosea. Diese Pflanze – auch als goldene Wurzel oder Rosenwurz bekannt – unterstützt dein Biohacking, indem es Müdigkeit und Erschöpfung in Schach hält. Sie enthält mehr als 140 Wirkstoffe, von denen Rosavin und Salidrosid die bioaktivsten sind. Rhodiola wird in der Traditionellen Chinesischen Medizin verwendet und oft zur Förderung von Vitalität und Immunität eingesetzt. Sie kann Müdigkeit und Erschöpfung in lang anhaltenden Stresssituationen verringern und den C-reaktiven Proteinspiegel senken, der im Blut bei Infektionen, Entzündungen und Gewebeschäden steigt.[95]

Es gibt gute Belege dafür, dass Rhodiola auch die kognitiven Fähigkeiten verbessert, unabhängig von der Verringerung der Müdigkeit. Eine Studie über die Auswirkungen von Rhodiola auf durch Nachtdienste hervorgerufene Müdigkeit hat gezeigt, dass sich die Leistung um etwa 20 Prozent verbesserte, unabhängig vom Müdigkeitsgrad.[96] Die goldene Wurzel könnte auch deine Stimmung verbessern und die Symptome von Depressionen verringern, vielleicht aufgrund der Wirkung auf den Serotoninspiegel.[97] Rhodiola wird am besten als Nahrungsergänzungsmittel oder als Tee eingenommen. Zu viel oder zu wenig bringt dir nicht die gewünschten Effekte. Die ideale Dosis liegt bei 250 bis 500 mg Rhodiola-Extrakt pro Tag, mit einem Anteil von 3 Prozent Rosavin und 1 Prozent Salidrosid.

Salbei. Die gesundheitlichen Vorteile (und der Geschmack) dieses Krauts gehen vor allem auf die Carnosolsäure und das Carnosol zurück, zwei entzündungshemmende Moleküle. Salbei kann vor entzündungsbedingten neurologischen Erkrankungen wie Alzheimer schützen,[98] das Gedächtnis und die Konzentration verbessern und Ängste reduzieren. Carnosolsäure und Carnosol wirken außerdem antioxidativ und krebshemmend.[99] Kampfer, ein weiterer Inhaltsstoff von Salbei, tötet Bakterien und Pilze ab. Weitere aus Salbei gewonnene Verbindungen sind wirksame Antivirenmittel.

Als Gewürz passt Salbei gut zu Winterkürbissen, Würstchen und gebratenem Fleisch. Um den größten Nutzen zu erzielen, solltest du täglich etwa 1 bis 3 Gramm getrockneten Salbei oder 1 bis 2 Gramm Salbeiextrakt zu dir nehmen.

Rosmarin. Diese Heilpflanze enthält einige der gleichen antioxidativen und entzündungshemmenden Stoffe wie Salbei sowie einen weiteren, der passenderweise Rosmarinsäure heißt. Sowohl Rosmarin als auch Salbei erhöhen die Aktivität der Superoxid-Dismutase. So werden alle Enzyme bezeichnet, die freie Radikale (elektrisch geladene Moleküle) abbauen, welche mit chronischen Entzündungen in Verbindung gebracht werden.[100] Die größte Wirkung entfaltet das Gewürzkraut in gekochter Form. Du kannst Rosmarin zum Beispiel verwenden, um gebratenes Gemüse, Fleisch oder andere gekochte Gerichte zu würzen. Ein weiterer schmackhafter Biohack. Du kannst aber auch von ungekochtem Rosmarin profitieren, denn der Wirkstoff Apigenin kann das Wachstum von Bauchspeicheldrüsenkrebs hemmen. Das enthaltene Diosmin wiederum kann Hämorrhoiden vorbeugen.

Wenn du etwas in Öl anbrätst (beziehungsweise sautierst oder grillst) und Rosmarin verwendest, kannst du durch die enthaltenen Antioxidantien das Öl vor Oxidation schützen. Ich empfehle täglich etwa 2 Gramm getrockneten Rosmarin.

Bacopa monnieri. Diese kleine Sumpfpflanze ist auch unter dem indischen Namen Brahmi zu finden und wird auch als kleines Fettblatt bezeichnet. Bacopa monnieri ist ein Adaptogen: Sie hilft deinem Körper, sich an Stress anzupassen. Außerdem verbessert sie das Gedächtnis gesunder Erwachsener[101] und steigert die Aufmerksamkeit und die Stimmung bei Menschen über 65 Jahren.[102] Wissenschaftler haben zwar noch nicht die genaue Funktionsweise der Pflanze entschlüsselt, wissen aber zumindest, dass es Zeit braucht, bis sie wirkt. Studienteilnehmer spürten die gedächtnisfördernde Wirkung erst, nachdem sie Brahmi vier Wochen lang täglich eingenommen hatten. Wenn du es also ausprobierst, solltest du einen Monat lang dabeibleiben, bevor du es aufgibst.

Du solltest mindestens 750 mg täglich einnehmen, am besten zusammen mit einer Fettquelle, welche die Absorption erhöht.

Ashwagandha. Dies ist eine der gängigsten Heilpflanzen und Adaptogene des Ayurveda. Sie wird verwendet, um einen Zustand der Gelassenheit zu fördern. (Denke daran, dass Stress durch Training, schlechte Ernährung, Infektionen, Angstgefühle und durch deine Schwiegermutter entstehen kann. Dein KBS interessiert sich nicht für die Quelle, sondern nur dafür, wie du damit umgehst.) Mehrere Studien haben gezeigt, dass Ashwagandha Angstzustände[103], Stress[104], den C-reaktiven Proteinspiegel und den Cortisolspiegel senkt. Besonders die Senkung des Cortisolspiegels ist erwähnenswert, wenn du die Wirkung von Ashwagandha mit der von anderen vermeintlich stressreduzierenden Nahrungsergänzungsmitteln vergleichst. Studien zeigen, dass Ashwagandha bei gesunden, aber überlasteten Menschen Stress um 14,5 bis 27,9 Prozent verringert.

Ein weiterer nützlicher Effekt von Ashwagandha: Es erweist sich als vielversprechend für die Verbesserung der Gedächtnisbildung. Das könnte zukünftig für die Behandlung von Alzheimer-Patienten wichtig sein.[105] Zwar sind noch weitere große experimentelle Studien mit Menschen erforderlich, um zu zeigen, wie und warum es wirksam sein könnte, aber es gibt Forschungsergebnisse, die darauf hindeuten, dass Ashwagandha die Auswirkungen neurologischer Toxine, die mit neurodegenerativen Krankheiten verbunden sind, umkehren könnte.[106]

Du kannst Ashwagandha in Pulver- oder Kapselform einnehmen. Du kannst auch in der Küche kreativ werden und einige adaptogenische Rezepte ausprobieren, zum Beispiel ein stressreduzierendes Getränk oder einen Snack. Du kannst entweder pro Tag 3 bis 6 Gramm Pulver oder zwei- bis dreimal täglich eine 300-mg-Kapsel einnehmen.

KURZINFO FÜR KRÄUTER UND GEWÜRZE

Nimm an den meisten Tagen 1–2 Gramm der genannten Kräuter und Gewürze ein: in getrockneter Form, als Kapsel oder als Konzentrat.

- **Kurkuma:** 1–2 Gramm Kurkumaextrakt mit einem Anteil von 95 Prozent Curcuminoiden, am besten zusammen mit Bromelain und einer Fettquelle. Vermeide Nahrungsergänzungsmittel mit schwarzem Pfefferextrakt.
- **Panax Ginseng:** 1 Gramm pro Tag.
- **Sibirischer Ginseng:** 100–200 mg 2-mal pro Tag oder nach Dosierungsempfehlung.
- **Zimt:** 1–2 Gramm Ceylon-Zimt pro Tag.
- **Safran:** 30–100 mg Safranextrakt pro Tag.
- **Indisches Basilikum:** 1 Gramm oder mehr pro Tag.
- **Rhodiola rosea:** 250–500 mg Rhodiola-Extrakt pro Tag mit einem Anteil von 3 Prozent Rosavin und 1 Prozent Salidrosid.
- **Salbei:** 1–3 Gramm getrockneter Salbei oder 1–2 Gramm Salbeiextrakt pro Tag.
- **Rosmarin:** 2 Gramm getrockneter Rosmarin pro Tag.
- **Bacopa monnieri:** 750 mg pro Tag zusammen mit einer Fettquelle.
- **Ashwagandha:** 3–6 Gramm Pulver pro Tag oder eine 300-mg-Kapsel 2–3-mal pro Tag.

PRÄBIOTIKA, PROBIOTIKA UND POSTBIOTIKA

Dein Darm enthält ein ganzes Ökosystem an Bakterien, die Nahrung verdauen, chemische Stoffe produzieren und an all deinen biologischen Aktionen beteiligt sind. Du kannst sie dir als dezentralisiertes KBS vorstellen, das auf einem separaten Rechner läuft, aber Teil desselben Netzwerks ist. Während du daran arbeitest, dich selbst zu verbessern, möchtest du auch die nützlichen Darmmikroben unterstützen.

Probiotika können kompliziert sein, denn was für den Darm eines Menschen gut funktioniert, muss nicht unbedingt auch für den Darm eines anderen gelten, und nicht alle Probiotika entstehen gleichermaßen. Einige von ihnen, wie zum Beispiel die, die in Joghurt vorhanden sind, können die Produktion von Histamin anregen und zu Blähungen und Gehirnnebel *(Brain Fog)* führen. Es gibt auch einige Probiotika, die Histamine abbauen. Ich empfehle die Verwendung der folgenden Probiotika: Bifidobacterium infantis, Bifidobacterium longum, Lactobacillus plantarum und Bodenorganismen. Halte dich an die Dosierungsempfehlungen auf der Flasche beziehungsweise Verpackung.

Präbiotika ernähren die hilfreichen Bakterien, die in deinem Darm leben. Du kannst Präbiotika über Gemüse, Blaubeeren, Kaffee oder gekochte und abgekühlte Stärke aufnehmen. Du kannst sie aber auch mit präbiotischen Ballaststoffen ergänzen. Akaziengummi ist eine gute Quelle für präbiotische Ballaststoffe, die du in Pulverform in Reformhäusern bekommst. Dein Darm wird wahrscheinlich einige Zeit brauchen, um sich an präbiotische Ballaststoffe zu gewöhnen, also fang mit einer kleinen Dosis von etwa 5 Gramm pro Tag an und arbeite dich allmählich auf bis zu 15 bis 20 Gramm pro Tag hoch.

Postbiotika sind eine relativ neue Entwicklung. Im Wesentlichen sind sie nützliche Nebenprodukte, die deine Darmbakterien produzieren. Du kannst das, was die Bakterien tun, gezielt einnehmen, um sicherzustellen, dass du genug davon hast. Buttersäure – die Salze und Ester der Buttersäure nennt man auch Butyrate – ist einer meiner Favoriten. Diese kurzkettige Fettsäure hat sich in Studien als entzündungshemmend[107] und gesundheitsfördernd für das Gehirn erwiesen.[108] Du kannst sie in Form von Tabletten einnehmen, die etwa 1 Gramm pro Tag liefern, oder du kannst einfach viel Butter essen, die von Natur aus Butyrate enthält. Urolithin A, ein weiteres bakterielles Nebenprodukt, verlangsamt den Alterungsprozess und erhöht die Muskelleistung erheblich.[109] Leider braucht man eine seltene Kombination von Darmbakterien, um genug davon zu bekommen. Zum Glück gibt es diese Verbindung aber auch als Nahrungsergänzungsmittel in Pulver- und Tablettenform. Die klinisch wirksame Dosis liegt bei 500–1000 mg pro Tag.

KURZINFO FÜR PROBIOTIKA, PRÄBIOTIKA UND POSTBIOTIKA

- **Probiotika:** Wähle die Histamin abbauenden Probiotika Bifidobacterium infantis, Bifidobacterium longum, Lactobacillus plantarum und Bodenorganismen. Halte dich an die Dosierungsempfehlungen des Herstellers.
- **Präbiotika:** Nimm bis zu 15–20 Gramm pro Tag aus Gemüse oder Akazienfaserpulver zu dir.
- **Postbiotika:** Um Entzündungen zu reduzieren, nimm 1 Gramm Natriumbutyrat pro Tag zu dir. Um die Muskelleistung zu steigern und den Alterungsprozess zu verlangsamen, nimm 500–1000 mg Urolithin A pro Tag ein.

NAHRUNGSERGÄNZUNGSMITTEL ZUR VERBESSERUNG DER ENERGIE

Jede relevante Ressource in deinem Körper unterstützt letztendlich deinen Stoffwechsel und trägt dazu bei, das Faulheitsprinzip in deiner Biologie umzuleiten. Einige Nahrungsergänzungsmittel zielen jedoch direkt auf den Nullpunkt deiner Energieversorgung, die Mitochondrien.

PQQ, oder Pyrrolochinolinchinon, ist ein Antioxidans, das deine Zellen vor freien Radikalen schützt. Studien haben gezeigt, dass PQQ die Dichte der Mitochondrien erhöht,[110] Entzündungen reduzieren[111] und dein Herz schützen kann[112]. Beim Menschen verwandelt sich die normale Form von PQQ in Steine beziehungsweise zu Klumpen, wenn es mit Magensäure in Berührung kommt. Ich empfehle daher, eine Variante namens Active PQQ zu verwenden, die es vor der Wirkung deiner Magensäure schützt. Nimm am besten ein Präparat, das 10 bis 20 mg enthält.

CoQ10, oder Coenzym Q10, arbeitet gut mit PQQ zusammen und hilft deinem Körper, es aufzunehmen. Wie PQQ ist auch CoQ10 ein Antioxidans und notwendig für die Zellkommunikation, die Funktion der Mitochondrien und die Produktion von ATP, dem Energieüberträger in deinem Körper. Außerdem kann es die Durchblutung fördern und die Blutgefäße schützen.[113] Die typische Dosis liegt zwischen 30 und 150 mg pro Tag.

Oxalacetat ist ein Mittler in der entscheidenden Abfolge von energieerzeugenden chemischen Reaktionen, die auch als Krebszyklus oder Citratzyklus bekannt ist. Studien zeigen, dass es die mitochondriale Biogenese im Gehirn aktiviert, Entzündungen reduziert und die Neurogenese, also das Wachstum neuer Nervenzellen, stimuliert.[114] Die meisten Nahrungsergänzungsmittel enthalten 100 bis 200 mg.

Acetyl-L-Carnitin ist ein Aminosäurederivat, das eine wichtige Rolle beim Transport von Fettsäuren durch die Mitochondrienmembran spielt, damit deine Mitochondrien sie zur Energiegewinnung nutzen können.[115] Acetyl-L-Carnitin kann eine nützliche Ergänzung sein, um Krankheiten vorzubeugen oder zu behandeln, die mit einer mitochondrialen Dysfunktion verbunden sind, wie zum Beispiel Insulinresistenz oder chronische Herzinsuffizienz. Eine Dosierung von 1 bis 3 Gramm pro Tag scheint den größten Nutzen zu bringen.

KURZINFO FÜR ENERGIE-NAHRUNGSERGÄNZUNGSMITTEL

- **PCQ:** 10–20 mg aktives PQQ pro Tag.
- **CoQ10:** 30–150 mg pro Tag.
- **Oxalacetat:** 100–200 mg pro Tag.
- **Acetyl-L-Carnitin:** 1–3 Gramm pro Tag.

AMINOSÄUREN UND PEPTIDE

Ich habe bereits erwähnt, dass Proteine aus kleineren Molekülbausteinen, den Aminosäuren, bestehen. Neun der zwanzig natürlich vorkommenden essenziellen Aminosäuren musst du mit deiner Ernährung aufnehmen, weil dein Körper sie nicht selbst herstellen kann.[116] Die essenziellen Aminosäuren sind Histidin, Isoleucin, Leucin, Lysin, Methionin, Phenylalanin, Threonin, Tryptophan und Valin. Sie sind für eine Vielzahl von Prozessen im Körper verantwortlich, zum Beispiel für den Muskelaufbau, die Herstellung von Hormonen und die Reparatur von Geweben. Diese Aminosäuren sind in eiweißreichen Lebensmitteln wie Rindfleisch und Eiern enthalten. Die Fähigkeit deines Körpers, sie aufzunehmen und zu verwerten, hängt von einer Vielzahl von Faktoren ab. Und manchmal hast du vielleicht keine Lust, nach dem Training ein Steak zu essen.

Die Nahrungsergänzung mit essenziellen Aminosäuren versorgt deinen Körper mit allen Rohstoffen, die er für Wachstum und Reparatur benötigt – und dies auch noch im richtigen Verhältnis. Studien zeigen, dass die Einnahme essenzieller Aminosäuren den Muskelaufbau und den Fettabbau fördert.[117] Sie sind für den Körper sehr gut verwertbar und produzieren deutlich weniger stickstoffhaltige Abfälle als andere Proteinquellen.[118] Essenzielle Aminosäuren gibt es als Pulver, das sich leicht in Wasser einrühren lässt. Ich empfehle die Einnahme von 10 Gramm vor dem Schlafengehen oder nach dem Training, zusätzlich zu anderen Proteinquellen.

Wenn man eine Sequenz von Aminosäuren aneinanderreiht, entsteht ein Peptid. Spezielle Peptide bringen deinen Körper dazu, bestimmte Vorgänge auszuführen. Trinity-Signalpeptide sind eine besonders nützliche Kombination aus drei klinisch untersuchten Bioaktivstoffen, die deinen Körper anweisen, die Kollagenproduktion an bestimmten Stellen zu erhöhen: in deiner Haut, deinen Gelenken und deinen Knochen. Das führt zu weniger Falten,[119] stärkeren Gelenken[120] und einer verbesserten Knochendichte[121]. Die Einnahme dieser Peptide ist viel effektiver als die Einnahme von Kollagenpräparaten, denn sie sind keine Bausteine für Kollagen, sondern Moleküle, die dem Körper signalisieren, selbst mehr Kollagen in den wichtigsten Bereichen zu bilden. Ich empfehle 10–20 Gramm pro Tag, um den größten Nutzen zu erzielen.

KURZINFO FÜR AMINOSÄUREN UND PEPTIDE

- **Aminosäuren:** 10 Gramm essenzielle Aminosäuren nach dem Training oder vor dem Schlafengehen.
- **Peptide:** 10–20 Gramm bioaktive Kollagenpeptide pro Tag.

TIPPS ZUR NAHRUNGSERGÄNZUNG

Keines der genannten Nahrungsergänzungsmittel wirkt für sich allein, wie es die westliche Denkweise uns manchmal glauben lässt. Wenn du einen Mangel an einem bestimmten Element hast, wirkt sich das auch auf die anderen Präparate aus. Du musst die richtigen Verhältnisse finden.

Achte beim Kauf von Nahrungsergänzungsmitteln auf vertrauenswürdige Marken, die von großen Einzelhändlern vertrieben werden und eine klare und vollständige Kennzeichnung aufweisen.

Hüte dich vor »Eitelkeitswirkstoffen«, die in viel zu geringen Mengen enthalten sind, um nützlich zu sein. Solche Produkte solltest du vermeiden und die oben genannten Dosierungen beachten.

Meine Routine: Um jeden Tag meine Ultra-Spurenelemente zu bekommen, trinke ich Danger Coffee, in dem sie teilweise enthalten sind. Zusätzlich nehme ich 75 bis 150 Tabletten pro Tag, aber ich bin ein Extremfall! Meine tägliche Dosis umfasst Fettlöser, Mineralstoffe, kognitive Leistungsverstärker, Kräuter und ein paar funktionsspezifische Dinge, unter anderem für Schlaf und für Sex.

Jeder Mensch hat andere Bedürfnisse. Wende dich im Zweifelsfall an den Hersteller des Nahrungsergänzungsmittels. Befolge die Richtlinien, aber experimentiere auch. Finde deinen eigenen Mix.

KAPITEL 5

FÜLLE DEINE MINERALSTOFFE AUF

So wichtig Vitamine auch sind, sie sind nur das Aufwärmprogramm. Auf dem Weg zu einem großen Upgrade deines KBS sind Mineralstoffe die wahren biochemischen Superstars. Dennoch sind sie wahrscheinlich die am wenigsten reizvolle Gruppe der Nahrungsergänzungsmittel und werden oft erst nach Kräutern und Probiotika thematisiert. Mineralstoffe werden weitgehend unterschätzt. Die meisten Menschen wissen, dass Knochen Kalzium enthalten, und einige wenige erinnern sich vielleicht noch daran, dass sie auch Magnesium in sich bergen. Wahrscheinlich weißt du auch, dass Blut Eisen enthält. Aber das ist nur die Spitze des Eisbergs. Allein in den Knochen sind über 20 Mineralstoffe vertreten, die alle im Zusammenspiel funktionieren. Du kannst so viele Kalziumtabletten nehmen, wie du willst, und trotzdem an Osteoporose erkranken, wenn dir diese anderen wichtigen Mineralstoffe fehlen.

Ohne Mineralstoffe wärst du im wahrsten Sinne des Wortes nicht am Leben. Dein Körper verteilt Dutzende Mineralstoffe sorgfältig in deinem Gewebe, um Zellbestandteile aufzubauen und – was noch wichtiger ist – Enzyme zu aktivieren. Enzyme sind die chemischen Schmiermittel im Motor des Lebens und ermöglichen es, dass chemische Reaktionen mit viel weniger Energie ablaufen, als sie es sonst tun würden. Sie sind die Grundlage der Biochemie im Gegensatz zur physikalischen Chemie. Enzyme haben ein aktives Zentrum, in dem ein entsprechender Stoff (Substrat) binden kann und die Moleküle miteinander reagieren können. Die gesamte Biochemie, die deinen Stoffwechsel antreibt, hängt von Enzymen ab. Dank ihnen läuft dein Körper reibungslos. Ohne sie funktioniert nichts.

Du brauchst deine Enzyme und deine Enzyme brauchen chemische Helfer, sogenannte Cofaktoren, um aktiviert zu werden und ihre Arbeit in deinem Körper verrichten zu können. Mineralstoffe sind die Cofaktoren für viele lebenswichtige Vorgänge und mit ziemlicher Sicherheit hast du nicht genug von ihnen. Wie bei den Vitaminen kannst du trotz einer gesunden und gut ausgewogenen Ernährung einen Mineralstoffmangel haben.

Wenn du nicht genug Mineralstoffe hast, spart dein Körper sie für die wichtigsten Prozesse, die dich am Leben erhalten. Das bedeutet jedoch, dass andere Prozesse geopfert werden, die für deine Gesundheit oder deine Langlebigkeit wichtig sind. Wir haben ein kritisches Ausmaß an Mineralstoffmangel erreicht, und das haben wir uns mit unseren modernen landwirtschaftlichen Praktiken selbst zuzuschreiben. Selbst in Biobetrieben haben wir ein Ernährungsproblem, weil wir immer wieder dieselben Pflanzen auf demselben Boden anbauen und die Flüsse den Boden nicht mehr überschwemmen, um mineralhaltigen Schlamm abzulagern, wie es in der Zeit vor der groß angelegten Bewässerung und der eingesetzten Landtechnik der Fall war.

Betriebe, die nach den Grundsätzen der regenerativen Landwirtschaft arbeiten und den Boden als Ökosystem betrachten, das gepflegt und erhalten werden muss, verwenden Pflanzenmaterial und tierischen Dünger, um den Mineralgehalt des Bodens zu erhalten. Lebensmittel aus regenerativem Anbau haben in der Regel einen hohen Mineralstoffgehalt, der dem früheren Zustand näher kommt. Auf meiner kleinen, 32 Hektar großen regenerativen Farm wachsen unsere Pflanzen auf Erde, die vom Grund eines Bio-Teichs stammt. Durch die Verwendung dieses mineralstoffreichen Bodens konnten wir unsere volle Produktivität in zwei Jahren statt wie üblich in vier Jahren erreichen, und wir haben beeindruckende Ernteerträge. Noch wichtiger ist, dass das Essen fantastisch schmeckt, weil unser Boden genügend Mineralstoffe enthält, die die Pflanzen aufnehmen. Die meisten Menschen haben aber keinen Zugang zu regenerativen Farmen oder nährstoffreichen Lebensmitteln.

Die Verarmung der Böden ist nur ein Grund, warum du Mineralstoffpräparate einnehmen solltest. Die Veränderungen in der industriellen Produktion der vergangenen 100 Jahre haben Lebensmittel hervorgebracht, die dir buchstäblich die Mineralstoffe aus den Knochen und dem Körper saugen. Unsere Vorfahren kannten dieses Problem. Bevor sie Getreide aßen, weichten sie es ein, ließen es keimen, verarbeiteten es (manchmal mehrere Tage lang) oder fermentierten es. Das taten sie nicht aus geschmacklichen Gründen, sondern um die pflanzlichen Giftstoffe loszuwerden, die ihnen sonst die Mineralstoffe rauben würden. Durch systematisches Ausprobieren sind sie darauf gekommen, dass die Verarbeitung die Pflanzen gesünder und bekömmlicher macht.

Die großen Lebensmittel- und Agrarkonzerne haben die traditionellen Praktiken aufgegeben und die Öffentlichkeit stattdessen mit Phytinsäure überschwemmt[122], dem unheilvollen Antinährstoff, den ich bereits beschrieben habe. Du findest sie in den äußeren Teilen des Getreides, wie der Kleie und der Schale. Wohlmeinende, aber fehlgeleitete Ernährungsexperten raten dir, Vollkorn zu essen, weil es Ballaststoffe und Mineralstoffe enthält. Sie wissen nicht, dass die enthaltene Phytinsäure im Vollkorn nicht nur verhindert, dass du die Mineralstoffe verwerten kannst, sondern dass sie deinem Körper sogar aktiv Mineralstoffe entzieht. Kulturen mit einer langen Reistradition verwendeten fast ausnahmslos weißen Reis, wenn sie es sich leisten konnten. Sie wussten, dass er das bessere Lebensmittel ist.

Die Art und Weise, wie wir heutzutage Getreide verarbeiten, sorgt für hohe Mengen an Phytinsäure. So bekommen wir weniger von den guten und mehr von den schlechten Stoffen. Es gibt teurere Methoden der Getreideverarbeitung, bei denen die Phytinsäure entfernt wird, aber die Konzerne haben diese Methoden weitgehend aufgegeben. Die Hochgeschwindigkeitsverarbeitung des Getreides spart Geld. Den Preis dafür zahlst am Ende du, denn die industriellen Lebensmittel enthalten mineralstoffraubende Chemikalien, die dich dazu zwingen, Nahrungsergänzungsmittel einzunehmen, um wieder auf den Ausgangswert zu kommen.

Meine Kinder haben sich schon immer mineralstoffreich ernährt, ohne pflanzliche Stoffe, welche die guten Elemente aus dem Körper ziehen. Den Unterschied merkt man sofort. Als mein Sohn vor dem Eintritt in die Vorschule untersucht wurde, nahm die freundliche Lehrerin ihn auf den Arm und hielt überrascht inne. »Oh!«, sagte sie, »er ist so schwer, wie die Babys vor 30 Jahren waren. Heutzutage sind alle Kinder so leicht.« Kinder bauen starke Knochen und gesundes Gewebe auf, wenn sie genug von allen wichtigen Mineralstoffen bekommen.

Anfang der 2000er-Jahre glaubte ich an den veganen Hype und ernährte mich zu 100 Prozent pflanzlich und dann nur noch mit Rohkost. Das hielt ich etwa 18 Monate lang durch. Während dieser Zeit hatte ich starke Gelenkschmerzen, die durch eine Ansammlung von Oxalsäure in meinem Körper verursacht wurden. Außerdem fielen mir die Zähne aus. Die schädlichen Verbindungen in den Pflanzen und der Verzicht auf tierische Proteine führten zu einer Auszehrung meiner Mineralstoffvorräte. Ich brauchte mehrere Jahre, um meine Ernährung umzustellen und die passenden Nahrungsergänzungsmittel einzunehmen, um dahin zu kommen, wo ich heute bin. Inzwischen habe ich meine Mineralstoffe nicht nur wieder aufgefüllt, sondern sie auf ein wirklich gesundes Niveau gebracht.

Als ich kürzlich eine alte Yoga-Verletzung operieren ließ, hörte ich das Knirschen der Säge, die nur sehr mühsam durch meinen Knochen schnitt. Mein Chirurg konnte sich das nicht erklären. Er sagte zu seiner Krankenschwester: *»Ich habe Schwierigkeiten, hier durch den Knochen zu kommen. Was ist denn hier los? Ist dieser Typ überhaupt ein Mensch?«* Als wir uns später unterhielten, erzählte er, dass er am Tag zuvor einen Patienten Anfang 20 operiert hatte und durch seinen Knochen *»wie durch Butter«* kam. Wenn du Lebensmittel zu dir nimmst, die frei von Mineralstoffräubern sind und zusätzlich die richtigen Elemente in der richtigen Menge ergänzt, wirkt sich das positiv auf deine Knochen aus.

Weitere Gründe, warum viele Menschen Nahrungsergänzungsmittel nehmen sollten: Viele Arzneimittel verhindern die Mineralstoffaufnahme und viele von uns haben einen niedrigen Magensäurespiegel. Dein Körper verarbeitet Mineralstoffe unter anderem mithilfe von Magensäure, um sie aufzulösen und resorbierbar zu machen. Mit zunehmendem Alter nimmt die Produktion von Magensäure auf natürliche Weise ab, sodass es für den Körper schwieriger wird, Vitamine und Mineralstoffe aufzunehmen. Aus diesem Grund nehme ich vor einer Mahlzeit ein paar Betainhydrochlorid-Kapseln zu mir: Sie erhöhen die Magensäure und helfen mir, die Nahrung, die ich essen möchte, besser zu verwerten.

Ich möchte, dass du alle Mineralstoffe, die du brauchst, in einer Form bekommst, die dein Körper aufnehmen kann. Es ist einer der einfachsten Punkte, die du umsetzen kannst, um dein KBS zu verbessern. Ich weiß: Viele Menschen finden das Thema verwirrend, weil es so viele vage (und oft übermäßig technische) Informationen gibt. In ihrer Selbstüberschätzung haben Gesundheitsexperten 21 »essenzielle« Mineralstoffe identifiziert, aber diese Zahl ist etwas willkürlich. Es ist ja nicht so, dass du ohne all die anderen Mineralstoffe leben könntest, es gibt nur bislang viel weniger wissenschaftliche Erkenntnisse über sie. Nennen wir diese 21 einfach mal die wichtigsten Mineralstoffe, ohne den Rest des Periodensystems zu vernachlässigen.

Mineralstoffe kommen in verschiedenen Aggregatzuständen vor, was die Verwirrung noch vergrößert. Du kannst sie in ionischer Form (in Wasser gelöst) einnehmen, als Salz (eine gebundene Verbindung wie Natriumchlorid oder Kochsalz, das Chlorsalz des Natriums), als Chelat (ein Mineral in Verbindung mit Proteinen oder Aminosäuren) oder als kolloidales Mineral (winzige Teilchen, die so klein sind, dass sie im Wasser nicht untergehen, obwohl sie nicht aufgelöst sind). Darüber hinaus gibt es exotische Kombinationen von Mineralstoffen mit anderen Vitaminen, die eine sehr starke Wirkung haben können.

Einige der billigsten Formen von Mineralstoffen werden vom Körper nicht gut aufgenommen oder können sogar Schaden anrichten. Kalziumkarbonat, eine billige Verbindung, die als Kalziumpräparat verkauft wird, ist hierfür ein gutes Beispiel. Eine aktuelle Metaanalyse ergab, dass die Einnahme das kardiovaskuläre Risiko bei Frauen in den Wechseljahren um 15 Prozent erhöht.[123] Du solltest Mineralstoffe zusammen und in der richtigen Form einnehmen.

Ein weiteres Problem ist, dass sich die Forscher nicht einig sind, wie sie die Mineralstoffe kategorisieren sollen. Oft stößt du auf den umgangssprachlichen Begriff Makromineralien. Mit der folgenden einfacheren Methode kannst du darüber nachdenken, welche Mineralstoffe und Nahrungsergänzungsmittel du brauchst: Es gibt Mineralstoffe, von denen wir viel brauchen. Es gibt Spurenelemente, von denen wir wissen, dass wir sie brauchen, aber nur in bescheidenen Mengen. Und dann gibt es noch Ultra-Spurenelemente[124], die der Körper nur in sehr kleinen Mengen braucht.

WICHTIGE MINERALSTOFFE

Es gibt fünf Mineralstoffe, die du unbedingt brauchst, und sie kommen paarweise vor. Kalzium und Magnesium arbeiten zusammen. Natrium und Kalium arbeiten zusammen. Und Phosphor wirkt allein und gegen Kalzium. Bei diesen Mineralstoffen ist es wichtig, dass du sie nicht nur in den richtigen Mengen, sondern auch im richtigen Verhältnis zu dir nimmst. Wenn du zu viel von einem Mineralstoff nimmst, kann dein Bedarf an einem anderen sinken oder steigen.

Kalzium

Kalzium ist bekannt, weil es ein wichtiger Bestandteil deiner Knochen ist, aber genauso wichtig ist es für die Energieproduktion. Kalziumionen fließen durch die Zellmembranen und helfen dabei, ATP zu erzeugen. Laut der in den USA empfohlenen Tagesdosis brauchst du etwa 1000 mg pro Tag. Wenn du oft Mineralwasser trinkst, Milchprodukte (außer Butter) isst oder Knochenbrühe *(bone broth)* trinkst, nimmst du wahrscheinlich so viel Kalzium zu dir, dass du nichts mehr ergänzen musst.

Das gebräuchlichste Nahrungsergänzungsmittel ist Kalziumkarbonat oder Austernschalenkalzium. Das bringt dir allerdings nicht sehr viel und ist deine Zeit und dein Geld nicht wert. Kalziumcitrat, das durch die Verbindung von Kalzium mit Zitronensäure entsteht, ist ein weiteres kostengünstiges und weitverbreitetes Kalziumpräparat. Dein Körper kann es gut absorbieren und es erhöht deinen Kalziumspiegel. Kalziumcitrat hilft, den Mineralstoff in deine Zellen zu bringen, bietet aber weniger Vorteile als die folgenden vier Formen von Kalzium.

Kalzium AKG ist eine wirksame Methode, um Kalzium in deinen Körper zu bringen, aber das Kalzium ist gleichzeitig auch Träger für das Molekül Alpha-Ketoglutarat (AKG), das dir hilft, Muskeln aufzubauen, Wunden zu heilen, mehr Kollagen zu produzieren und gegen

Auswirkungen des Alterns anzukämpfen. In Laborstudien hat Kalzium AKG die Lebensdauer von Spulwürmern um 50 Prozent erhöht, Alterserscheinungen verzögert und die Elastizität der Blutgefäße unterstützt. Vor diesem Hintergrund steht es auf meiner Liste der wichtigsten Anti-Aging-Nahrungsergänzungsmittel.[125]

Kalzium-D-Glucarat wird durch das Mischen von Kalzium mit Glucarsäure gebildet. Du kannst kleine Mengen dieser wertvollen Entgiftungssäure aus Früchten bekommen, aber du bekommst viel mehr davon, wenn du dieses Kalziumsalz einnimmst. Glucarsäure ist an der Entgiftung der Leber beteiligt. Deshalb ist es wichtig, dass wir sie in ausreichender Menge zu uns nehmen. Sie hilft uns, mit all den Giftstoffen fertigzuwerden, denen wir uns täglich aussetzen.

Kalzium AEP, oder Kalzium-2-Aminoethylphosphorsäure, ist eine fantastische Form der Kalziumergänzung, denn sie wirkt als Zellversiegelung und -schutz. Deine Zellmembranen bestimmen, was in das Innere der Zelle gelangt, und AEP verändert sie so, dass nützliche Verbindungen wie Elektrolyte in die Zellen gelangen können, während Giftstoffe daran gehindert werden, die Zellmembranen zu passieren. Vor allem aber hilft es den Zellen, ihre elektrische Ladung aufrechtzuerhalten, indem es die Bindung von Kalzium und anderen Mineralstoffen an die Zellmembranen unterstützt.[126] Kalzium AEP verbessert die elektrische Leitfähigkeit der Nerven und wird bereits erfolgreich bei der Behandlung von Krankheiten wie Multipler Sklerose eingesetzt. Ich nehme das Mittel täglich.

Kalziumfructoborat ist eine besonders wirksame Form von Kalzium, die mit Bor noch einen weiteren Mineralstoff enthält. Kalziumfructoborat lindert die Symptome von physiologischem Stress und ist besonders hilfreich bei Arthritis und Gelenkverschleiß. Außerdem senkt es einen der wichtigsten Marker für Entzündungen, das C-reaktive Protein (CRP). Beim Aufbau der Knochendichte ist es wesentlich effektiver als andere Kalziumpräparate.

Ich nehme keine »normalen« Kalziumpräparate, aber diese vier Formen von Kalzium nehme ich jeden Tag zu mir. Wähle das für dich vorteilhafteste Präparat und nimm es ein. Oder nimm sie alle vier, so wie ich es tue.

KURZINFO FÜR KALZIUM

Nimm Kalzium in Form von Kalziumfructoborat, Kalzium AEP, Kalzium AKG und/oder Kalzium-D-Glucarat ein. Halte dich an die vom Hersteller empfohlene Dosierung.

Magnesium

Magnesium ist ein Cofaktor in mehr als 300 enzymatischen Prozessen, die in deinem Körper ablaufen und dafür verantwortlich sind, dass du genug Energie hast. Du wirst es nicht schaffen, das Faulheitsprinzip deines Körpers umzuprogrammieren, wenn du nicht genug von diesem Mineralstoff hast. Magnesium ist wichtig für die Bildung von Proteinen, die Kontrolle des Blutzuckerspiegels und die Regulierung des Blutdrucks. Außerdem hilft es deinen Muskeln, sich zu entspannen, und ist sehr hilfreich, wenn du regelmäßig unter Muskelkrämpfen leidest. Es ist erstaunlich zu sehen, wie sehr ein gutes Magnesiumpräparat alles verändern kann. Wenn ich »alles« sage, meine ich damit, dass es Schmerzen, Depressionen, Diabetes und Migräne lindert und dir hilft, besser zu schlafen. Die meisten Menschen haben einen Mangel an diesem wichtigen Mineralstoff, es sei denn, sie nehmen Magnesium zu sich.

Wenn du dich ketogen oder ausschließlich von tierischen Produkten (Carnivore-Diät) ernährst, ist die Wahrscheinlichkeit noch größer, dass du zu wenig Magnesium zu dir nimmst, da pflanzliche Lebensmittel die reichsten Magnesiumquellen sind. Wenn du viel Schokolade isst, hast du zum Glück einen höheren Magnesiumspiegel. Wenn du regelmäßig Alkohol trinkst, hast du wahrscheinlich einen niedrigeren Wert.

Mitunter merkst du, wenn du zu viel Magnesium genommen hast, denn eine häufige Nebenwirkung ist das, was man auch Stuhlinkontinenz *(disaster pants)* nennt. Wenn das passiert, verteile die Einnahme über den Tag.

Jede Magnesiumverbindung, die auf die Endung -at endet, funktioniert und wird vom Körper gut aufgenommen. Dazu gehören Aspartat, Glycinat, Gluconat, Laktat, Malat, Orotat und Citrat. Persönlich bevorzuge ich eine Mischung aus allen, weil sie auf verschiedenen Ebenen der

Stoffwechselwege der Zellen wirken können. Es gibt Ergänzungspräparate, die mehrere Magnesiumverbindungen mischen, aber sie sind in der Regel teurer als die einzelnen Formen. Die vielleicht wirkungsvollste Form von Magnesium ist Magnesiumthreonat. Sie kann auch ins Gehirn gelangen.

Magnesium ist ein zirkadianer Mineralstoff. Das bedeutet, dass du zu bestimmten Tageszeiten mehr davon verbrauchst als zu anderen. So weist dein Körper in der Mitte des Tages die höchsten Werte auf. Ich nehme morgens Magnesium in gemischter Form ein, damit ich tagsüber mehr Energie habe. Abends nehme ich Magnesiumthreonat, damit ich besser schlafe.

Am besten nimmst du Kalzium und Magnesium in einem Verhältnis von zwei zu eins oder eins zu eins ein. Wenn du am Tag 1 Gramm Kalzium aus allen Quellen aufnimmst, brauchst du also auch bis zu 1 Gramm Magnesium. Die meisten Menschen können etwa 500 mg Magnesium pro Tag zu sich nehmen, ohne Magen-Darm-Probleme zu bekommen.

KURZINFO FÜR MAGNESIUM

Nimm 500–1000 mg Magnesium über den Tag verteilt ein, zum Beispiel einmal morgens und einmal abends. Achte auf eine Mischung aus verschiedenen Magnesiumformen, die auf -at enden.

Kalium und Natrium

Natrium hat einen schlechten Ruf, obwohl dein Körper es braucht, um Stress effektiv zu verarbeiten. Die derzeitige empfohlene Tagesdosis für Natrium ist so niedrig, dass sich dein Herzinfarktrisiko – bedingt durch den Mineralstoffmangel – durch einen gestiegenen Wert des Enzyms Renin erhöhen kann. Der Grund, warum Salz heutzutage einen schlechten Ruf hat, ist, dass es schädlich sein kann, wenn du nicht parallel die passende Menge Kalium zu dir nimmst, um ein Gleichgewicht herzustellen. Viele Menschen haben kein ausgewogenes Mischungsverhältnis der beiden Mineralstoffe. Natrium und Kalium arbeiten zusammen, um deine Körperflüssigkeiten im Gleichgewicht zu halten. Sie stellen sicher, dass deine Nerven Impulse richtig senden.

Das Ungleichgewicht zwischen Natrium und Kalium ist ein relativ neues Phänomen. Jahrtausendelang war Salz ein kostbares Gut. Jetzt, wo Salz im Überfluss vorhanden ist, nehmen wir mehr davon zu uns und gleichzeitig ist unsere Ernährung nicht mehr so kaliumreich. Das liegt daran, dass unsere Böden heute viel weniger mineralstoffreich sind und wir viel weniger kaliumhaltiges Gemüse essen als früher. Dieses Ungleichgewicht ist der Auslöser dafür, dass die Menschen davon besessen sind, Natrium aus ihrer Ernährung zu streichen. Eine Erhöhung der Kaliumzufuhr könnte das Problem lösen.

Sowohl Natrium als auch Kalium sind hydratisierende Mineralstoffe, das heißt, sie ziehen Wasser. Aus diesem Grund gebe ich morgens eine Prise Meersalz in mein Mineralwasser. Kalium bindet Wasser in deinen Zellen. Natrium bindet Wasser außerhalb deiner Zellen. Wenn du zu viel Salz ohne genügend Kalium zu dir nimmst, werden deine Zellen dehydriert, und dein Blutdruck kann ansteigen, obwohl nur sehr wenige Menschen mit Bluthochdruck salzempfindlich sind. Das Problem ist eher der Kaliummangel. Du brauchst Salz und Kalium gleichermaßen, damit deine Neuronen Signale senden können. Wenn du genügend Kalium zu dir nimmst, musst du dir keine Gedanken darüber machen, wie viel Salz du isst. Es kommt auf das Verhältnis an.

Eine zu hohe Kaliumzufuhr ist problematisch, weil sie zu gefährlichen Schwankungen der Herzfrequenz führen kann. Deshalb sind die meisten Kaliumpräparate auf eine winzige Menge von 99 mg beschränkt. Auf der anderen Seite gehen die Behörden davon aus, dass Frauen etwa 2300 mg und Männer etwa 3400 mg pro Tag benötigen. Um auf diese Menge zu kommen, müsste ein Mann also jeden Tag 34 winzige Kapseln einnehmen (obwohl du in Wirklichkeit natürlich auch Kalium aus der pflanzlichen Nahrung bekommst). Aber selbst diese Zielgrößen sind für die meisten Menschen wahrscheinlich zu niedrig bemessen. Ein besseres Ziel wäre es, über den Tag verteilt 5000 oder 6000 mg aufzunehmen. Wenn du dich ketogen ernährst, brauchst du wahrscheinlich sogar noch mehr Natrium und Kalium.

Wenn du verschreibungspflichtige blutdrucksenkende Medikamente nimmst, solltest du mit deinem Arzt sprechen, bevor du Kaliumpräparate integrierst. Die gleiche Vorgehensweise empfiehlt sich, wenn du Nierenprobleme hast oder regelmäßig entzündungshemmende, schmerzstillende oder fiebersenkende Arzneimittel wie Aspirin, Ibuprofen oder Naproxen einnimmst. Wenn du Kalium ergänzt und Veränderungen bei deinem Herzschlag bemerkst, wie zum Beispiel Aussetzer oder einen schnellen Herzschlag, und/oder wenn du Gefühle der Verwirrung, Schwäche oder Taubheit wahrnimmst, solltest du die Einnahme beenden und bei deinem Arzt deine Elektrolytwerte überprüfen lassen.

Es gibt zwei gängige Kaliumpräparate, deren Einnahme sich lohnt: Kaliumcitrat und Kaliumaspartat. Nimmst du die entsprechenden Nahrungsergänzungsmittel, hast du schon eine gute Grundlage. Da es aber mühsam ist, jeden Tag 50 winzige Pillen zu schlucken, um ausreichend Kalium zu sich zu nehmen, gibt es einen hilfreichen Trick: Du kannst deine Ernährung mit Kaliumbicarbonat ergänzen, einem chemischen Cousin von Backsoda (Natriumbicarbonat).

Ich nehme zweimal täglich 300 mg Kaliumbicarbonat als Pulver in Wasser gemischt ein, und zwar außerhalb der Mahlzeiten. Bicarbonat fördert die körperliche Leistungsfähigkeit und wird mit einer längeren Lebenserwartung in Verbindung gebracht.[127] Ein Überschuss an Bicarbonat kann zu Alkalose führen, einem gefährlichen Zustand, bei dem dein Körper zu basisch wird. Dafür müsstest du allerdings jeden Tag mehrere Esslöffel davon zu dir nehmen. Die Nahrungsergänzung mit Bicarbonat ist kein Muss, aber eine einfache Möglichkeit, Kalium mit zusätzlichen Vorteilen zu bekommen. Um deine Kaliumzufuhr über die Ernährung zu erhöhen, solltest du mehr Avocados, Süßkartoffeln, gekochten Spinat und Naturjoghurt aus Weidehaltung essen, wenn du Milchprodukte verträgst.

KURZINFO FÜR KALIUM UND NATRIUM

- **Kalium:** Strebe eine Gesamtmenge von 5000–6000 mg pro Tag aus der Nahrung sowie aus Nahrungsergänzungsmitteln an. Erhöhe deine Kaliumzufuhr mit Kaliumbicarbonat in Pulverform (ich nehme zweimal täglich 300 mg).
- **Natrium:** Hab keine Angst vor Natrium; achte nur darauf, dass du Meersalz dem Kochsalz vorziehst.

SPURENELEMENTE

Spurenelemente sind für die Energieproduktion deines Körpers unerlässlich, aber du brauchst sie in viel kleineren Mengen als die großen Mineralstoffe. Das macht sie aber nicht weniger wichtig. Spurenelemente wirken vor allem als Katalysatoren für Enzyme, damit du Energie erzeugen kannst. Viele von ihnen haben auch eine wichtige antioxidative Wirkung. Wie bei den großen Mineralstoffen kommt es sowohl auf die Menge als auch auf das Verhältnis an, denn viele von ihnen wirken zusammen und zu viel von einem kann deinen Bedarf an einem anderen Spurenelement erhöhen.

Kupfer

Kupfer ist besonders wichtig, da es zum Schutz vor Allergien und Histaminintoleranz beiträgt. Viele Menschen scheinen nach überstandener COVID-Infektion häufiger Probleme mit Histamin zu haben. Eine mögliche Erklärung dafür ist: Bei ihrem Versuch, eine Ansteckung zu vermeiden oder die Krankheit zu bekämpfen, haben sie zu viel Zink eingenommen. Das kann zu Kupfermangel führen, der die Ursache für Libido-Probleme, Brain Fog bzw. Gehirnnebel, geringere Belastbarkeit, übermäßigen Harndrang und mehr Stress sein kann. Kupfermangel trägt auch zu grauem Haar und Osteoporose bei. Vor Kurzem habe ich festgestellt, dass ich übermäßig viel Zink zu mir genommen habe, weil einige meiner Nahrungsergänzungsmittel bereits Zink enthalten. Die Folge waren viele graue Haare in den vergangenen zwei Jahren. Momentan arbeite ich daran, das wieder rückgängig zu machen, indem ich meinen Kupferspiegel erhöhe.

Mit der Nahrung nimmst du nicht viel Kupfer auf, es sei denn, du isst täglich 30 Gramm Leber, eine Auster oder ca. 40 Gramm dunkle Schokolade. Das Ziel sollte sein, auf 1 bis 3 Milligramm Kupfer pro Tag zu kommen. Achte immer darauf, dass du auch ausreichend Zink zu dir nimmst, denn Kupfer und Zink gleichen sich gegenseitig aus. Eine meiner Lieblingsformen ist Kupferorotat. Es ist ein ungewöhnliches Ergänzungsmittel, aber im Vergleich zu Kupferglycinat kann dein Körper es sehr gut absorbieren.

Es gibt jedoch noch eine wirksamere Form von Kupfer, die zusätzlich mit Anti-Aging in Verbindung gebracht wird. Wissenschaftler haben entdeckt, dass Kupfer an ein B-Vitamin namens Niacin gebunden werden kann, das die Durchblutung fördert. Die patentierte Kombination namens Cunermuspir von der Firma MitoSynergy ist äußerst wirksam.

KURZINFO FÜR KUPFER

1–3 mg Kupferorotat pro Tag zusammen mit Zink.

Zink

Zink ist der Star unter den Spurenelementen. Der Ruhm ist wohlverdient, denn die Einnahme von Zink verringert das Infektionsrisiko, verbessert Blutzucker und Blutdruck und hemmt Entzündungen. Des Weiteren hält Zink auch deine Schilddrüse gesund und hilft bei der Bildung von Sexual- und Nebennierenhormonen. Das Problem ist nur, dass fast jeder Anbieter von Nahrungsergänzungsmitteln seinen Multivitamin- und Mineralstoffmitteln Zink hinzufügt, sodass du möglicherweise mehr Zink bekommst, als du eigentlich brauchst. Dadurch kann deinem Körper Kupfer entzogen werden, was wiederum eine Reihe von Problemen verursacht, zum Beispiel graue Haare. Das Ziel sollte also sein, genug, aber nicht zu viel Zink zu bekommen.

Wenn du regelmäßig rotes Fleisch oder Austern isst, nimmst du wahrscheinlich genug Zink auf. Konsumierst du jedoch verarbeitete Lebensmittel oder Getreide, kann dein Körper den Mineralstoff möglicherweise nicht gut absorbieren. Du solltest Zink nicht zusammen mit Kaffee einnehmen, es sei denn, du fügst noch ein phytasehaltiges Verdauungsenzym hinzu, denn Kaffee enthält Phytinsäure. Idealerweise nimmst du Zink auf nüchternen Magen oder zusammen mit Essig oder anderen sauren Lebensmitteln ein, die die Aufnahme fördern. Eine fettreiche, ketogene oder zuckerreiche Ernährung erhöht deinen Zinkbedarf.

Zink gibt es in vielen unterschiedlichen Formen. Zinkgluconat und Zinkcitrat sind die gängigsten, aber es gibt auch Zinkacetat- und Zinksulfat-Präparate. Zinkorotat ist meine Lieblingsform, gefolgt von Zinkcarnosin, das speziell zur Verbesserung der Verdauung dient. Nimm zwei- bis dreimal so viel Zink wie Kupfer ein, bis zu etwa 15 Milligramm pro Tag. Mengen über 30 Milligramm pro Tag könnten deinen Blutzuckerspiegel senken oder andere Probleme verursachen. Wie bereits gesagt: Es ist heutzutage einfach, zu viel Zink zu sich zu nehmen, da es in vielen Nahrungsergänzungsmitteln enthalten ist.

KURZINFO FÜR ZINK

15 mg Zink aus Zinkorotat oder Zinkcarnosin pro Tag. Achte darauf, dass du Zink zusammen mit Kupfer einnimmst, da sie sich gegenseitig ausgleichen.

Jod

Eine ausreichende Jodzufuhr ist so wichtig, dass die US-Regierung ein Gesetz erlassen hat, nach dem handelsüblichen Salz Jod zugesetzt werden muss. Wenn wir den Jodgehalt weltweit anheben könnten, würde das den durchschnittlichen IQ um mehrere Punkte erhöhen, weil Jod die Gehirnentwicklung positiv beeinflusst. Wenn du als Erwachsener zu wenig Jod zu dir nimmst, könnte ein niedriger Sexualhormonspiegel, eine Schilddrüsenunterfunktion und dünner werdendes Haar die Folge sein. Außerdem kann der äußere Teil deiner Augenbrauen sehr dünn sein oder ganz ausfallen. Ein niedriger Jodspiegel wird auch mit Depressionen, häufigen Erkältungen, Gelenkschmerzen und empfindlichen Brüsten in Verbindung gebracht.

Wenn du nicht regelmäßig Jodsalz, Schalentiere oder Seetang isst, solltest du ein Jodpräparat einnehmen. Auch wenn du gechlortes Leitungswasser trinkst oder häufig in öffentlichen Schwimmbädern bist, in denen Chlor oder Brom verwendet werden, brauchst du zusätzliches Jod. Solltest du große Mengen Rohkost essen, so wie ich in meiner Zeit als Veganer, benötigst du wesentlich mehr als die empfohlene Menge an Jod, die bei 150 mcg pro Tag liegt. Ich nehme lieber 500 mcg pro Tag zu mir. Einige Ärzte empfehlen bis zu 15.000 mcg Jod pro Tag. Es ist umstritten, ob Menschen mit Hashimoto, einer Autoimmunerkrankung, die die Schilddrüse angreift, Jod einnehmen sollten oder nicht. Da Jod allerdings im ganzen Körper eine Rolle spielt, glaube ich nicht, dass eine Begrenzung dieses Spurenelements langfristig eine gute Strategie ist.

Du kannst Seetangkapseln einnehmen, die eine prognostizierbare Menge Jod enthalten, Seetang essen oder eine Form von Jod namens Lugolsche Lösung einnehmen, die weltweit zur Wasserentkeimung verwendet wird. Ein paar Tropfen in Wasser funktionieren gut, oder du gibst die Lösung direkt auf den Körper, wo sie von deiner Haut aufgenommen wird. Wenn du wenig Jod in dir hast, wird es schnell aufgenommen. Sind deine Jodvorräte gut gefüllt, bleibt für 24 Stunden oder länger ein brauner Fleck auf deiner Haut zurück. Ein Urintest ist eine noch zuverlässigere Methode, deinen Jodspiegel zu testen.

KURZINFO FÜR JOD

150 mcg pro Tag aus Seetangpulver oder Kaliumjodid beziehungsweise mehr, wenn du einen Mangel hast. Du kannst deinen Jodspiegel mit einem Urintest kontrollieren.

Eisen

Eisen ist ein zweischneidiges Schwert. Einerseits brauchen wir es für viele lebenswichtige Vorgänge im Körper, zum Beispiel für die Energieproduktion in der mitochondrialen Elektronentransportkette und für den Sauerstofftransport zum Gewebe. Andererseits kann Eisen aber Reaktionen katalysieren und schädliche reaktive Sauerstoffspezies bilden. Zu viel Eisen in deinem Körper kann deine Zellen schädigen, dein Krebsrisiko erhöhen und die Alterung beschleunigen.[128] Wenn du an Anämie beziehungsweise Blutarmut leidest, solltest du vor der Einnahme von Eisen Kupfer einnehmen, um zu sehen, ob sich dadurch das Problem lösen lässt. Wenn du Eisen ergänzen musst, nimm ein Eisenpräparat ein – oder, noch besser, iss mehr Lebensmittel, die bioverfügbares Eisen enthalten, wie zum Beispiel Rindfleisch aus Weidehaltung, Leber oder Austern. Frauen, die ihre Menstruation haben, verlieren jeden Monat Blut und haben daher häufiger Eisenmangel. Für Männer dagegen ist überschüssiges Eisen ein größeres Problem, weshalb regelmäßiges Blutspenden die Lebenserwartung eines Mannes erhöht.

KURZINFO FÜR EISEN

Wahrscheinlich musst du kein Eisenpräparat einnehmen. Leidest du an Eisenmangel, solltest du es zunächst mit Kupfer probieren, um zu sehen, ob sich dadurch das Problem löst. Alternativ kannst du Eisen auch über Vollwertkost wie Rindfleisch aus Weidehaltung zu dir nehmen.

Mangan

Mangan ist ein Spurenelement, das zur Aufrechterhaltung eines gesunden Blutzuckerspiegels beiträgt, deine Blutgefäße funktionsfähig hält und neben den Mitochondrien auch gesunde Gelenke und Knochen unterstützt. Du brauchst etwa 2 mg pro Tag. Es ist unwahrscheinlich, dass du eine konstante Menge an Mangan über die Nahrung aufnimmst, es sei denn, du isst zu jeder Mahlzeit zwei große Portionen pflanzliche Lebensmittel.

KURZINFO FÜR MANGAN

Mindestens 2 mg pro Tag über die Nahrung und Nahrungsergänzungsmittel.

Molybdän

Molybdän ist wichtig, denn bereits eine geringe Unterversorgung an diesem Spurenelement kann deine Stimmung verändern, für Motivationsprobleme sorgen, deine Stressresistenz verringern und sogar chronische Schmerzen und Schlafprobleme verursachen. Viele gängige Praktiken erhöhen deinen Bedarf an Molybdän. Eine Hormonersatztherapie oder die Antibabypille, eine proteinreiche, fleischlastige oder vegane Ernährung zehren deinen Molybdänvorrat auf. Dennoch benötigst du im Durchschnitt nur 50 mcg pro Tag, aber du bekommst auch preisgünstige Molybdänglycinat-Präparate mit einer Dosierung von 500 mcg zu kaufen. Wenn du gerade in einem Entgiftungs- bzw. Detox-Prozess steckst, ist Molybdän noch wichtiger, weil es Glutathion recycelt, die wichtigste Entgiftungssubstanz in deinem Körper.

KURZINFO FÜR MOLYBDÄN

Mindestens 50 mcg pro Tag über Molybdänglycinat-Präparate und/oder Lebensmittel; nimm mehr, wenn du eine Hormonersatztherapie machst oder die Antibabypille nimmst oder wenn du dich eiweißreich und vegan ernährst.

Selen

Selen erhöht deine Stressresistenz und kann deinem Körper helfen, Quecksilber abzuwehren, ein Umweltgift, das immer häufiger vorkommt. Wenn du weiße Streifen oder Flecken auf deinen Fingernägeln bekommst, ist das vielleicht ein Zeichen für Selenmangel. Ich selbst hatte jahrelang Flecken, und sie verschwanden bald, nachdem ich angefangen hatte, Selen zu nehmen. In den verschiedenen Teilen der Welt ist der Selengehalt des Bodens unterschiedlich hoch. Auf Vancouver Island, wo ich wohne, gibt es zum Beispiel sehr wenig Selen im Boden. Als kanadische Wissenschaftler versuchten, Elche auf der Insel anzusiedeln, konnten sich die Tiere – vermutlich wegen des Selenmangels – nicht gut akklimatisieren. Sie schwammen immer wieder zurück zum Festland, um dort zu fressen. Offenbar sind Elche gute Schwimmer.

Für eine gesunde Schilddrüse, die als Energieregler deines Körpers eine sehr wichtige Funktion hat, ist Selen fast genauso wichtig wie Jod. Wenn du nicht genug Wärme und Energie produzieren kannst, wirst du deine Gesundheit nicht verbessern. Zu viel Selen ist schädlich und macht sich in brüchigen Nägeln und einem erhöhten Diabetes- und Krebsrisiko bemerkbar. Im Idealfall solltest du einen Bluttest machen lassen, wenn du dir nicht sicher bist. Abhängig von deinem Laborergebnis ist ein Selenwert von 100 ng/ml ein gutes Ziel. Viele Ernährungsratgeber empfehlen, eine Paranuss pro Tag zu essen, um ausreichend Selen aufzunehmen, aber davon halte ich nichts. Wenn du Meeresfrüchte, Fleisch, Eier, Käse und hin und wieder Leber isst, liegst du wahrscheinlich im richtigen Bereich für Selen. Die beste ergänzende Form von Selen ist Selenmethionin, das jeden zweiten Tag eingenommen wird. Die Hersteller bieten hierfür Größen von 50 bis 200 mcg an.

KURZINFO FÜR SELEN

Mach zunächst einen Bluttest. Wenn dein Selenwert unter 100 ng/ml liegt, nimmst du jeden zweiten Tag 50–200 mcg Selenomethionin ein oder nimmst das Spurenelement über die Nahrung zu dir, zum Beispiel über wild gefangene Meeresfrüchte, Fleisch und Eier.

ULTRA-SPURENELEMENTE

Ultra-Spurenelemente sind für deinen Körper unerlässlich, aber du brauchst sie in noch geringeren Mengen als die Spurenelemente. In diese Kategorie fallen zum Beispiel Aluminium, Nickel und Vanadium. Vielleicht bist du jetzt überrascht, weil das Metalle sind, die du normalerweise zu vermeiden versuchst. Tatsächlich braucht unser Körper sie. Ob sie für uns schädlich sind, hängt von der Dosierung ab. Wie andere Mineralstoffe helfen sie den Enzymen, ihre Arbeit zu erledigen. Du brauchst sie, um genug Energie zu haben und dein Faulheitsprinzip umzuleiten.

Es gibt einen einfachen Weg, um an die verschwindend geringen Mengen zu kommen, die dein Körper braucht. Überall auf der Erde gibt es uralte Ablagerungen von Pflanzenmaterial, aus denen zwar längst alles Pflanzliche verschwunden ist, aber die in Humus- oder Fulvinkomplexen gebundenen Mineralstoffe wurden konserviert. Diese Ablagerungen enthalten mehr als 50 verschiedene Mineralstoffe, die in Pflanzen vorkommen und einzigartige biologische Eigenschaften haben. So können sie Giftstoffe binden und diese aus dem Körper ausscheiden. Sie sind ein Grund dafür, dass mein Danger Coffee so schadstoffarm ist. Wenn sie dem Kaffee zugesetzt werden, können sie durch die höhere Temperatur beim Brühen an die Giftstoffe andocken, und der Körper erhält alle Mineralstoffe, die er braucht. Du kannst Humin- und Fulvostoffe aber auch als Flüssigkeit oder in Kapselform kaufen.

Eine ähnliche Substanz ist Shilajit. Sie stammt wahrscheinlich nicht aus Pflanzen, sondern wird von bestimmten Gesteinsformationen in Indien abgesondert und als breit gefächerte Mineralstoffergänzung verwendet. Um meine Ultra-Spurenelemente zu erhalten, bevorzuge ich aber Fulvosäuren und Huminsäuren.

KURZINFO FÜR MINERALSTOFFE

- **Kalzium:** 1000 mg pro Tag aus Calziumfructoborat, Kalzium AEP, Kalzium AKG und/oder Kalzium-D-Glucarat.
- **Magnesium:** 500–1000 mg über den Tag verteilt, zum Beispiel einmal morgens und einmal abends. Achte auf eine Mischung aus Magnesiumformen, die auf -at enden.
- **Kalium:** 5000–6000 mg pro Tag über die Ernährung und/oder Nahrungsergänzungsmittel.
- **Natrium:** Hab keine Angst, Natrium in Form von Meersalz zu dir zu nehmen.
- **Kupfer:** 1–3 mg Kupferorotat pro Tag.
- **Zink:** 15 mg Zinkorotat pro Tag.
- **Jod:** 150 mcg pro Tag oder mehr, wenn du unter Jodmangel leidest.
- **Mangan:** 2 mg pro Tag.
- **Molybdän:** 50 mcg oder mehr pro Tag.
- **Selen:** 50–200 mcg Selenomethionin jeden zweiten Tag, wenn dein Wert unter 100 ng/ml liegt.
- **Ultra-Spurenelemente:** Im Danger Coffee enthalten, als Flüssigkeit oder in Kapselform.

ABSCHNITT II
ZIELE UND VORGABEN

KAPITEL 6

WÄHLE DEIN ZIEL

Können wir ehrlich sein? Der Wunsch, gesund zu sein, bedeutet für sich genommen nicht viel. Das ist so, als würdest du sagen, dass du gut sein willst. Gut in was? Einer der Gründe, warum dein KBS dich noch nicht auf ein höheres Level gebracht hat, ist, dass es dazu keine Veranlassung hat. Allgemein betrachtet ist der beste Weg, um zu überleben, so wenig Energie wie möglich zu verbrauchen, aber lange genug zu leben, um Kinder zu bekommen. Das absolute Minimum zu tun reicht für den Fortbestand unserer Spezies aus. Tatsächlich ist es eine sehr effektive Evolutionsstrategie, sich an diesen Grundsatz zu halten. Es ist eben nur ein unangemessen kleines und begrenztes Lebensziel. Du willst mehr. Du verdienst mehr.

Bevor du jedoch ernsthaft damit beginnen kannst, dich zu verbessern, solltest du dir erst einmal Ziele setzen. Dabei wirst du von Botschaften überflutet, die dich von deinem Ziel ablenken. Einige dieser verwirrenden Informationen kommen von außen. Du wirst von angeblichen Ernährungsexperten hören, es sei gesund, Grünkohl und Tofu zu essen, während angebliche Fitnessexperten dir sagen, du solltest so lange trainieren, bis dir schlecht wird. Andere Ablenkungen werden dir von innen eingeflüstert. Dein KBS sträubt sich automatisch bei dem Gedanken an jede Handlung, die mehr Energie verbraucht als unbedingt nötig. Dein Körper macht sich viel mehr Gedanken zu den Themen Angst, Essen und Sex. Den Kopf unten zu halten und für nichts Neues offen zu sein, das ist Angst. Leckere Pizza macht dich satt, das ist Essen. Und Sex beziehungsweise Porno als das Fast-Food-Äquivalent ist sowieso immer präsent.

Alle bisherigen Schritte in diesem Buch sollen dich nicht nur darauf vorbereiten, dein KBS zu hacken, sondern auch darauf, dass du trotz der Ablenkungen auf Kurs bleibst. Sobald du die Reibungsverluste beseitigt, deine Ernährung umgestellt und Nahrungsergänzungsmittel integriert hast, wird dein Körper eine viel bessere Versorgung mit Rohstoffen haben, mit denen er arbeiten kann. Deine Zellen registrieren, dass du dich nicht im Krisenmodus befindest. Du wirst genug Power haben, um dein Faulheitsprinzip auszuhebeln und es für dich arbeiten zu lassen. Du wirst nicht mehr deine Zeit und Mühe darauf verschwenden, schlechten Ratschlägen zu folgen. Jetzt kannst du mit klarem Verstand darüber nachdenken, was »gesund« für dich bedeutet, und darüber, wie genau du dich verbessern willst.

Stell dir einen energiegeladenen Mann in einer Bar vor, der Darts in alle Richtungen wirft. Es ist möglich, dass er ins Schwarze trifft, aber viel wahrscheinlicher ist, dass er seine Energie verschwendet, ohne am Ende etwas vorweisen zu können – außer einer Menge verärgerter Leute um ihn herum in der Bar. Sei nicht so jemand. Wähle deine Ziele sorgfältig aus. Versuche nicht, alles gleichzeitig zu tun und dein Faulheitssystem zu überfordern.

Als Erstes solltest du einen Schritt zurücktreten und über deine Lebensziele nachdenken. Nicht über das, was dir andere gesagt haben. Nicht über das, was du glaubst, tun zu müssen. Überlege dir, was dir wirklich wichtig ist. Das ist viel schwieriger, als es klingt. Was willst du erreichen? Was möchtest du in deinem Leben, in deinem Körper, in deinem Geist verändern? Nach einem Jahrzehnt, in dem ich mit Hunderttausenden von Menschen darüber gesprochen habe, was sie wirklich wollen, wenn sie sagen, dass sie »gesund« sein wollen, habe ich gelernt, dass es immer eine Kombination aus diesen fünf Punkten ist:

- Mehr Kraft
- Bessere kardiovaskuläre Fitness (Ausdauer)
- Höheres Energielevel und verbesserter Stoffwechsel
- Verbesserte Gehirnfunktion
- Weniger Stress (mehr Resilienz) und mehr Erholung

Oft wünschen sich Menschen auch ein längeres Leben und ein besseres Sexualleben, aber beides tritt automatisch ein, wenn man die fünf Grundlagen erfüllt. Gewicht zu verlieren ist ebenfalls ein häufig genanntes Ziel, dem man mit allen oben genannten Punkten näher kommt. Normale Menschen, die keine Sportler sind, machen sich in der Regel nicht viel aus Kraft und kardiovaskulärer Fitness als Selbstzweck. Was für sie wirklich zählt, ist, wie viel Energie sie haben und wie gut die Hose sitzt. Ein lebendiger Stoffwechsel sorgt für beides. Schlaf ist ein Werkzeug, das dabei hilft, die Grundlage für alle fünf Themen zu schaffen.

Dein KBS reguliert alle fünf grundsätzlichen Bereiche. Wenn du einen davon verbesserst, verändern sich auch die anderen mit der Zeit. Sie alle reagieren auf die richtigen Biohacking-Inputs: ein kräftiges Signal, das deinen Körper zu Höchstleistungen anspornt, und die schnelle Erholung, die ihm hilft, auf ein entspanntes, aber leistungsfähiges Grundniveau zu kommen. Wähle aus der oben genannten Aufzählung deinen gewünschten Startpunkt aus.

Mein Biohacking-Pfad sah so aus: Ausdauer → Kraft → Gehirn → Resilienz → Energie. Im Nachhinein bereue ich diese Reihenfolge, denn sie baut auf dem auf, was mir empfohlen wurde, auch wenn es bei mir nicht gut funktioniert hat. Wenn ich mit meinem heutigen Wissen nochmals 19 Jahre alt wäre, würde ich diese Abfolge wählen: Energie → Gehirn → Kraft → Resilienz → Ausdauer. Deine Sequenz wird wahrscheinlich anders aussehen. Wähle deine Ziele danach aus, wo du jetzt stehst und was dir am wichtigsten ist!

Wahrscheinlich kennst du die Neujahrsvorsätze nur zu gut, mit denen du dir selbst versprichst, dass du etwas ändern willst. Sie sind zum Scheitern verurteilt, weil sie für dein KBS gegen das Faulheitsprinzip verstoßen. Deswegen habe ich mir zwei Biohacking-Köder ausgedacht, denen dein Betriebssystem nicht widerstehen kann.

Wenn du dich für einen der fünf grundsätzlichen Punkte entscheidest, wird dein KBS dazu inspiriert, dich sicherer und sexuell anziehender zu machen. Mit anderen Worten: Du wirst dich mit Angst und Sex beschäftigen. Themen, bei denen deine innere Biologie sofort hellwach ist. Außerdem wirst du – unter Berücksichtigung des Faulheitsprinzips – effiziente Wege kennenlernen, um dich zu verbessern. Bekanntlich mag es dein System nicht, unnötig Energie zu verbrauchen. Du wirst mehr Motivation haben und weniger Widerstand spüren. Du kannst es schaffen!

Die Kraft zur Veränderung ist in deiner Biologie verankert. In diesem Sinne lass uns nun die wichtigsten Zielbereiche näher betrachten, damit du deine Prioritäten setzen kannst.

KARDIOVASKULÄRE FITNESS

Manche Menschen glauben, dass eine gute Ausdauer das Wichtigste für ihre Gesundheit sei und ihnen dabei hilft, schnell Fett zu verlieren. Das ist ein Trugschluss. Herz-Kreislauf-Training ist kein guter Weg, um Fett zu verlieren, aber eine gute kardiovaskuläre Fitness kann dich länger am Leben erhalten. Es gibt Hinweise darauf, dass eine Erhöhung der maximalen Sauerstoffmenge, die dein Körper verarbeiten kann (das wird üblicherweise als »VO_2max« bezeichnet), deine Lebensdauer verlängern kann.

Wenn du viel Zeit mit Laufen, Radfahren oder Wandern verbringen willst, solltest du das Herz-Kreislauf-Training als oberstes Ziel wählen. Ansonsten solltest du es eher nach dem Krafttraining und dem Zielbereich weniger Stress/mehr Erholung einordnen.

Das hochintensive Intervalltraining (HIIT = *High Intensity Interval Training*) und sein neuerer Ableger, das Intervalltraining mit reduzierter Belastung und hoher Intensität (REHIT = *Reduced Exertion High-Intensity Interval Training*) eignen sich gut für diese Art von Training. Mithilfe von künstlicher Intelligenz ist es möglich, die VO_2max-Kapazität achtmal so schnell zu verbessern wie bei regelmäßigen täglichen Ausdauereinheiten.

Ich habe aufgeschlüsselt, wie sich jedes Hacking-Ziel auf die wichtigsten Ziele zur Verbesserung des Lebens auswirkt. Diese Zahlen helfen dir, das Gesundheitsziel auszuwählen, das für dich am wichtigsten ist. Du kannst sie in die Ziel-Matrix auf Seite 150 in diesem Kapitel einfügen.

Auf einer Skala von 1 bis 10 wirkt sich die Verbesserung deiner kardiovaskulären Fitness wie folgt auf die anderen Grundlagenbereiche aus. Jede Zahl gibt die relative Intensität des Effekts einer Verbesserung des Herz-Kreislauf-Systems an:

- Energielevel und Stoffwechsel: 3
- Gehirnfunktion: 5
- Resilienz und Erholung: 5
- Kraft: 3
- Kardiovaskuläre Fitness: 10
- Langlebigkeit: 8
- Sex: 7

KRAFT

Wenn du deine Kraft steigerst, wirst du besser aussehen, mehr Energie haben, länger leben und dein Gehirn besser nutzen können. Es hat sich herausgestellt, dass es einen Zusammenhang zwischen der Größe deines Gesäßmuskels und der Größe deines Gehirns gibt. Wissenschaftler glauben, dass Muskeln das Gehirn am Leben erhalten und dass das Gehirn die Muskeln für sich selbst am Leben erhält. Es scheint fast so, als wolle dein KBS sicherstellen, dass der Körper, für den er verantwortlich ist, genug Muskeln hat, um mit allem fertigzuwerden, was in der Welt um dich herum passiert. Wenn du ein gutes Fundament geschaffen hast, wirst du feststellen, dass es gar nicht so schwer ist, zusätzliche Kraft aufzubauen. Es gibt viele Tricks oder Hacks, die besser funktionieren, als immer wieder schweres Gewicht zu heben und es wieder abzusetzen.

Manche Frauen haben Angst, dass sie zu voluminös oder männlich wirken, wenn sie Kraft aufbauen. Diese Sorge ist unbegründet. Zusätzliche Kraft und Muskelmasse halten dich länger am Leben und sorgen für höhere Lebensqualität mit mehr Energie. Hier siehst du, wie sich Krafttraining auf jeden der sieben Zielbereiche auswirkt. Dabei steht 1 für die geringste und 10 für die höchste Auswirkung:

- Energielevel und Stoffwechsel: 7
- Gehirnfunktion: 7
- Resilienz und Erholung: 4
- Kraft: 10
- Kardiovaskuläre Fitness: 2
- Langlebigkeit: 7
- Sex: 7

ENERGIELEVEL UND STOFFWECHSEL

Bei deinem Stoffwechsel geht es darum, Luft und Nahrung in elektrische Energie für deinen Körper umzuwandeln. Er ist die Grundlage für jede Funktion deines Körpers. Dein Stoffwechsel oder Metabolismus verbessert sich schnell, wenn du intermittierendes Fasten integrierst, dich gesund ernährst und Schadstoffe vermeidest, die deine Zellfunktionen beeinträchtigen. Intermittierende Hypoxie (simuliertes Höhentraining), Atemübungen, Kälte- und Wärmeexposition und Stressabbau können ebenfalls zu guten Ergebnissen führen.

Wenn du nicht ohnehin bereits schlank bist und über ein konstant hohes Energielevel verfügst, solltest du dich schon früh auf die Verbesserung deines Stoffwechsels konzentrieren, was sich sehr positiv auf fast alle anderen Bereiche auswirkt. Nach demselben Muster wie zuvor wirkt sich die Arbeit am Stoffwechsel so auf jeden der sieben Zielbereiche aus:

- Energieniveau und Stoffwechsel: 10
- Gehirnfunktion: 10
- Resilienz und Erholung: 7
- Kraft: 4
- Kardiovaskuläre Fitness: 4
- Langlebigkeit: 9
- Sex: 7

GEHIRNFUNKTION

Sehr viele Menschen haben täglich mit Bewusstseinstrübung bzw. Gehirnnebel zu kämpfen. Auch ich war betroffen und das hat mich zu Tode erschreckt. Die gute Nachricht ist, dass es eine Menge Technologien gibt, die dir helfen können, deine Gehirnfunktion zu verbessern. Das geschieht auf zwei Ebenen: Du kannst deinen IQ erhöhen und dein Gedächtnis verbessern. Du kannst den Gehirnnebel ganz loswerden. Wenn dein Gehirn bereits gut funktioniert, solltest du dich auf ein anderes Ziel konzentrieren. Wenn es aber Fälle von Alzheimer in deiner Familie gibt, du regelmäßig Wörter vergessen hast oder deine Autoschlüssel in den Kühlschrank steckst, sollte dieser Bereich deine Top-Priorität sein:

- Energielevel und Stoffwechsel: 6
- Gehirnfunktion: 10
- Resilienz und Erholung: 7
- Kraft: 1
- Kardiovaskuläre Fitness: 1
- Langlebigkeit: 6
- Sex: 7

RESILIENZ UND ERHOLUNG

Wenn du ständig ängstlich bist und dich gestresst fühlst, nachts nur schwer einschlafen kannst oder einfach das Gefühl hast, nicht mit dem fertigzuwerden, was das Leben dir vorsetzt, solltest du dich zunächst darauf konzentrieren, deinen Stresspegel zu senken und deine Widerstandsfähigkeit zu erhöhen.

Einen guten Umgang mit Stress zu lernen ist wichtig, um das ultimative Ziel der Ausgeglichenheit zu erreichen. Wenn du physisch überlastet bist, braucht es nicht viel mehr Stress, um dich in einen Zustand des Ungleichgewichts zu versetzen. Wenn dein Körper aber lernt, schnell wieder ins Gleichgewicht zu kommen oder überhaupt nur schwer aus dem Gleichgewicht gerät, wirst du dich stark und widerstandsfähig fühlen.

Eine weitere häufige Quelle für Stress und Angst ist das Gehirn. Du kannst dein Gehirn trainieren, widerstandsfähiger zu werden, und du kannst deinen Körper trainieren, widerstandsfähiger zu werden. Und du kannst auch dein Nervensystem trainieren, widerstandsfähiger zu werden. Bedenke, dass fast alle Biohacks in diesem Buch Stress erzeugen, aber so, dass dein Körper schnell wieder ins Gleichgewicht kommt und sich schnell verbessert. Das ist guter Stress. Schlechter Stress ist es, wenn dein Körper nie oder nur sehr langsam wieder ins Gleichgewicht kommt.

- Energielevel und Stoffwechsel: 6
- Gehirnfunktion: 6
- Resilienz und Erholung: 10
- Kraft: 2
- Kardiovaskuläre Fitness: 2
- Langlebigkeit: 6
- Sex: 8

DER ZYKLUS DER PERSÖNLICHEN WEITERENTWICKLUNG

Wenn du dieses Buch liest, wirst du eine Idee nach der anderen finden, denn so funktionieren Bücher zum Thema Selbstverbesserung nun mal. Aber wenn ich den Anfang dieses Buchs nahtlos mit dem Ende verbinden könnte, würde ich eine noch bessere Grundlage schaffen, denn so funktioniert der Verbesserungsprozess deines KBS. Bereite dich vor, damit du deinen Körper anspornen kannst, sich zu verbessern. Motiviere deinen Körper dazu, sich gut zu erholen. Erhole dich, damit du den ganzen Prozess erneut beginnen kannst. Respektiere den Kreislauf und die Funktionsweise des Faulheitsprinzips. Du wirst erstaunt sein, wie schnell du dich deinen Zielen nähern kannst, und das, ohne Widerstand zu spüren oder viel Willenskraft zu benötigen. Nutze die Faulheit, es ist der einfachere Weg.

Ein Upgrade deines KBS durchzuführen ist ein zusammenhängender Prozess. Nehmen wir an, dass du an einem bestimmten Tag besonders gut schlafen willst. An diesem Tag hebst du richtig schwere Gewichte. Tust du das, verlängert sich dein Tiefschlaf in der Nacht um 30 bis 60 Minuten, weil dein Körper wegen der Anstrengung eine längere Erholungsphase braucht. Ist nun das Training der Grund für den ausgedehnten Tiefschlaf? Oder konntest du das harte Training nur deshalb absolvieren, weil du bereits ausreichend erholsamen Schlaf bekommst? Nicht immer ist der Zusammenhang von Ursache und Wirkung eindeutig. Es ist eher wie bei Herdentieren: Ein Tier macht etwas, dann macht ein anderes etwas, und dann geht die ganze Gruppe in eine neue Richtung.

Es gibt viele Arten der Erholung, viele Trainingsvarianten, verschiedene Zeiten, in denen man etwas tun kann, unterschiedliche Ernährungsweisen und so weiter. Die Komplexität kann überwältigend wirken, was dazu führt, dass dein KBS im Zusammenspiel mit dem Faulheitsprinzip davor zurückschreckt, etwas richtig anzupacken. Lass dich nicht darauf ein. Dieses Buch spart dir so viel Zeit und Energie, dass sogar dein träges KBS froh sein wird, dass du es gelesen hast.

In Wirklichkeit ist die Komplexität deines Körpers ein Vorteil und kein Nachteil. Das bedeutet, dass es einen riesigen Spielraum gibt, um die passenden Hacks zu finden, die für dich funktionieren. Der zyklische Charakter des Prozesses bedeutet, dass dir jede Anpassung hilft, andere Veränderungen vorzunehmen, und dass du viele Gelegenheiten hast, auf deinen Erfolgen aufzubauen. Ich biete dir eine breite Auswahl an Optionen, die von deinen Zielen abhängen. Nicht alle davon wirst du umsetzen können. Niemand schafft das, und das ist auch gut so. Wähle einfach die Werkzeuge, die dich am schnellsten ans Ziel bringen.

Stell dir vor, du könntest sagen: Ich habe eine Stunde pro Woche Zeit, um zu trainieren. Dadurch, dass ich mit meinem Betriebssystem zusammenarbeite – statt es zu bekämpfen –, kann ich aus dieser Stunde viel mehr Nutzen ziehen als vorher. Das allein wäre schon ein großer Gewinn. Vielleicht liegt es daran, dass du zum ersten Mal in deinem Leben genügend Mineralstoffe hast, sodass du Enzyme produzieren und Muskeln und Testosteron aufbauen kannst. Vielleicht trainierst du auf eine Art und Weise, die dich zu Höchstleistungen anspornt und dich exakter als je zuvor zu deiner Ausgangsbasis zurückführt. So oder so hast du mit weniger Aufwand mehr Energie erzeugt. Du hast eine Sache verändert, durch die du viele weitere verändern kannst. Wenn du dann noch mehr Aspekte in deinem Leben umgestaltest, wirst du noch mehr Vorteile entdecken.

Wenn du noch mehr tust, wirst du einen noch größeren Nutzen haben. Aber tappe nicht in die Falle des Perfektionismus. Du musst nicht all die verrückten Dinge tun, die Milliardäre tun. Meine Aufgabe ist es, den Zugang zu allen Hacks zu ermöglichen. Auf dieser Grundlage kannst du dir dann deine individuellen Ziele setzen und tun, was du tun willst.

Sobald du dein Ziel definiert hast, kannst du mit dem großen Prozess beginnen, dein KBS umzubauen und zu verbessern. Das ist ein Kreislauf, der in einer bestimmten Reihenfolge abläuft. Zunächst solltest du Hindernisse aus dem Weg räumen und dich mit den richtigen Ressourcen versorgen. Sonst kannst du deine Energieerzeugung nicht verbessern. Bei der Energieerzeugung ist es wichtig, effizienter zu werden, damit du noch mehr Energie hast. Du solltest dazu in der Lage sein, diese Energie ein- und auszuschalten, damit du dich erholen und neu durchstarten kannst.

Die Matrix aus Hacks und Zielen: Lebensziele versus Upgrade-Hacks

Bei Upgrade Labs haben wir ein System mit künstlicher Intelligenz (KI) entwickelt, das Menschen hilft, ihre Ziele zu erkennen und ihren Status quo zu verstehen. Aber du brauchst keine KI, um loszulegen. Die folgende Tabelle ist alles, was du brauchst, um dich auf deine persönliche Weiterentwicklung zu konzentrieren.

Vielleicht möchtest du mehrere Bereiche gleichzeitig anpacken und deinen Stress und deine Ängste abbauen, mehr Energie und einen gesunden Stoffwechsel haben und gleichzeitig stark, klug und sexy sein. Die Quintessenz ist aber zu verstehen, dass nicht alles deine oberste Priorität sein kann. Was packst du zuerst an? Das kannst du selbst entscheiden. Wenn du willst, kannst du es gleich hier im Buch tun.

Nachdem ich jahrelang verzweifelt versucht habe, mich in allen Bereichen gleichzeitig zu verbessern, und dabei fett, müde und durcheinander war, kann ich dir sagen, dass das wichtigste Ziel für die meisten Menschen sein sollte, ihre Energie zurückzubekommen. Niemand wird merken, wenn sich die Energie in dir verändert, aber du merkst es. Du wirst feststellen, dass es sich großartig anfühlt, wenn du morgens mit dem Gedanken aufwachst: »Heute wird ein guter Tag. Nichts in meinem Körper tut weh, mein Gehirn funktioniert, ich bin nicht durcheinander und ich fühle mich nicht verkatert. Ich habe nicht das Gefühl, dass ich eine Tasse Kaffee trinken muss, um wach zu werden, sondern ich trinke Kaffee einfach aus Genuss.« Es ist ein mächtiges Gefühl, in einen Zustand zu kommen, bei dem du automatisch weißt: »Ich schaffe das. Ich habe genug Energie, um alles, was auf mich zukommt, zu bewältigen.« Um das zu erreichen, musst du bei deinen Zellen ansetzen. Wenn deine Zellen effizient arbeiten, hast du mehr Energie.

Die Matrix nutzt du folgendermaßen: Wenn deine oberste Priorität Energie ist, gehst du direkt zur Spalte »Energielevel und Stoffwechsel« und schaust dir an, wie die einzelnen Hacks bewertet werden. Die fettlöslichen Vitamine haben den größten Effekt, also fängst du hier an. Vielleicht blätterst du noch einmal ein paar Seiten zurück, liest erneut das Kapitel über Nahrungsergänzungsmittel und fängst an, täglich DAKE und Mineralstoffe einzunehmen.

Sobald du anfängst, an deinem Ziel zu arbeiten, ist es wichtig, deine Fortschritte zu messen und zu verfolgen.

Du kannst dein Energielevel ganz einfach messen, indem du dich fragst: »Auf einer Skala von 1 bis 10: Wie habe ich mich gefühlt, als ich heute Morgen aufgewacht bin?« Das Ergebnis schreibst du dir dann auf.

Wenn du dann anfängst, deine Gesundheit auf zellulärer Ebene zu verbessern, kannst du die Veränderungen bei deinem Energielevel beobachten und sie im Laufe der Zeit vergleichen.

Wenn mehr Energie ganz oben auf deiner Liste steht, was ist dann das zweitwichtigste Ziel für dich? Indem du eine Rangliste deiner Ziele aufstellst, kannst du deine persönliche Reiseroute bestimmen.

HACKS UND IHRE RELATIVE AUSWIRKUNG AUF DEIN ZIEL (10: SEHR HOHE AUSWIRKUNG, 1: SEHR GERINGE AUSWIRKUNG)							
Hack	Kraft	Energielevel und Stoffwechsel	Gehirnfunktion	Resilienz und Erholung	Kardiovaskuläre Fitness	Sex	Langlebigkeit
Fettlösliche Vitamine	2	7	9	5	5	7	8
Mineralstoffe	6	7	6	7	5	7	8
Gehirntraining	2	5	10	6	3	5	7
Kälte- und Wärmetherapie	2	4	6	7	5	7	8
Atmung/Hypoxie	1	7	5	4	5	8	7
Licht-/Schalltherapie	1	5	7	7	2	8	5

Es geht darum, dein eigenes Abenteuer zu wählen. Sobald du deine oberste Priorität festgelegt hast, gehst du zur zweiten über. Denke daran, dass es für die Verbesserung deines KBS keine standardisierte Lösung gibt. Hab Spaß dabei, deinen eigenen Weg zu gehen.

Du machst aktuell wahrscheinlich jeden Tag Hunderte von Dingen, von denen du glaubst, dass sie dich fit und gesund halten, auch wenn sie nicht besonders gut funktionieren. So ist der Mensch nun mal. Wir glauben instinktiv, dass Fortschritt möglich ist, aber die meisten von uns haben keinen Zugang zu dem Wissen, wie sie ihn tatsächlich verwirklichen können. Der Glaube an den Fortschritt ist eine wunderbare Sache. Ohne ihn gäbe es keine Geschirrspüler und Waschmaschinen und wir würden wahrscheinlich bis zum heutigen Tag unsere Kleidung mit Waschbrettern reinigen. Der Glaube allein ist aber keine gute Grundlage. Wenn du dir ein Ziel setzt und dich an die Arbeit machst, die nötig ist, um dein KBS zu optimieren, willst du nicht nur auf den Glauben setzen. Du willst harte Beweise dafür, dass du wirklich etwas erreichen kannst.

Ich habe 25 Jahre damit verbracht, diese Beweise zu sammeln. Ich habe mich mit führenden Experten beraten. Ich habe Tausende von Studien gelesen.[129] Ich habe an mir selbst experimentiert. Ich habe die Bulletproof-Diät entwickelt, mit der Menschen auf der ganzen Welt erfolgreich mehr als eine Million Pfund abgenommen haben. Außerdem habe ich die Unternehmen Upgrade Labs und 40 Years of Zen gegründet, die meine Ideen über das KBS und das Faulheitsprinzip auf die Probe gestellt und bewiesen haben, dass sie funktionieren. Diese Unternehmen gäbe es gar nicht, wenn Biohacking bei mir vorher nicht so gut funktioniert und mir geholfen hätte, meinen Körper und Geist zu verbessern. So war ich in der Lage, eine Reihe gesundheitlicher Hindernisse zu überwinden und meine Energie und meine Motivation auf ein neues Level zu heben. Seitdem bin ich erfolgreich.

Meine Geschichte ist nicht deine Geschichte und meine persönliche Weiterentwicklung unterscheidet sich von deiner. Wir sind alle unterschiedlich. Aus diesem Grund ist es so wichtig, dass du die für dich richtigen Ziele auswählst und deinen Ansatz individualisierst. Wir alle haben dasselbe biologische Betriebssystem, das die gleichen grundsätzlichen Macken, Stärken und Schwächen hat. Du wirst feststellen, dass die Hacks, die du auf den folgenden Seiten kennenlernst, ein Maß an »Normalität« freisetzen können, von dem du nicht wusstest, dass es in dir existiert. Wichtig ist, sie richtig umzusetzen.

Jeder beschriebene Biohack funktioniert noch besser, wenn du genügend fettlösliche Vitamine und Mineralstoffe zu dir nimmst, denn das sind die grundlegenden Bausteine für jede positive Veränderung. Wir fangen alle mit den gleichen Grundlagen an und bauen auf denselben Ausgangspunkten auf. Du brauchst die richtigen Ressourcen, um Enzyme zu bilden, Proteine aufzubauen, genug Energie zu erzeugen und um das Upgrade deines KBS umsetzen zu können. Wenn das Fundament steht, möchte ich, dass du eine konkrete Anleitung hast, wie du dich selbst verbessern kannst. Ich möchte auch, dass du dich daran erinnerst, warum du dich überhaupt verändern willst. Das ultimative Ziel ist, dass du tun kannst, wozu du dich berufen fühlst, und nicht dein ganzes Leben mit Selbstoptimierung verbringst. Du verbesserst dich automatisch, wenn du wächst und dich entwickelst. Wenn du mehr Energie hast, funktioniert alles besser: dein Gehirn, deine moralischen Impulse, deine Fähigkeit, zu meditieren und deine Balance zu finden.

Dein Weg ist einzigartig, denn jedes menschliche Betriebssystem hat seine eigenen Besonderheiten und das Leben eines jeden Menschen ist anders. Wenn du eine Frau in der Perimenopause (Zeit, in der eine Frau vom gebärfähigen Alter in die Menopause übergeht) bist, die abnehmen möchte, sieht dein Weg ganz anders aus als meiner mit 19 Jahren, als ich verzweifelt versuchte, Gewicht zu verlieren. Der Weg eines erfahrenen Meditierenden, der nach größerer Erleuchtung strebt, ist komplett anders als der eines Schülers, der versucht, bei Prüfungen einen klaren Kopf zu behalten.

Ich kann dir nicht sagen, wie dein Weg genau aussehen soll, aber ich kann dir die Werkzeuge und Techniken an die Hand geben, die du brauchst. Ich kann dir helfen, den Weg zu finden, der für dich am besten ist. Deine Reise beginnt genau hier und jetzt.

KAPITEL 7

HACKING-ZIEL: KRAFT UND KARDIOVASKULÄRE FITNESS

Wenn du deinen Körper mit den richtigen Ressourcen versorgt hast und dein Ziel feststeht, kannst du den Transformationsprozess starten. Die meisten Menschen denken, sportliche Aktivität sei der Schlüssel zu mehr Gesundheit. Training bedeutet für sie: Gewichte heben, loslaufen, und das war's dann auch schon. Wenn du stärker oder schneller werden willst, trainierst du einfach mehr. Bonuspunkte gibt es, wenn du nach getaner Arbeit noch einen schlecht schmeckenden Proteinshake trinkst.

Du bist schlauer, als diesen Weg zu wählen. Du hast deinen Körper darauf vorbereitet, besser auf Signale zu reagieren, die dir die Kontrolle über deine Kraft- und Ausdauerleistung geben. Du hast chemische Hindernisse aus dem Weg geräumt, die dich in der Vergangenheit davon abhielten, mehr Energie zu haben. Dein Körper bekommt die richtigen Nahrungsmittel, fettlösliche Vitamine und Mineralstoffe, um dein KBS zu Höchstleistungen zu führen. Du weißt, dass es fünf grundsätzliche Bereiche gibt, die du verbessern kannst: Kraft, kardiovaskuläre Fitness, Energielevel und Stoffwechsel, Gehirnfunktion sowie Resilienz und Erholung. Wenn du deinem Körper das richtige Signal gibst, um sich in einem dieser Bereiche zu verbessern, werden auch die anderen davon profitieren.

Du könntest in Versuchung kommen, auf das Dogma der harten Arbeit hereinzufallen, und dir einreden, du seist jetzt bereit, den Kampf gegen das Faulheitsprinzip in deinem Körper aufzunehmen. Aber du bist auch hier smarter. Einer der wichtigsten Grundsätze des Biohacking ist, dass man nicht gegen das KBS ankämpfen sollte. Dein Betriebssystem ist faul. Wie lange, glaubst du, stellt es dir die nötige Energie für deinen Feldzug zur Verfügung? Es wird dafür sorgen, dass du dich müde, abgelenkt oder gelangweilt fühlst. Du wirst nicht gewinnen. Du musst dir deine angeborene Faulheit zunutze machen, statt sie zu bekämpfen.

Der Ansatz, sie zu beherrschen, indem du sie bekämpfst, wäre wie der Versuch, die Batterie deines Elektroautos aufzuladen, indem du schneller und weiter fährst. Das funktioniert nicht und ist sogar kontraproduktiv. Das Erstaunliche ist: Viele Menschen glauben wirklich, dass dies die richtige Herangehensweise ist. Wenn sie ihre Kraft und kardiovaskuläre Fitness ins Visier nehmen, denken sie: Faulheit ist schlecht, also muss obsessives Training gut sein. Und da Training ja gut ist, muss häufiges und hartes Training – länger, schweißtreibender, mühsamer – noch besser sein. Wenn ein Marathon gut ist, dann ist ein Ultramarathon noch besser. Anstrengung führt zu Wachstum. Diese Menschen übernehmen die Mentalität »Arbeit macht stark«.

Diese Denkrichtung ist das Ergebnis eines eklatanten Fehlers in unserem menschlichen Entscheidungsprozess: Wir lieben es zu polarisieren. Wir teilen die Dinge in gut und schlecht auf und bleiben dann hartnäckig bei der Vorstellung, wenn etwas gut ist, müsse mehr davon besser sein. Das Gegenteil muss dann schlecht sein. Denke an die ursprüngliche militärische Ausbildung im alten Griechenland. Was taten die Soldaten? Sie trainierten etwas immer und immer wieder und wiederholten es jeden Tag. Dieser Ansatz funktioniert tatsächlich. Man muss nur eine große Anzahl von Menschen einberufen, sie jeden Tag in Militärlagern trainieren lassen und dann werden sie stark. In dieser Denkweise sind wir immer noch gefangen.

Verhaltensexperten sagen dir, dass du eine Aktivität 10.000 Stunden lang immer und immer wieder wiederholen musst, wenn du gut darin werden willst. Wenn du diese Zeit nicht investieren möchtest, heißt das, dass du faul bist und dich nicht genug für den Erfolg einsetzt.

All das ist Unsinn. In fast jedem System und jeder Situation gibt es eine umgekehrte Reaktionskurve in Form eines umgekehrten U. Am Anfang führt mehr Input meistens tatsächlich zu mehr Ergebnissen pro Minute. Aber dann flacht die Kurve ab und fällt wieder nach unten. Du erreichst den Punkt, an dem der Ertrag abnimmt, wenn mehr Input zu weniger Ergebnissen führt. Dann hast du es übertrieben und bist auf das Mehr-ist-besser-Paradigma hereingefallen. Nimm zum Beispiel Medikamente und Nährstoffe: Eine zu kleine Menge an Kupfer oder Zink reicht nicht aus, um die Gesundheit zu fördern. Eine mittlere Dosis ist großartig. Eine Überdosis ist schrecklich für dich. Das Gleiche gilt für Essen, Trinken und sogar Atmen.

So ist es auch mit dem Training. Sportliche Aktivität folgt normalerweise dem umgekehrten U, aber KI-Algorithmen und die Sportwissenschaft entdecken immer neue Wege, um bessere Bewegungssignale in deine Zellen zu bringen. Was wir mit Sicherheit wissen, ist, dass mehr nicht besser ist. Denk an den armen Kerl, der den ersten Marathon gelaufen ist, oder an Jim Fixx, der in den 1970er-Jahren die Jogging-Bewegung mitbegründet hat und mit 52 Jahren an einem Herzinfarkt gestorben ist. Oder besser noch: Denk nicht an andere Menschen, sondern an dich selbst und daran, wie dein Verbesserungsprozess aussehen soll.

Verbringst du wirklich jeden Tag eine Stunde im Fitnessstudio? Das bezweifle ich. Und selbst wenn, macht es dir Spaß? Vielleicht. Aber diese Vorgehensweise baut in jedem Fall weniger Muskeln pro Minute auf, als wenn du das richtige Signal an dein KBS sendest, um dich zu verbessern.

NAHRUNGSERGÄNZUNGSMITTEL, DIE DICH AUF DEIN TRAINING VORBEREITEN

- Kaffee
- Mineralstoffe
- Elektrolyte oder Himalaya-Salz und Zitronensaft im Wasser
- Essenzielle Aminosäuren

RAUS MIT DEM ALTEN

Meine Experimente mit Fitness-Hacking begannen vor vielen Jahren, als ich mir schwor, stärkere Beine zu bekommen und Gewicht zu verlieren, um eine weitere Knieoperation zu vermeiden. Seinerzeit dachte ich, Trainingszeit und -intensität sowie strikte Kalorienreduktion seien die einzigen Mittel, die funktionieren würden (schließlich stand das in einem Gesundheitsmagazin). Also strengte ich mich an und machte sechs Tage die Woche 45 Minuten Krafttraining und 45 Minuten Ausdauertraining. An dieses Protokoll hielt ich mich 18 Monate lang ohne Unterbrechung und ernährte mich während dieser Zeit fettarm und kalorienarm. Am Ende war ich zwar immer noch zu dick, aber zumindest kräftig.

Ich beschloss, etwas zu wagen, und probierte eine Sportart aus, die Verrenkungen erforderte. Einen Abend »Laser Tag« spielen brachte mich aus dem Fitnessstudio und wieder in die Warteschleife für die nächste Knieoperation. Nach all meinen Anstrengungen war ich also immer noch nicht in der Lage, das gesteckte Ziel zu erreichen und mein Knie in der realen Welt zu belasten. Jetzt musste ich auch mein Trainingsprogramm zurückschrauben, weil mein Knie mir einfach nicht erlaubte, die bisherige Routine beizubehalten. Zu meinem Erstaunen stellte ich fest, dass ich mehr Energie hatte, wenn ich weniger trainierte. Wer hätte das gedacht?

In der Zeit, als sich mein Knie erholte, baute ich gerade meine Karriere auf und pendelte zur Arbeit. Ich war so beschäftigt, dass ich höchstens zweimal pro Woche ins Fitnessstudio ging – und dennoch hatte ich nicht das Gefühl, irgendwas zu versäumen. Da wurde mir klar, dass ich bislang viel Zeit und Mühe mit dem Training verschwendet hatte. Ich habe es mir ausgerechnet: Ich hatte in dieser trainingsbesessenen Phase meines Lebens 702 Stunden verschwendet. Ein Grund, warum ich Upgrade Labs gegründet habe: Ich wollte diese Zeit zurückgewinnen. Wenn ich damals gewusst hätte, wie ich meinen Körper am effektivsten trainiere, hätte ich die restlichen 500 Stunden mit etwas Sinnvollem verbracht. Diese Ersparnis bringt meinen Faulheitsmotor ordentlich in Schwung.

In diesem Kapitel konzentrieren wir uns darauf, wie du entweder deine Kraft oder deine kardiorespiratorische Fitness verbessern kannst – und das in kürzerer Zeit und mit weniger Aufwand als bisher. Die Grundprinzipien, die du hier lernst, kannst du auch auf die anderen Lebensziele anwenden, die in den folgenden Kapiteln behandelt werden. Die alte Methode des Krafttrainings besteht darin, schwere Gegenstände wie Hanteln, Steine oder andere Gewichte zu heben und eine große Anzahl von Wiederholungen zu machen. Du kannst auch viele schnelle Liegestütze machen, ein paar Sätze Bankdrücken oder andere Übungen, die dir die Geräte vorgeben. Ein Trainer im Fitnessstudio – wenn du dir einen leisten kannst – lässt dich 30 oder 40 Wiederholungen machen. Du machst einen Satz mit zehn Wiederholungen, pausierst, machst einen weiteren Satz mit zehn Wiederholungen, pausierst und so weiter.

Wenn du dich wirklich darauf einlässt und nichts Besseres mit deiner Zeit anzufangen weißt, funktioniert diese Art von Training. Vielleicht machst du das jeden Morgen um 5 Uhr, denn das ist es ja, was gute und fleißige Menschen tun sollten. Wir folgen diesem Schema, weil Bodybuilder in den 1970er-Jahren herausgefunden haben, dass dieser Ansatz für sie funktionierte. Seitdem wissen wir sehr viel mehr, aber wahrscheinlich handelst du noch nicht auf Basis dieser neuen Erkenntnisse. Tatsächlich brauchst du für die neuesten und schnellsten Hacks nicht einmal mehr Gewichte.

Herkömmliches Ausdauertraining geht mit einem bösen Verschleiß an Gelenken und Bändern einher, wie ich selbst auf die harte Tour gelernt habe. Forscher der Yale University haben herausgefunden, dass sich jedes Jahr mindestens 50 Prozent der Läuferinnen und Läufer verletzen, wobei die wirkliche Zahl wahrscheinlich noch viel höher ist.[130] Diese Verletzungen können deine Lebensqualität für lange Zeit beeinträchtigen. Du kannst beispielsweise unter chronischen Schmerzen, Steifheit, Stressfrakturen, Plantarfasziitis oder Achillessehnenentzündung leiden. Wenn du fünf Jahre deines Lebens läufst und es jährlich eine 50-prozentige Wahrscheinlichkeit gibt, dass du dich verletzt, kannst du ziemlich sicher sein, dass es dich irgendwann erwischt.

Aber es kommt noch schlimmer, denn all die Menschen, die glauben, dass Laufen gut für sie ist, denken, noch mehr Laufen sei noch besser. Einige schädigen durch Ausdauertraining und Marathonlaufen ihr Herz. Noch schlimmer ist allerdings, dass wiederholtes, lang andauerndes Herz-Kreislauf-Training das Herz dazu bringt, schneller zu schlagen und dabei weniger Blut pro Schlag zu transportieren. Die gesündesten und widerstandsfähigsten Tiere (und Menschen) haben aber einen sehr hohen Blutausstoß. Das bedeutet, dass ihr Herz mit nur einem Schlag eine enorme Menge Blut bewegen kann.

Wir stecken in einem Dilemma: Auf der einen Seite wollen wir uns nichts kaputt machen. Auf der anderen Seite streben wir einen guten VO_2max-Wert (Maß zur Bestimmung der maximalen Sauerstoffaufnahme) an. Eine gute Sauerstoffaufnahme hält uns jung. Es gibt sogar vereinzelte Hinweise darauf, dass extremes Ausdauertraining die Telomere verlängern kann. Telomere sind die Schutzkappen an den Enden deiner Chromosomen, die deine DNA vor dem Altern schützen. Im Folgenden wirst du lernen, wie du von den Vorteilen des Trainings profitieren kannst, ohne Zeit zu verschwenden oder deine Gelenke kaputt zu machen.

Die allgemeine Botschaft lautet: Hör auf, die Trägheit deines Körpers zu bekämpfen. Sie hat die Biologie auf diesem Planeten mehr als eine Milliarde Jahre lang bestimmt. Auf kurz oder lang gewinnt sie den Kampf sowieso. Entscheide dich lieber für das, was du am meisten willst, und lass dich von deiner Faulheit motivieren. Mit sehr kurzen Trainingseinheiten, die nicht wehtun und nicht nerven, kannst du eine Menge erreichen

HACKS FÜR DAS KRAFTTRAINING

BIOHACK-HIERARCHIE

- Langhanteln sind leicht zugänglich, erfordern aber einen vorsichtigen Umgang beziehungsweise eine gute Technik. Wichtig ist, auf langsame, exzentrische Bewegungen zu achten.

- Kraftgeräte im Stil der Firma Nautilus und Gewichte mit Kabelzug sind leicht zugänglich und eignen sich für das Training etwas besser als freie Gewichte.
- Isometrische Übungen sind gut geeignet, wenn du nur wenig Zeit und kaum Ausrüstung zur Verfügung hast. Sie helfen dir, die richtige Technik zu lernen, führen aber nicht zu substanziellen Kraftzuwächsen.
- Widerstandsbänder sind billig und einfach einzusetzen, aber nicht verstellbar.
- Elektrische Stimulation oder EMS (steht für Elektromyostimulation) führt zu gezielten Ergebnissen, ist aber unangenehm und erfordert gute Anleitung beziehungsweise viel Fachwissen.
- Eine KI-gesteuerte Maschine verwendet ein normal aussehendes Gerät, das von einem Computeralgorithmus gesteuert wird und sich auf einzigartige Weise bewegt. Diese Maschine bringt dir den größten Nutzen mit der kleinsten Investition, den wenigsten Verletzungen und der geringsten Reibung.

Dein Körper hat ein eingebautes System von Sensoren, die Bewegungen, Aktionen und Positionen erkennen. Diese Sensoren werden Propriozeptoren genannt. Sie ermöglichen es dir, auf magische Weise deine Augen zu schließen und deine Nase zu berühren. Leider hindern sie dich daran, deine maximale Leistung abzurufen. Sie arbeiten mit deinem Gehirn zusammen und setzen dir falsche Grenzen. Das Faulheitssystem deines Körpers gaukelt dir vor, dass du nicht so stark drücken, ziehen oder heben kannst, wie du eigentlich könntest. Außerdem vermittelt es dir, dass du weniger Energie hast, wie dir tatsächlich zur Verfügung steht. Die Propriozeption schenkt nur der Angst mehr Aufmerksamkeit als der Faulheit, denn die wichtigste Aufgabe ist, dich zu schützen.

Du kannst dir die Propriozeptoren als ein hochintelligentes System aus kleinen Knotenpunkten vorstellen, die jede Position und Bewegung genau aufzeichnen. Die Propriozeptoren sorgen dafür, dass jeder Teil deines Körpers weiß, wo er sich gerade im Raum befindet. Jeder einzelne Nerv in einem Band, einer Sehne oder einem Muskel ist klein und beschränkt, aber die Informationen werden mächtig, wenn dein Gehirn sie nutzt. Auf diese Weise denkt dein Knöchel für sich selbst, dein Handgelenk denkt für sich selbst und so weiter. Indem sie sich selbst im Auge behalten, können alle Teile deines Körpers ihre Bewegungen optimieren, ohne dass du bewusst daran beteiligt bist. Das ist ein weiterer Teil deines KBS, der außerhalb deines Bewusstseins abläuft, genau wie die Atmung. Du musst ihn nicht beachten, aber du kannst ihn bewusst verändern.

Die meiste Zeit passt das Propriozeptionssystem gut auf dich auf. Du möchtest nicht bei jedem Schritt darüber nachdenken müssen, wo dein Knöchel ist und was er tut! Das System fungiert auch als Sicherheitsnetz, das dich vor Überanstrengung und Verletzungen bewahrt. Deine Schulter hat zum Beispiel ein lokales System, dessen Botschaft an dich ist: »Überfordere mich nicht mit einer Aktivität. Wenn ich glaube, dass ich mich verletzen werde, füge ich dir Schmerzen zu, damit du aufhörst.« Wenn die Propriozeptoren solche Mitteilungen der Angst aussenden, bist du ihnen ausgeliefert. Wenn du versuchst, deine Schulter zu sehr anzustrengen, wird sie dir sagen, dass du es nicht schaffst, und du wirst es glauben. Die Propriozeptoren sind auch für diese »Argghhh«-Grenzen im Fitnessstudio verantwortlich, wenn du denkst, dass du keine Kraft mehr hast und keine Wiederholung mehr schaffst. Beim Training geht es darum, deinen Körper mit Willenskraft ein wenig über das Limit hinaus zu bringen, das deine Propriozeption für möglich hält. Das führt dazu, dass sich ein Muskel anpasst (indem er größer wird), ein Gelenk sich anpasst (indem es stärker wird) und die Propriozeption deines Nervensystems sich anpasst (indem es glaubt, dass es für den Körper jetzt sicher ist, mehr Gewicht zu heben).

Das Problem ist, dass dich deine Propriozeptoren oft belügen. Du hast eigentlich mehr Kraft, mehr ungenutztes Potenzial, aber die konservativen Grenzen deines Körpers lassen es dich nicht ausschöpfen. Sobald du deinem Körper aber zeigst, dass du diese Schwelle sicher überschreiten kannst, ändert sich alles. Der Körper sagt: »Oh! Ich habe mich doch nicht verletzt.« Dann passt er sich an und definiert neue Grenzen. Dein Körper aktiviert nun Systeme, um die Bänder, die Knochen mit anderen Knochen verbinden, und die Sehnen, die Knochen mit Muskeln verbinden, zu stärken. Du kannst jetzt größere Belastungen als zuvor bewältigen.

Die Herausforderung für dich als Biohacker besteht darin, einen Weg zu finden, deinen Muskeln mitzuteilen, dass sie wachsen sollen, ohne dass deine Propriozeptoren eingreifen und dich daran hindern – und das Ganze, ohne dir selbst zu schaden. Manchmal hat der Körper eben doch recht. Wenn du im Fitnessstudio mit schweren Gewichten hantierst, kannst du dir sehr schwere Verletzungen zufügen. Kein Wunder, dass deine Propriozeptoren ausflippen. Sie haben Angst, weil sie darauf trainiert sind, auf die Erdbeschleunigung zu reagieren: 9,8 Meter pro Sekunde zum Quadrat. Dein Körper mag 70 Kilogramm wiegen, wenn du auf einer Waage stehst. Aber wenn du von einem Dach springst, bewirkt die Schwerkraft, dass dein Körper um ein Vielfaches schwerer ist, wenn du auf dem Boden ankommst. Deshalb wirst du – es sei denn, du hast einen sehr großen Anreiz – auch nicht von einem Dach springen.

Nehmen wir an, du hebst eine 10-Kilo-Hantel auf und schwenkst sie ein wenig hin und her. Solange die Hantel im Ruhezustand ist, beträgt ihr Gewicht 9,8 Meter pro Sekunde zum Quadrat. Wird sie jedoch bewegt, wird sie zusätzlich beschleunigt und wiegt nun mehr als 10 Kilogramm, genau wie dein Körper, wenn du auf dem Boden aufschlägst. Die Propriozeptoren in deinem Handgelenk, deiner Schulter und deinem Ellbogen bemerken die Beschleunigung und begrenzen automatisch, wie viel du noch heben kannst, wenn du die Hantel bewegst und sie dadurch schwerer wird.

Das, lieber Leser, ist also unser erster großer Hack: Entferne oder verändere die Beschleunigung, die deine Propriozeptoren wahrnehmen, damit du deine Muskeln in kürzerer Zeit zu neuen Höchstleistungen anspornen kannst, ohne von deiner Propriozeption blockiert zu werden.

Die Schwerkraft kurzzeitig aufzuheben oder zu verändern ist nicht so schwer, wie du vielleicht denkst. Du musst nur deine Propriozeptoren überlisten. Die Gravitation selbst auszuhebeln ist eine Superpower, die ich im Moment noch nicht beherrsche, also konzentriere ich mich auf das, was ich kann. Wir wissen, dass die schnellsten Fortschritte erzielt werden, wenn wir unsere Muskeln in kürzester Zeit voll belasten. Du kannst aber Muskeln, die sich von der Schwerkraft beeinflussen lassen, nicht voll belasten.

Hacks für Beginner: Gewichte, Kabelzüge und Nautilus-Maschinen
Bei diesen Trainingsformen werden die Gewichte gegen die Schwerkraft bewegt, sodass sie deine Propriozeptoren nicht überlisten. Dennoch kannst du bessere Ergebnisse erzielen, wenn du dich auf schweres Gewicht, gute Technik und schnelle Erschöpfung des Muskels (Muskelversagen) konzentrierst. Du solltest dir mindestens zehn Sekunden Zeit nehmen, um das Gewicht abzusenken. Das ist der exzentrische Teil der Bewegung. Mache ohne Pausen so viele Wiederholungen, bis du erschöpft bist (idealerweise etwa zehn). Das ist immer noch ein viel zeitsparenderer Ansatz als ein traditionelles Training im Fitnessstudio.

Hack für Beginner: Isometrische Übungen
Die bekannteste isometrische Übung ist die Planke, bei der du in einer Art Liegestützposition verharrst. Isometrische Übungen sind ungewöhnlich, weil sich deine Gelenke nicht bewegen und sich die Länge deiner Muskeln nicht verändert. Das hat den Vorteil, dass du viele Muskelfasern auf einmal beanspruchen und gleichzeitig auf eine saubere Technik bei der Übungsausführung achten kannst. Du kannst sie selbst dann noch machen, wenn du verletzt bist, und sie können auch helfen, deinen Blutdruck zu senken.[131] Für die Übungen brauchst du keine Ausrüstung. Wähle isometrische Positionen ohne Einbeziehung des Körpergewichts, damit du die Schwerkraft für dich nutzen kannst. Wenn du in einem schmalen Gang stehst und dich so stark wie möglich gegen eine Wand drückst, während du dich an der anderen Wand verankerst, ist die Schwerkraft nicht involviert, und du kannst schnell viele Muskeln beanspruchen. Isometrische Übungen führen zwar nicht zu schnellem Muskelaufbau, aber sie sind erstaunlich effektiv, wenn du nur wenig Zeit und keine Ausrüstung hast.

Hack für Fortgeschrittene: Widerstandsbänder
Die einfachste und sinnvollste Art, die Schwerkraft aus deinem Training zu entfernen und in kürzester Zeit mehr Ergebnisse zu erzielen, sind

Widerstandsbänder. Diese kosten zwischen 20 Dollar in der billigsten Form und 500 Dollar für sehr hochwertige, hoch belastbare Bänder mit speziellen Griffen. Bänder mögen altmodisch erscheinen, aber sie sind sehr effektiv, weil deine Muskeln gegen den elastischen Widerstand des Bands kämpfen und nicht gegen die Schwerkraft und die unsteten Bewegungen, die für das Training mit freien Gewichten typisch sind.

Die Schwerkraft ist konstant, aber billigere Bänder erhöhen den Widerstand, je mehr sie gedehnt werden, was deine Muskeln auf eine Weise belastet, die der Schwerkraft überhaupt nicht ähnelt. Die Einschränkung ist, dass die Dehnung des Bands umso härter wird, je mehr es gedehnt wird, was eine ungleichmäßige Stimulation bedeutet. Es braucht nicht viel Zeit, um deine Muskeln mit den Widerstandsbändern zu erschöpfen, was zu schnelleren Ergebnissen führt. Deine Propriozeptoren teilen deinem Körper mit, dass er sich neu erschaffen muss, um in einer Umgebung zu gedeihen, in der er extrem viel Kraft braucht, um den wachsenden Widerstand zu überwinden. Das Ergebnis sind Muskeln, die etwa dreimal so schnell wachsen wie beim Training mit Gewichten.

Wenn du noch anspruchsvoller werden willst, kannst du auf Bänder mit variablem Widerstand umsteigen. Diese bestehen aus mehrschichtigen Materialien, die dir genau den Widerstand liefern, den du brauchst, um schwere Gewichte zu heben und Muskeln aufzubauen. Dabei ist es egal, ob du in einem kleinen oder einem großen Bewegungsbereich trainierst. Vor einiger Zeit hatte ich den Erfinder und Trainer Dr. John Jaquish in meinem Podcast zu Gast,[132] der bei dieser Gelegenheit seine Version von Bändern mit variablem Widerstand vorstellte. Diese Bänder sind so konzipiert, dass du in deinem schwachen Kraftbereich eine leichtere Last, in deinem mittleren eine normal schwere Last und in deinem starken Bereich eine sehr hohe Last hast. Indem du über deinen gesamten Bewegungsbereich hinweg den richtigen Widerstand aufbringst, schaffst du die perfekte Umgebung für den Muskelaufbau. Ein weiterer Vorteil ist, dass zehn Minuten am Tag reichen, um Ergebnisse zu erzielen.

Du kannst Widerstandsbänder in verschiedenen Ausführungen kaufen, von preisgünstigen Bändern bis hin zu kompletten Fitness-Systemen für zu Hause.

Hack für Experimentierfreudige: Elektrische Stimulation (EMS)

Eine andere, etwas dreistere Methode, deine Propriozeption zu überlisten, ist die elektrische Stimulation (EMS). Diese Technik wurde in den 1980er-Jahren in der ehemaligen DDR und Sowjetunion entwickelt. In beiden Ländern wurde viel Biohacking-Pionierarbeit geleistet und nach wie vor gehört Russland zu den führenden Wissenschaftsnationen im Bereich der menschlichen Physiologie und Biologie. Die alte Sowjetunion trieb diese Art von Forschung auch deshalb voran, weil sie bei den Olympischen Spielen möglichst viele Goldmedaillen gewinnen wollte. Außerdem wollte sie Elitesoldaten und Astronauten ausbilden. Im Rahmen ihrer Forschung lernten die Wissenschaftler viel über die menschliche Leistungsfähigkeit.

Um Athleten zu helfen, härter und schneller zu trainieren, betäubten ostdeutsche Wissenschaftler sie in den 1980er-Jahren und ließen dann große Mengen an elektrischem Strom über ihre Muskeln laufen. Die Betäubung musste sein, weil die Schmerzen für die Sportler im Wachzustand unerträglich gewesen wären. Auch wenn sie nicht bei Bewusstsein waren, sorgte ihr Körper dafür, dass sie mit diesen Reizen umgehen konnten. Als die Athleten aufwachten und sich von der Narkose erholten, waren sie auf einem höheren Leistungslevel als vorher. Zurück im Fitnessstudio konnten sie mehr Gewicht heben und härter trainieren. Ihr Körper hatte sich nach Überschreitung der Belastungsgrenze angepasst.

Um das klarzustellen: Ich empfehle *nicht*, sich zu betäuben und unter Strom zu setzen, wie es diese ostdeutschen Sportler getan haben. Eine Vollnarkose ist wirklich schlecht für dich, und du bist nicht mehr darauf angewiesen. Im Jahr 1991 brachte ein inzwischen nicht mehr existierendes Unternehmen namens Therastim das erste Gerät mit gemischten Wellenformen auf den Markt. Es konnte gleichzeitig Wechsel- und Gleichstrom erzeugen und erforderte keine Betäubung. Obwohl die Therastim-Technologie nicht patentiert war, war die einzig verfügbare Trainingsmöglichkeit seinerzeit absurd teuer. Glücklicherweise fand ich ein Prototypgerät aus Russland, das ähnlich funktionierte. Ich habe es ein paar Jahre lang überallhin mitgenommen, weil es so effektiv beim Muskelaufbau und für die Heilung von Gewebe war.

Die folgenden beiden kurzen Geschichten verdeutlichen, wie wirksam die elektrische Stimulation im Vergleich zum konventionellen Krafttraining oder Liegestützen ist. Die eine handelt von meinem Freund, dem Autor und Performance-Experten Steven Kotler. Irgendwann im Jahr 2012 – zu der Zeit, als ich mein russisches Gerät mit mir herumtrug – erzählte er mir, dass seine Schulter schon seit Monaten schmerzte und bisher nichts geholfen hatte. Daraufhin gingen wir in mein Hotelzimmer und ich positionierte die Elektroden an den richtigen Stellen an seiner Schulter. Ich drehte den Strom auf und bat ihn, seine Schulter zu bewegen. Er sah mich an und sagte: »Ich kann nicht.« Das waren die Propriozeptoren, die aus ihm sprachen. Sie warnten ihn, er könne sich wieder verletzen, wenn er seine Schulter bewege. Sie hatten Angst. Also tat ich, was jeder gute Biohacker tun würde: Ich stellte ihn zur Rede. Ich fragte ihn, ob er für seine Schulter oder ob sie für ihn verantwortlich sei. Ich warf ihm einige Ausdrücke an den Kopf, die ich hier nicht wiedergeben werde. Er begann stark zu schwitzen. Sein Körper wehrte sich. Mit einem mächtigen Schrei, der einige Anrufe der Rezeption zur Folge hatte, setzte er seine Willenskraft ein, um den Widerstand seiner Propriozeptoren zu überwinden. In dem Moment, als er die Grenze überwand, hörte es auf zu schmerzen. Ich sah ihn am nächsten Morgen vor dem Hotel und mit der für ihn typischen Zigarette in der Hand. Er lächelte, bewegte seinen Arm ohne Probleme und sagte, meine Höllenmaschine habe ihn geheilt.

Ich nahm die Stimulationsmaschine auch zur 10. Auflage des *Ansari XPRIZE* mit, einer Veranstaltung, die von einem anderen Freund, Peter Diamandis, organisiert wurde. Er rief 1995 die gemeinnützige XPRIZE Foundation ins Leben, die einen entscheidenden Beitrag zur Entwicklung der privaten Raumfahrt geleistet hat, was Historiker in 100 Jahren wahrscheinlich als einen Meilenstein für die Menschheit bewerten werden. Wie du dir vorstellen kannst, waren einige wirklich coole Leute auf der Party, darunter auch außergewöhnlich erfolgreiche Unternehmer. Ich schloss also dort meinen russischen Prototypen an den Bizeps einiger Gäste an und redete so lange auf sie ein, bis sie den elektrischen Widerstand überwunden hatten. Es geschah das Gleiche wie bei Steven Kotler: Sobald sie merkten, dass sie den Strom überwinden konnten, hörten ihre Propriozeptoren auf, sich zu sträuben, und ihre Muskeln wurden stärker und größer. Bei dieser Veranstaltung freundete ich mich mit dem Unternehmer Naveen Jain an und wurde schließlich Berater seines Unternehmens Viome. Das alles dank der Basisversion eines EMS-Geräts.

Heute gibt es mehrere Unternehmen, die EMS-Geräte herstellen und auch Fitnessstudios, die auf dieser Technologie aufbauen (für alle Menschen, die in nassen Klamotten mit einer elektrischen Weste trainieren wollen). Das effektivste und vielseitigste Gerät, das ich bei Dutzenden Produkttests gefunden habe, nennt sich *NeuFit*. Ich empfehle dir, zu einem Trainer oder Physiotherapeuten zu gehen, der mit einer Maschine dieses Herstellers arbeitet. Mit EMS kannst du deinen Körper viel schneller transformieren, als du glaubst.

Hack für Experten: Eine KI-gesteuerte Maschine

In meinem Unternehmen Upgrade Labs entwickeln wir intelligente Hightech-Lösungen, mit denen sich Propriozeption mithilfe künstlicher Intelligenz (KI) umgehen lässt. Das Ziel ist es, die Kraft, die auf deine Muskeln einwirkt, so zu steuern, dass das Betriebssystem deines Körpers maximal reagiert, damit du mit möglichst wenig Aufwand die größte Kraftsteigerung erzielst. Gewichte können wackeln und zu Überlastungen führen. Widerstandsbänder, auch wenn sie noch so gut konzipiert sind, können nur eine begrenzte Bandbreite an Kräften erzeugen. Mit einem KI-gesteuerten elektrischen Trainingssystem, das die Kraft gegen dich steuert, kannst du gezielt gegen das trainieren, was deine Muskeln in jedem Moment tun. Außerdem kannst du auf einem Bildschirm verfolgen, wie du dich schlägst, was zusätzliche Motivation bringt: »Ich versuche es. Mal sehen, ob ich es noch besser machen kann als vorher.«

Die Trainingsgeräte von Upgrade Labs arbeiten mit einem motorisierten Widerstand, nicht mit freien Gewichten, sodass nichts mit der normalen Geschwindigkeit der Schwerkraft zurückfällt. Es gibt kein Gefahrensignal, das deine Propriozeptoren in Stellung bringt. Mit den KI-Maschinen kannst du mehr als dreimal so schnell Muskeln aufbauen im Vergleich zu den Varianten, die auf Schwerkraft aufbauen. Außerdem ist es viel weniger wahrscheinlich, dass du dich verletzt.

Es hat mir großen Spaß gemacht, diese Technologie Mark Bell zu demonstrieren, einem der fünf besten Kraftdreikämpfer der Welt. Ich setzte Mark auf ein mechanisches KI-Trainingsgerät, das wir »Cheat Machine« nennen. Zwar erreichte er Werte, die ich noch nie gesehen habe, aber der KI-Algorithmus gewinnt trotzdem immer. Es spielt keine Rolle, wer du bist oder wie viel Kraft du hast: Die Maschine ist stärker. Sie kann einen Lastwagen hochheben. Nach fünf Wiederholungen war Mark fix und fertig und hatte einen ungläubigen Ausdruck im Gesicht. Die ganze Zeit über wusste ich, dass er in Sicherheit war. Wenn er sich aber beim normalen Bankdrücken so angestrengt hätte wie an dieser Maschine, hätte er sich die Schulter verletzen, die Stange fallen lassen oder sonst irgendwie die Kontrolle verlieren können. Das hätte – selbst mit einem Aufpasser an jeder Seite – lebensgefährlich werden können. Mit der Cheat-Maschine konnte er seine Propriozeptoren überwinden. Auf eine ähnliche Art und Weise habe ich auf der Cheat-Maschine eine Kniebeuge mit 1600 foot pounds (diese britische und amerikanische Einheit entspricht der Energie, die aufgebracht werden muss, um einen Körper mit einer Masse von einem Pfund um einen Foot gegen seine Gewichtskraft anzuheben) gemacht. Dadurch wurden die Sohlen meiner Wanderschuhe dauerhaft plattgedrückt. Meine Leistung war nur möglich, weil die Schwerkraft außer Kraft gesetzt war.

Beachte, dass der Zweck des Krafttrainings, unabhängig von der Technik, darin besteht, Kraft aufzubauen. Es erhöht deine metabolische Fitness und kann dir die Knochendichte zurückgeben, die du in jungen Jahren hattest. Effektives Krafttraining gibt dir die Muskeln und Bänder, die du brauchst, um ein voll funktionsfähiger, leistungsfähiger Mensch zu sein. Wenn du deinen Körper formen und einen muskulösen Trizeps haben willst, dann tu das auf jeden Fall. Geh ins Fitnessstudio, nimm an Fitness-Wettkämpfen teil und mach alles, was dich glücklich macht. Aber um stark und leistungsfähig zu werden und dein KBS zu verändern, musst du nicht im Fitnessstudio schwitzen und fluchen. Wenn du dich darauf konzentrierst, Stärke an der Vorderseite der Oberschenkel, dem Gesäß, der Brust und deinem Rücken aufzubauen, wirst du mehr als genug Muskeln haben. Dafür musst du nicht Hunderte von Stunden im Jahr mit Training verschwenden.

HACKS FÜR DAS KARDIOTRAINING

BIOHACK-HIERARCHIE

- Gleichmäßiges Ausdauertraining mit niedriger Intensität ist unklug und ab einem gewissen Punkt wahrscheinlich sogar kontraproduktiv. Das kannst du besser.
- Intervalltraining mit variabler Intensität setzt einige Spitzen, ist aber nicht effizient. Hier radelst oder läufst du gleichmäßig und baust Intervalle hoher und mittlerer Intensität ein.
- Hochintensives Intervalltraining (HIIT) wendet On-Off-Training an, um einen Anstieg der Leistungskurve zu erreichen.
- Das hochintensive Training mit reduzierter Belastung (REHIT) nutzt die Biologie der Kurvensteigung am besten, weil du schnell wieder zum Ausgangsniveau zurückkehrst.
- Kardiovaskuläres Hypoxie-Training ermöglicht es dir, härter und intelligenter zu trainieren, sodass du deine Ausdauer in kürzerer Zeit verbessern kannst.

Wie so viele Menschen habe auch ich mich früher an die 1970er-Version des Herz-Kreislauf-Trainings gehalten, weil ich dachte, dass ich so »Kalorien verbrenne«. Ich schwang mich also auf mein Rennrad oder mein Mountainbike und spulte Kilometer in Albuquerque ab. Alternativ ging ich mit einer Gewichtsweste auf ein Laufband und stellte einen 15-Grad-Winkel ein. Das war eine ziemlich harte Trainingseinheit. Leider waren meine Ergebnisse auch ziemlich hart: Ich verbrachte zwar viel Zeit mit dem Training, aber ohne nennenswert an Gewicht zu verlieren. Natürlich konnte ich meine Ausdauer etwas verbessern, aber nicht genug, dass auch mein Gehirn besser funktionierte.

Später fingen viele Leute an, in Herzfrequenz-Zonen zu trainieren, und auch ich war hier anfangs dabei. Die Idee dahinter ist, dass du dein Trainingsprogramm so gestaltest, dass du deine Herzfrequenz in eine bestimmte Zone bringst und sie über einen längeren Zeitraum auf diesem Niveau hältst. Ich weiß noch, wie ich ins Fitnessstudio ging und

Geräte nutzte, die für das Zonentraining konzipiert waren. Du legst deine Hände auf die Griffe des Laufbands oder des Fahrrads und kannst deine Herzfrequenz auf einem Bildschirm ablesen. Noch immer gibt es viele dieser Geräte in den Fitnessstudios. Es ist grundsätzlich auch eine gute Idee, dein Training an deiner Herzfrequenz auszurichten – es sei denn, du wählst eine willkürlich festgelegte Zahl, die du unbedingt erreichen und halten willst.

Diese Standardformen des Ausdauertrainings – in der Regel 30 Minuten laufen oder Rad fahren, um ins Schwitzen zu kommen – sind sicherlich besser, als gar nicht zu trainieren. Sie bringen aber einige ernsthafte Einschränkungen mit sich. Indem du deine Herzfrequenz über einen längeren Zeitraum erhöhst, signalisierst du deinem Körper, dass dein Herz schneller schlagen soll, wenn er unter Stress steht. Dein Herz kann allerdings nur eine bestimmte Menge an Blut bewegen. Wenn dein Herz schneller schlägt, bewegt es am Ende mit jedem Schlag weniger Blut. Du bringst deinem Herzen also gewissermaßen bei, kleinere Mengen Blut zu pumpen, wodurch es schneller und weniger effizient wird. Das ist nicht gut.

Weil du 30 Minuten lang durchhalten willst, kannst du dich auch nicht zu Höchstleistungen aufraffen. Wenn du dein Training beendest, bist du wahrscheinlich schon am Ende deiner Kräfte. Danach folgt dann eine langwierige Abkühl- und Erholungsphase, bevor dein Körper wieder auf das Ausgangsniveau zurückkehrt. Jeder dieser Schritte ist der falsche Ansatz, um dein Faulheitssystem zu überlisten. Erinnere dich daran, dass der Körper am effektivsten auf die Steilheit der Kurve reagiert: ein starker Anstieg zur Spitzenleistung, ein starker Abfall und eine schnelle Rückkehr zum Ausgangsniveau.

Viele Menschen joggen gern – ungeachtet der sehr unterschiedlichen Auswirkungen –, weil es Endorphine, die natürlichen Opioide des Körpers, freisetzt. Ich selbst habe Familienmitglieder, die süchtig nach Bewegung sind. Wenn sie nicht 45 Minuten am Tag laufen gehen können, fühlen sie sich nicht wohl. Sie können einfach nicht damit aufhören. Auch Arbeitnehmer in stressigen Jobs gehen gerne joggen, um überschüssiges Adrenalin abzubauen und besser einschlafen zu können. Für meinen Podcast führte ich ein tolles Interview mit Lieutenant Colonel Dave Grossman, der mir erzählte, wie Ersthelfer mit ihrem Stress umgehen. Nach einem Einsatz absolvieren SWAT-Teams (SWAT steht für *Special Weapons and Tactics*) oft ein intensives Ausdauertraining, damit die Stresshormone sie nicht den ganzen Tag lang durcheinanderbringen. Wenn du zur Bewältigung deines Jobs oder Alltags eine Old-School-Kardioeinheit machen möchtest, nur zu. Wenn es sich aber eher um eine Form der Abhängigkeit im Rahmen eines bestimmten Lebensstils handelt, solltest du einen Schritt zurücktreten und dich fragen, ob du den Stress nicht auf eine effektivere Art und Weise loswerden kannst.

Für alle anderen (die große Mehrheit), die glauben, lange Ausdauereinheiten machen zu müssen, weil es gut für sie ist, habe ich folgende Botschaft: Es ist Zeitverschwendung. Langes Kardiotraining mit mittlerer bis hoher Anstrengung bringt dich in direkten Widerspruch zu den Funktionen deines KBS. Dein Faulheitssystem wird dadurch so sehr belastet, dass es Endorphine auf Opiat-Level ausschüttet, damit du die Anstrengungen tolerierst. Außerdem bringt es deinen Körper dazu, Kohlenhydrate zu verbrennen, obwohl du wahrscheinlich lieber Fett verbrennen willst.

Eine Verbesserung, die du vornehmen könntest, ist, 45 oder mehr Minuten am Stück (insgesamt 180 Minuten pro Woche) in der »Zone 2« zu trainieren, also in einem Bereich von etwa 70 bis 80 Prozent deiner maximalen Herzfrequenz. Das ist gut umsetzbar, weil dein Faulheitssystem nicht provoziert wird. Das Tempo sollte so sein, dass du dich noch relativ mühelos unterhalten kannst, also nicht super anstrengend. Diese Kombination aus geringer Anstrengung und starker Wirkung macht das »Zone 2«-Training zu einem nützlichen Hack. Es bringt deinen Körper dazu, neue Mitochondrien zu bilden und Fett zu verbrennen. Ich hörte 2013 das erste Mal von Phil Maffetone, einem Genie der Sportmedizin, von Zone-2-Training. Ihm ist es zu verdanken, dass ich diese ungewöhnliche Art der Fettverbrennung für mich entdeckt habe. Kurze Zeit später war ich dann restlos überzeugt, nachdem ich den Autor, Foodblogger und ehemaligen Ausdauerathleten Mark Sisson für sein Buch zum Thema interviewte. Drei Stunden pro Woche sind zwar immer noch zu viel, aber besser als drei Stunden pro Woche für etwas zu investieren, das deutlich weniger Ergebnisse bringt. Da ich möchte, dass du deine Zeit zurückbekommst, werde ich das Zone-2-Training nicht offiziell empfehlen. Aber wenn Kardiotraining dein Ding sein sollte, kannst du dich daran halten.

Für mich und alle anderen Menschen, die viel zu tun haben, ist fast das Gegenteil eines normalen Ausdauertrainings zu empfehlen. Wenn du deine Energie und deine kardiovaskuläre Fitness so effektiv wie möglich aufbauen willst, musst du 20 bis 30 Sekunden lang mit voller Intensität trainieren. Anschließend musst du, um den Effekt noch zu verstärken, so schnell wie möglich zum Basislevel zurückkehren. Um das umzusetzen, gibt es viele effektive Möglichkeiten. Keine davon erfordert, dass du am Straßenrand schnaufst und pustest.

Hack für Beginner: Intervalltraining mit variabler Intensität

Eine Kardioeinheit mit variabler Intensität kombiniert hochintensive Intervalle mit Phasen mittlerer und sehr niedriger Intensität. Hierfür brauchst du keine speziellen Fitnessgeräte. Du kannst das Training auf dem Fahrrad oder auch zu Fuß durchführen; es ist eine angenehme Art, eine Tour zu machen. Das Intervalltraining ist deutlich effektiver als ein 30-minütiges gleichmäßiges Training. Es ist allerdings bei der Aktivierung deiner Mitochondrien weniger wirksam als andere, feiner abgestimmte Arten des variablen Trainings. Das liegt daran, dass du hier den wunderbaren biologischen Effekt der Kurvensteigung weniger aktivierst.

Beim variablen Intervalltraining fährst oder läufst du ein bis zwei Minuten lang mit hoher Intensität. Anschließend wechselst du für ein paar Minuten zu einer mittleren Intensität, bei der du dich zu etwa 50 Prozent deines Leistungsmaximums anstrengst. Dann wechselst du zu einer sehr, sehr niedrigen Intensität. Wenn du einen Herzfrequenzmesser an deiner Uhr hast, kannst du warten, bis deine Herzfrequenz wieder in einem normalen Bereich ist. Unabhängig davon, wie hoch deine Herzfrequenz zu Beginn des Trainings war, hältst du dich so lange zurück, bis sie wieder auf den Ausgangswert gesunken ist. Dann wiederholst du die Abfolge von hoher, mittlerer und niedriger Intensität für etwa 15 bis 20 Minuten oder vier bis fünf Runden.

Hack für Fortgeschrittene: Hochintensives Intervalltraining (HIIT)
Eine wichtige Erkenntnis aus meinen ersten zehn Jahren Biohacking war, dass hochintensives Intervalltraining (HIIT) viel effektiver ist als normales Laufen oder Radfahren. John Gray, Autor des Buchs *Männer sind vom Mars, Frauen von der Venus,* hat diesen Prozess wunderbar beschrieben. Der wortgewandte Biohacker war schon mehrmals in meinem Podcast zu Gast; über die Jahre sind wir Freunde geworden. Einmal sagte er zu mir: »Weißt du, was viel besser funktioniert als Joggen? Eine Minute so zu sprinten, als wäre ein Tiger hinter dir her. Danach legst du dich auf den Rücken und lässt deinen Puls wieder herunterkommen. Wenn du dich wieder erholt hast, sprintest du erneut.« Zuerst dachte ich, das sei verrückt, aber ich habe es ausprobiert, und es funktioniert tatsächlich. Du kannst förmlich spüren, wie du schneller wirst.

Was Gray beschreibt, ist genau das, was ich den Effekt der Kurvensteigung nenne. Hierbei treibst du deinen Stoffwechsel schnell in die Höhe (der Tiger kommt!) und kommst dann schnell wieder auf dein Basislevel zurück (während du auf dem Rücken liegst). So trickst du das Betriebssystem deines Körpers aus und bringst es dazu, dir mehr Energie zur Verfügung zu stellen. Entscheidend ist nicht die Zeit, die du mit Laufen verbringst, sondern die Geschwindigkeit, mit der dein Körper wieder auf das Normalniveau zurückkommt. Das, und nicht die Fähigkeit, eine lange Strecke am Stück zu laufen, ist wahre kardiorespiratorische Fitness. Mark Sisson, mehrfacher Ironman-Sieger, stellte seine Trainingsweise um, nachdem er den HIIT-Ansatz kennengelernt hatte. Er verbringt jetzt einen großen Teil seiner Trainingszeit damit, schnell spazieren zu gehen und immer wieder kurz zu sprinten. Auf diese Weise erzielt er bessere Ergebnisse.

HIIT ist grundsätzlich besser als das Lauftraining, das wir uns selbst beigebracht haben, aber du musst eine ganze Reihe neuer Verhaltensweisen lernen, damit es funktioniert. Hier ist ein einfacher Ansatz für den Einstieg: Begib dich in einen Park und gehe ganz langsam, also deutlich langsamer, als du normalerweise unterwegs bist. Betrachte es als eine Art Gehmeditation. Du kannst deine Augen schließen, während du langsame Schritte machst und den Boden unter deinen Füßen spürst. Dann sprinte 30 Sekunden, so schnell du kannst. Anschließend gehst du wieder ganz langsam, bis sich deine Herzfrequenz wieder normalisiert hat. Sobald sie wieder im Normalbereich ist, machst du einen weiteren 30-sekündigen Sprint. Wiederhole das Prozedere, bis 20 Minuten vergangen sind. Auf diese Weise wirst du ein höheres kardiovaskuläres Fitnesslevel erreichen als beim Joggen.

Die Gehpausen sind großartig, denn sie können als Momente der meditativen Reflexion dienen. Wie fühlt sich die Sonne auf deinem Gesicht an? Kannst du den Wind hören? Wie fühlt sich der Boden unter deinen Füßen an? Dein Leben ist völlig ruhig und entspannt. Du kannst in diesen Ruhephasen ganz langsam gehen, aber es gibt noch eine bessere Methode. John Gray hatte recht: Auf dem Rücken zu liegen ist während der Pause effektiver und befriedigender, als nur langsam zu gehen. Wenn du liegst, kommst du schneller wieder ins Gleichgewicht, weil dein Herz nicht so stark schlagen muss, um das Blut aus den Beinen zurück zum Herzen zu befördern. Wenn du dann noch tief und entspannt atmest, ist es einfach nur ein Gefühl von – ahhhhh.

Hack für Fortgeschrittene: Hochintensives Training mit reduzierter Anstrengung (REHIT)

Inspiriert von HIIT machte sich eine Gruppe britischer Forscher auf die Suche nach einem Weg, um Menschen, die sich nicht so anstrengen wollen oder können wie beim hochintensiven Intervalltraining, trotzdem ähnliche Vorteile zu bieten.[133] Die Wissenschaftler stellten fest, dass ihre Testpersonen (die Diabetiker waren) nicht trainieren wollten. Die Gründe, die sie angaben, ließen sich zu zwei Hauptaussagen verdichten: »Ich habe keine Zeit« und »Ich sehe keine Ergebnisse«. Also machten sie sich auf die Suche nach einer »zeiteffizienten Variante des HIIT« und kamen 2011 auf das sogenannte »Reduced Exertion HIIT« oder REHIT (irgendwo auf dem Weg ist ein »I« verloren gegangen).

REHIT besteht aus zwei 20-Sekunden-Sprints innerhalb einer etwa 10-minütigen Trainingseinheit. Studien zeigten, dass dieses Training mit einer verbesserten Insulinsensitivität und einem Anstieg der maximalen Sauerstoffkapazität (VO_2max) einhergeht. VO_2max ist ein Maß dafür, wie viel Sauerstoff dein Körper während des Trainings verbrauchen kann, und ein allgemeiner Indikator für die allgemeine Fitness.[134]

In den vergangenen zehn Jahren haben viele weitere Menschen REHIT erforscht und festgestellt, dass es wirklich zu schnellen und effizienten Leistungsverbesserungen führt. Für meinen Podcast habe ich zwei Interviews mit Lance Dalleck geführt,[135] einem Forscher an der Western Colorado University, dessen Team das Konzept validiert hat.[136] Seiner Ansicht nach funktioniert REHIT aufgrund des sogenannten schnellen Glykogenabbaus. Glykogen ist ein Kohlenhydrat, das in den Muskeln und der Leber gespeichert ist und das der Körper zur schnellen Energiegewinnung nutzen kann. Untersuchungen haben ergeben, dass Glykogen im menschlichen Muskel in einem Verhältnis von eins zu drei an Wasser gebunden ist.[137] Das heißt, für jedes Gramm Glykogen, das du speicherst, bindest du automatisch auch 3 Gramm Wasser. Das ist einer der Gründe dafür, dass Kohlenhydrate dich aufblähen.

Wenn du Glykogen schnell verbrauchst – was durch die kurzen, intensiven Aktivitätsschübe des REHIT-Trainings passiert –, setzt der Körper zwei wichtige Signalmoleküle frei. Das eine ist AMP-aktivierte Proteinkinase (AMPK) und wird als Peroxisom-Proliferator-aktivierter Rezeptor-Gamma-Koaktivator (PGC-1α) bezeichnet. Du wirst in diesem Buch noch einige Male auf diese Moleküle stoßen, denn sie sind wichtige Akteure bei der Energieproduktion. Beide beauftragen deine Zellen, mehr Mitochondrien zu bilden. Mehr Mitochondrien bedeuten, dass du mehr Umweltsensoren, mehr Produktionsanlagen und mehr Kraftwerke in deinem Körper hast.

Normalerweise ziehen sich deine Muskeln langsam abgebautes Fett oder Zucker aus dem Blutkreislauf, wenn du eine Ausdauereinheit mit gleichbleibender Geschwindigkeit einlegst. Aber wenn eine Aktivität sehr intensiv ist, wie zum Beispiel beim REHIT, müssen deine Muskeln schnell auf deine Glykogenspeicher zurückgreifen. Dies führt zu einem Anstieg der Moleküle PGC-1α und AMPK[138] und zu einem Anstieg der Anzahl der Energiekraftwerke (Mitochondrien) in deinen Zellen.

Technisch gesehen kannst du eine REHIT-Einheit auch auf einem normalen Heimtrainer durchführen, aber bei den meisten Fahrrädern ist es schwierig, die Intensität schnell genug zu ändern. Sollte deine Maschine dazu in der Lage sein, musst du dich nur zwei Minuten lang bei sehr langsamem Tempo aufwärmen und dann den Widerstand sofort erhöhen, um 20 Sekunden lang einen Sprint mit 100 Prozent deines Leistungsvermögens zu absolvieren. Nach 20 Sekunden reduzierst du den Widerstand und bleibst 3 Minuten lang in einem sehr entspannten Bereich. Nach diesen 3 Minuten wiederholst du den 20-sekündigen Sprint. Darauf folgt ein sehr langsames 3-minütiges Cool-down. Ein großes Problem bei diesem Do-it-yourself-Ansatz ist allerdings, dass du nicht weißt, wie hoch du mit deiner Höchstleistung gehen kannst. Schließlich kommen deine Faulheitsgene ins Spiel und überzeugen dich, dass es besser ist, nicht an dein Leistungsmaximum zu kommen. Am besten ist es, wenn du ein Computerprogramm hast, das den Widerstand und den Schwierigkeitsgrad an dein individuelles Fitnessniveau anpasst. Glücklicherweise stellt die Firma CAROL ein KI-Fahrrad für den Heimgebrauch her, das deinen Kurvenverlauf optimiert und schnellen Glykogenabbau und mitochondriale Biogenese ermöglicht.

Vielleicht möchtest du lieber REHIT- als HIIT-Einheiten machen. Studien zeigen, dass reguläres HIIT aufgrund der langen Erholungsphasen nicht so zeiteffizient ist, wie oft behauptet wird. Außerdem kann die Tatsache, dass Sprints beim HIIT mehr als viermal wiederholt werden müssen, dazu führen, dass Menschen eine Aversion gegenüber hochintensivem Training entwickeln[139] und weniger bereit sind, ein Trainingsprogramm durchzuhalten. REHIT dagegen ist so schnell vorbei, dass du nicht einmal Zeit hast, darüber nachzudenken, wie anstrengend sich diese 20-sekündigen Sprints anfühlen.

Hack für Profis: KI-gesteuertes Radfahren

Als Biohack-Profi kannst du eine fortgeschrittenere Form von REHIT wählen, indem du maschinelles Lernen und künstliche Intelligenz (KI) einsetzt. Bei Upgrade Labs erforschen wir dieses Konzept gerade und installieren eigene Algorithmen auf einem KI-gesteuerten Heimtrainer. Die Leute kommen zu uns und absolvieren eine achtminütige geführte REHIT-Einheit. Man kommt dabei nicht einmal ins Schwitzen. Du musst dich nicht einmal eine Minute lang maximal anstrengen, denn es hat sich herausgestellt, dass eine Minute bereits zu lang ist. Uns geht es lediglich darum, wie schnell du deine maximale Leistung abrufen kannst – der Effekt der Kurvensteigung. Das Prinzip ist, dass du dich mit einem fast unmerklichen Tempo bewegst und dann 20 Sekunden lang Vollgas gibst. Das machst du nur zweimal.

Vollgas bedeutet für jeden Menschen etwas anderes, deshalb passt sich das Upgrade-Labs-Bike an deine Fähigkeiten und deine Leistung an, während es deine Herzfrequenz konstant überwacht. Dann wird der Strom abgeschaltet und du wirst von einer computergenerierten Stimme geführt. Je nachdem, wie schwer es dir fällt, den Gipfel der Anstrengung zu erreichen und dich dann wieder zu erholen, bestimmt die KI, wie schnell du zu deinem Basislevel zurückkehren solltest. Die KI passt das, was sie dir sagt, ständig an. Dieser individualisierte REHIT-Ansatz ist in ein fünf- bis achtminütiges Kardiotraining integriert, bei dem du nur sehr wenig Zeit mit Sprinten verbringst. Die meiste Zeit schleichst du so dahin und führst eine andere Version des meditativen Gehens durch.

Hack für Profis: Sauerstoff-Hit

Damals, als ich noch ein Ausdauer-Freak war und mir meine Lauf- und Radfahreinheiten nicht viel gebracht haben, war ich immer auf der Suche nach Abkürzungen. Ehrlich gesagt, bin ich das heute immer noch. Schließlich geht es beim Biohacking darum, Abkürzungen zu finden und experimentierfreudig zu sein. Um mein Ausdauertraining zu beschleunigen, setze ich mir manchmal eine Maske auf und atme eine Dosis reinen Sauerstoff ein.

Das Ziel der Sauerstoffmaske ist es, mehr Energie in kürzerer Zeit zu bekommen. Ich leite Unternehmen, schreibe Bücher, moderiere Podcasts und vor allem bin ich Vater. Ich habe im Leben Prioritäten, die mir viel wichtiger sind als das Training. Ich bin sicher, dir geht es genauso. Es ist mir viel wichtiger, mit meinen Kindern zusammen zu sein, als eine Stunde lang auf dem Fahrrad zu schuften. Hier kommt die Sauerstoffmaske ins Spiel.

Einer der Faktoren, der bestimmt, wie viel Energie du produzieren kannst, ist deine maximale Sauerstoffkapazität. Studien zeigen, dass das Atmen von Luft mit hohem Sauerstoffgehalt ein Training mit höherer Intensität ermöglicht und die Leistung im Vergleich zum Atmen von normaler Luft deutlich verbessert.[140]

Wenn du eine Maske trägst, die mit einer Sauerstoffversorgung verbunden ist, kannst du ein intensiveres Training in kürzerer Zeit absolvieren, da mehr Sauerstoff in dein Gewebe gelangt. Wissenschaftlichen Studien zufolge erhöht eine Steigerung der maximalen Sauerstoffkapazität um 12 Prozent die Lebenserwartung um zwei Jahre.[141] Schaffst du das, sinkt auch dein Risiko, an Typ-2-Diabetes zu erkranken, um etwa 60 Prozent. Ich habe 1995 das erste Mal mit Sauerstoffzufuhr im Training experimentiert. Ich kaufte mir eine Sauerstoffflasche auf der Anzeigenwebsite Craigslist, schleppte sie in ein Fitnessstudio und ging auf das Laufband. Die Flasche war groß, etwa 1 Meter hoch und schwer. Die Leute schauten mich komisch an, schließlich war ich ja in einem Fitnessstudio und schien keine ernsthaften Lungenprobleme zu haben. Als mir nach drei Trainingsrunden der Sauerstoff in der Flasche ausging, konnte ich sie ohne Rezept nicht wieder auffüllen. So endete das Experiment und ich bot die leere Flasche online zum Verkauf an.

Mittlerweile ist es ein bisschen einfacher. Du kannst deine Ausdauereinheit mit einem Sauerstofftraining ergänzen, wenn du Zugang zu einem Upgrade Lab oder einer Einrichtung hast, die Training mit Sauerstoff (EWOT = *Exercise with Oxygen Training*) in deiner Nähe anbietet. Alternativ kannst du auch eine hyperbare Sauerstofftherapie (HBO) machen, bei der du in eine Druckkammer gehst und reinen Sauerstoff atmest.[142] Studien zeigen, dass diese Behandlungsmethode Entzündungen reduzieren,[143] die mitochondriale Biogenese erhöhen[144] und deine maximale Sauerstoffkapazität verbessern kann[145]. Das macht die hyperbare Sauerstofftherapie zu einer großartigen Ergänzung zu deiner normalen Trainings- und Regenerationssroutine. Es gibt heutzutage viele Stellen, wo du dich mit hyperbarem Sauerstoff behandeln lassen kannst, oder du kannst dir eine eigene Kammer für den Hausgebrauch kaufen. Bei den billigeren Modellen gibt es allerdings oft Probleme durch das Entweichen von Kunststoffen. Ich empfehle Sauerstoffkammern der Firma OxyHealth.

BEWEGUNGSHACKS

BIOHACK-HIERARCHIE

- Atemübungen und funktionelle Bewegungsübungen wie die »Bierdosenatmung« sowie aktives Heben der geraden Beine und Nackentraining können dir helfen, deine Bewegungsfertigkeiten zu verbessern, ohne dass du dafür das Haus verlassen musst.
- Eine Beratung durch einen Experten für funktionelle Bewegung bedeutet, dass du einen Spezialisten aufsuchst, der die Bewegungsabläufe deines Körpers beurteilen und eventuelle Defizite beheben kann.

Auch wenn es normalerweise nicht Teil des Kraft- oder Ausdauertrainings ist, ist es wichtig, die Bewegungsabläufe deines Körpers zu verbessern, um den Nutzen deiner Trainingseinheiten zu maximieren und die Vorteile auch in deinem Alltag jederzeit zu spüren.

Wenn du kein professioneller Tänzer, Kampfsportler oder Yogalehrer bist, hast du wahrscheinlich Bewegungsdefizite, derer du dir nicht bewusst bist. Wenn du einatmest, vergisst du, den hinteren Teil deiner Lunge miteinzubeziehen, weil dein Körper nicht daran gewöhnt ist, das zu tun. Wenn dein Fuß den Boden berührt, setzt du wahrscheinlich den falschen Teil deines Fußes auf oder du setzt deine Zehen nicht mit voller Kraft ein. Wenn du zu einem Experten für funktionelle Bewegungsanalyse gehst, kann dieser dein Ergebnis beim Weitsprung oft in einer Sitzung bis zu 45 Zentimetern verbessern, indem dein Körper daran erinnert wird, wie er bestimmte vergessene Muskeln benutzt.

Einige deiner Bewegungsprobleme sind nicht einmal deine eigenen, sondern werden dir von deinen Eltern mitgegeben. Ein Teil davon ist genetisch bedingt, aber der wichtigere Faktor ist, dass Babys die Bewegungen ihrer Eltern beobachten und sie dann nachahmen. Wenn dein Vater wie ein Affe gelaufen ist, ist die Wahrscheinlichkeit hoch, dass du auch wie ein Affe läufst. In meinem Fall hatte ich als Kind einen Entenfußgang, genau wie mein Vater. Hätte mir jemand, als ich 20 Jahre alt war, 3 Stunden lang gezeigt, wie ich meinen Fuß bewegen soll, hätte ich mir eine Menge unnötiger Trainingsanstrengungen erspart. So hätte ich mehr Muskeln in meinen Beinen zur gleichen Zeit aktivieren können. Ich hätte mehr hochintensive Übungen machen können. Oder stell dir vor, ich hätte einen Lehrer in der Schule gehabt, der mir gesagt hätte: »Entspann deine Schultern, zieh die Schulterblätter zusammen und den Rücken herunter und sitze, ohne das Brustbein herauszustrecken. Das wird dir guttun.«

In Wirklichkeit wurde den wenigsten von uns gezeigt, wie wir unseren Körper richtig bewegen. Viele Menschen bekommen Schmerzen im oberen Rücken, in den Schultern oder im Nacken, weil wir so viel am Schreibtisch arbeiten. Da wir in der Schule nie gelernt haben, wie man sich bewegt, haben wir unsere schlechten Gewohnheiten in das Leben danach mitgenommen. Ich habe bereits in einer einstündigen Sitzung mit einem Experten für funktionelle Bewegung erstaunliche Ergebnisse erzielt. Er analysierte meinen Fuß und bemerkte einen Muskel, den ich nicht aktivierte. Er tippte den Muskel an, und ich war erstaunt, dass ich ihn daraufhin bewegen konnte. Funktionales Training »lädt neue Software« auf das Betriebssystem deines Körpers herunter. Das hilft dir, Muskeln zu aktivieren, von denen du gar nicht wusstest, dass sie da sind.

Diese Erfahrung machte ich zum ersten Mal, als ich anfing, intensiv Yoga zu machen, manchmal vier- oder fünfmal pro Woche. Ich war gerade in der Position des herabschauenden Hundes, eine ganz einfache Übung im Yoga, als mein Lehrer zu mir kam und auf einen Teil meines Rückens drückte. Durch diese Korrektur verbesserte sich meine Haltung deutlich. Bei der sitzenden Vorwärtsbeuge, die mir schon immer schwergefallen ist, kam ein Lehrer auf mich zu, klopfte zweimal auf meinen unteren Rücken und zog mich an den Schultern hoch. Ich kam 5 Zentimeter weiter nach vorne als je zuvor. Das gab mir ein ganz neues Verständnis für die Tatsache, dass der Körper manchmal gar nicht weiß, wie er mit sich selbst kommunizieren soll. Du glaubst vielleicht, dass du die volle Kontrolle über deinen Körper hast, aber niemand hat dir das Software-Upgrade gegeben, das du brauchst, um jeden Muskel in deinem Körper bewusst anzusteuern.

Wenn du irgendwo in deinem Körper chronische Schmerzen hast, saugt das in der Regel die ganze Zeit Energie aus dir heraus, die du für alles andere verwenden könntest, was du gerne tun würdest. Nicht nur der Schmerz selbst ist problematisch, sondern auch die Tatsache, dass chronische Schmerzen dich dazu bringen, dich falsch zu bewegen. Wenn du dir eine Massage leisten kannst, kannst du dir auch eine funktionelle Bewegungsanalyse leisten. Sie erleichtert alle anderen Aspekte in deinem körperlichen Transformationsprozess.

Hack für Beginner: Atmung und funktionelle Übungen
Du kannst damit anfangen, deine Bewegungsabläufe selbst zu verbessern, indem du die sogenannte C-Clamp-Übung machst. Ein anderer Name für diese Übung ist »Bierdosenatmung«. Sie wurde unter anderem von der Neurochirurgin Dr. Marcella Madera zusammen mit dem Forscher, Autor und Chiropraktiker Dr. Joe Dispenza entwickelt. Dazu stehst du auf und formst mit deiner Hand direkt unter deinem Brustkorb eine Klammer in Form eines C. Deine Daumen zeigen in Richtung deiner Wirbelsäule, deine Finger sind vorne, und dein Rücken ist gerade. Dann atmest du durch die Nase ein. Dein Ziel ist es, die »Bierdose«, also die Klammern, die du mit deinen Händen um dich herum gebildet hast, so aufzublasen, dass sich deine Körpervorderseite und dein Rücken gleichmäßig mit Luft füllen. Übe das so lange, bis du das ohne die Klammern als Hilfsmittel hinbekommst.

Die meisten Menschen atmen durch den Bauch, weil sie gelernt haben, Bauchatmung zu machen. Wenn sie einatmen, sehen sie irgendwie schwanger aus, sind nach vorne gebeugt. Sie atmen nicht durch den Rücken ein. Bei einer funktionellen Atmung, bei der du mehr Sauerstoff aufnimmst, dehnen sich deine hinteren genauso stark aus wie deine vorderen Rippen. Wenn du lernst, so zu atmen, wirst du dich ganz anders fühlen, weil der Sauerstoff in die tieferen Teile deiner Lunge gelangen kann. Jeder Atemzug füllt dich auf eine Art und Weise, die du noch nie zuvor gespürt hast. Als ich mit dieser Atemtechnik anfing, wurde mir klar, dass ich den unteren Teil meiner Lunge bisher noch nie genutzt hatte. Er war einfach nicht auf meinem Radar. Wenn ich jetzt einatme, bewegen sich meine unteren Rippen und meine Atmung ist besser und viel tiefer als vorher. Ich merke auch, dass meine Körperhaltung viel besser ist, was wiederum für die richtigen Bewegungsabläufe von essenzieller Bedeutung ist. Mehr Luft bedeutet mehr Sauerstoff, mehr Energie und mehr Leben.

Du solltest aber nicht nur auf deine Atmung achten, sondern auch darauf, wie sich dein Körper bewegt und was dich daran hindert, das Beste aus deinem Training herauszuholen. Mit dem folgenden einfachen Test kannst du feststellen, ob du ein Problem mit der funktionellen Bewegung hast. Du stellst dich auf einen Hocker und streckst deine Beine durch, hast sie aber nicht ganz geschlossen. Dann beugst du dich herunter und versuchst, mit beiden Händen möglichst weit nach unten zu kommen. Sind deine Arme genau gleich lang? Wenn nicht, hält dich etwas zurück. Entweder ist es eine Verletzung, die dein Körper kompensiert, oder es handelt sich um ein funktionelles Bewegungsproblem. Ein Trainer, der auf die funktionelle Bewegungsanalyse spezialisiert ist (den ich dir auch gleich als Hack für Fortgeschrittene empfehle), könnte dir die richtige Gegenbewegung empfehlen. Wahrscheinlich würde es nicht lange dauern, die Fehlstellung zu beheben. Bei dieser Gelegenheit solltest du auch deine Schulterbeweglichkeit überprüfen lassen. Ich stellte dabei fest, dass meine linke Schulter sehr unbeweglich war. Um das Problem zu lösen, waren einige Übungen nötig, bei denen ich mich gegen die Wand lehnte. Das ist ein gutes Beispiel für diese versteckten Störungen in deinem Betriebssystem, die du von jemandem aufdecken lassen solltest, der dir auch helfen kann, sie zu beheben.

Eine Übung, die wirklich nützlich ist, weil wir so viel Zeit im Sitzen verbringen, ist das aktive Beinheben. Dazu legst du dich flach auf den Rücken und hebst ein Bein so hoch wie möglich, während du deinen Rücken und deinen Hintern auf dem Boden lässt. Vielleicht fällt dir auf, dass ein oder beide Beine besonders schwach sind und dass jemand, der mit seinem Finger einen winzigen Druck auf deinen Fuß ausübt, dein Bein daran hindern kann, sich überhaupt zu bewegen. Das liegt daran, dass du entweder nicht weißt, wie du deine Hüftbeuger ganz anspannen kannst, oder dass du Probleme mit der hinteren Oberschenkelmuskulatur hast. Durch regelmäßiges aktives gerades Beinheben kannst du dieses Defizit beseitigen und feststellen, dass deine Hüftbeuger und Beine stärker und flexibler werden.

Ein weiteres häufiges Problem, das aus unseren schlechten Gewohnheiten resultiert – in diesem Fall durch das ständige Starren auf unsere Handys –, ist die eingeschränkte Beweglichkeit des Nackens. Um deine Nackenmuskeln zu trainieren und Schmerzen zu behandeln, kannst du einen Gurt für den Kopf mit einem daran befestigten Widerstandsband tragen und auf und ab nicken. Dadurch werden die tiefen Nackenbeuger gestärkt, die dir helfen, eine gute Haltung einzunehmen. Die gedehnten Nackenmuskeln verbessern deinen Bewegungsspielraum. Es gibt spezielle Widerstandsbänder für deine Nackenmuskeln, die du online finden kannst.

Hack für Profis: Funktionelle Bewegungsanalyse

Im Vergleich zum Laufen, Radfahren oder Krafttraining mutet ein Besuch beim Bewegungsexperten vielleicht etwas exotisch oder komisch an. Tatsächlich könnte es aber eine der besten Investitionen in dich selbst sein, vor allem in Relation zu den Kosten und der eingesetzten Zeit. Eine funktionelle Bewegungsanalyse dauert in der Regel etwa eine Stunde und ist mit einem Gesundheitscheck vergleichbar. Der Coach überprüft dabei, welche Muskeln du nicht aktivieren kannst. Ob du hinkst oder nicht, sieht man sofort, aber es ist nicht so leicht festzustellen, ob du nur etwas seltsam gehst oder etwas Ernstes hast, das dir bislang nicht aufgefallen ist.

Es ist eine tolle Methode, um Schmerzen loszuwerden. Aber auch wenn du keine Schmerzen hast, hilft dir die funktionelle Bewegungsanalyse, Ineffizienzen aufzudecken und loszuwerden. Einige Stunden mit einem Experten (eine kurze Internetsuche sollte dir passende Kontakte liefern) setzen Fähigkeiten frei, von denen du nicht wusstest, dass du sie hast. Du veränderst, wie du gehst, wie du stehst und wie du deine Arme bewegst. Es muss nicht um eine bestimmte Sportart gehen, die Erkenntnisse sind allgemein anwendbar. Du willst mehr Training in weniger Zeit unterbringen? Was könnte dir dabei mehr helfen, als Muskeln zu aktivieren, die du vorher nicht trainiert hast?

KAPITEL 8

HACKING-ZIEL: ENERGIELEVEL UND STOFFWECHSEL

Wenn man Menschen fragt, was sie sich von ihrem Sport oder ihrer Ernährung erhoffen, ist die häufigste Antwort: »Ich möchte abnehmen und einen straffen Bauch oder einen Sixpack sehen.« Manche möchten auch stärker werden oder eine bessere Ausdauer aufbauen. Aber selbst dann ist das wahre Ziel dahinter oft »Gewicht verlieren und Bauchmuskeln aufbauen«.

Wenn dies deine Biohacking-Ziele sind, ermutige ich dich, dich selbst zu fragen: Was würde passieren, wenn mein Ziel stattdessen darin bestünde, Luft und Nahrung besser in Strom umzuwandeln? Das ist die eigentliche Quelle deiner Energie. Wenn du darin besser wirst, hast du mehr Kraft, mehr Ausdauer und vielleicht auch ein paar sichtbare Bauchmuskeln.

Wenn dein Ziel ist, mehr Energie zu haben, kommt diese zusätzliche Energie aus deiner Taille und kann alles andere in deinem Leben verändern. Jeden Morgen, wenn du aufwachst, hast du entweder genug Energie, um zu entscheiden, wer du sein möchtest und was du tun willst, oder du hast sie nicht. Fehlt dir der Antrieb, lebst du auf Autopilot.

Wenn du ein hohes Energielevel und einen gut funktionierenden Stoffwechsel anstrebst, brauchst du ein Signal oder einen Input, der den Zellen deines KBS mitteilt, dass sie sich auf eine Belastung einstellen müssen. Wenn deine Zellen denken, dass sie mit extremen Bedingungen konfrontiert werden, fahren sie sowohl ihre Mitogenese hoch, die

Fähigkeit, neue Mitochondrien zu bilden, sowie die Mitophagie, die gezielte Zerstörung schwacher, ineffizienter Mitochondrien.

Du kannst dich entweder gezielt dem Leid aussetzen, zu hungern, dich zu quälen oder gegen das Faulheitsprinzip anzukämpfen. Oder du kannst Technologie, strategische Signale und biologische Techniken nutzen, um deinen Körper glauben zu lassen, dass er in einer Extremsituation ist. Das führt dazu, dass du nicht so sehr leiden musst. Ich gehe davon aus, dass du die zweite Möglichkeit bevorzugst. Stimmt's? Dann lass uns loslegen.

NAHRUNGSERGÄNZUNGSMITTEL ZUR UNTERSTÜTZUNG DES BIOHACKINGS DEINER ZELLEN

- Aktives pQQ
- Acetyl-L-Carnitin
- Oxaloacetat
- Methylierte B-Vitamine
- NAD+

VIBRATIONSHACKS

Als ich ein Kind war, vielleicht so um die acht Jahre alt, war ich fasziniert von den Fitnessräumen, die ich sah, wenn ich mit meinen Eltern in Hotels übernachtete. Oft gab es dort diese seltsam aussehenden Geräte, auf die man sich mit einem vibrierenden Gürtel um die Hüfte stellte. Im Internet gibt es alte Videos aus den 1950er-Jahren von Leuten, die in Clubs gingen, um mithilfe von Vibrationen abzunehmen. Schon damals machten sich die meisten Menschen über diese Geräte lustig. Sie wussten nicht, dass die Idee für die Geräte von dem berühmten Erfinder Nikola Tesla und seinem Zeitgenossen Royal Rife stammte. Beide wollten mithilfe von Vibrationen die Gesundheit der Menschen verbessern.

Ungefähr zu der Zeit, als die seltsamen Vibrationsgürtel auf den Markt kamen, erkannten Forscher, die die Grenzen der menschlichen Leistungsfähigkeit untersuchten (vor allem in der damaligen UdSSR und in Ostdeutschland, aber auch bei der NASA in den Vereinigten Staaten), das faszinierende Potenzial der Vibration: Sie verstanden, dass sie eine Möglichkeit sein könnte, ein Signal in den Körper zu senden, das zu schnellerer Regeneration führt.

Russische Wissenschaftler waren besonders von der Idee fasziniert, Ganzkörpervibrationen zur Wiederherstellung der Knochendichte bei Astronauten einzusetzen. Es stellte sich heraus, dass das Stehen auf einem Ganzkörpervibrator dem Körper sehr guttut, vor allem, wenn er 30-mal pro Sekunde, also mit 30 Hertz (Hz), vibriert. Der Grund dafür ist, dass deine Knochen nicht einfach nur eine träge Kalziummasse sind. Sie enthalten eine Kollagenmatrix, spezielle Zellen, die Osteoblasten, die ihre Struktur aufbauen, und andere Zellen, die Osteoklasten, die überschüssige Knochen abbauen und entsorgen. Knochen sind lebendes Gewebe. Sie wachsen und schwinden wie alles andere im Körper, und sie reagieren auch auf Signale.

Die meisten Zellen in deinem Körper sind piezoelektrisch,[146] das heißt, wenn du sie bewegst oder vibrierst, erzeugen sie einen kleinen Stromstoß, der das Wachstum simuliert. Wenn du dich also auf eine Ganzkörpervibrationsplattform stellst, setzt du die piezoelekrischen Effekte in den Zellen deiner Knochen frei, was das Wachstum und die Wundheilung fördert[147] und die Knochendichte erhöht – genau wie die russischen Forscher vermuteten. Diese alten Vibrationsmaschinen waren also doch nicht so dumm!

Ganzkörpervibrationen bringen auch Sauerstoff in Bereiche des Körpers, in denen normalerweise nicht viel vorhanden ist. Sie beschleunigen außerdem die Drainage deines Lymphsystems (mehr dazu weiter unten), was dazu beiträgt, Giftstoffe aus deinem Körper zu leiten. Der interessanteste Effekt an der Vibration ist vielleicht, dass sie deinem Körper vorgaukelt, dass du dich viel mehr bewegst, als du es tatsächlich tust. Wenn du auf einer Ganzkörpervibrationsplattform stehst und eine Kniebeuge machst, denken dein Gehirn und deine Muskeln, dass du 30 Kniebeugen pro Sekunde machst, weil sie deine Bewegungen ständig anpassen müssen. Wenn du versuchst, die Yoga-Position Plank-Pose (eine Planke mit ausgestreckten Armen) auf einer dieser Plattformen zu halten, ist das eine äußerst anstrengende Übung.

BIOHACK-HIERARCHIE

- Stimmvibrationen, wie Singen oder Summen, um das Nervensystem zu entspannen.
- Das Hüpfen auf einem Minitrampolin kann den Kreislauf anregen.
- Punktuelle Vibrationen mit vibrierenden Schaumstoffrollen und -bällen können die Durchblutung fördern.
- Bei der Ganzkörpervibration stehst du auf einer Platte, die deinen ganzen Körper mit einer Frequenz von 30 Hertz schüttelt. Das fördert die Durchblutung des Lymphsystems, verbessert die Knochendichte und vergrößert den Trainingseffekt.

Hack für Beginner: Stimmvibration

Was sagst du da? Du würdest gerne einen Gratis-Hack ausprobieren? Es gibt eine Art der Vibrationstherapie, die überhaupt nichts kostet: das gute alte Singen. Du setzt dich hin, atmest tief ein und sagst »Ommmm«. Wenn du deinen Brustkorb auf diese Weise in Resonanz bringst, spürst du, wie dein ganzer Körper summt. Du kommst dir vielleicht wie ein Idiot vor, aber wen kümmert es schon, wie das Ganze aussiehst? Wenn du ein Baby hast, halte es vor dich, während du »Ommmm« sagst und deinen ganzen Brustkorb auf diese Weise zum Vibrieren bringst. Beobachte die Reaktion. Babys sind von dem Klang fasziniert und entspannen sich völlig. Ich habe das mit meinen Kindern gemacht und es war eine wunderbare Erfahrung.

Es gibt viele Bücher und Seiten im Internet, die dir erklären, wie man singt. Es gibt so viele, dass man leicht den Überblick verlieren kann. Ich persönlich bin ein Fan der Plattform *The Art of Living*, auf der es um das Atmen und Singen geht, und die täglich von Millionen Menschen genutzt wird. Alternativ kannst du einfach in eine Yogastunde gehen, die mit dem Anstimmen beziehungsweise »Chanten« einiger Wörter endet. Es funktioniert wirklich.

Bevor ich Kinder hatte, wachte ich morgens um fünf Uhr auf und stimmte fünf Minuten lang »Ommmm« an. Ich übte auch andere komplexere Gesänge oder Chants von Dharma Singh Khalsa ein, einem amerikanischen Arzt, der ein Experte in diesem Bereich ist. Er war so überzeugt von dem gesundheitlichen Effekt, dass er ein Sikh wurde und seinen Namen änderte. Dieses tägliche Ritual hatte einen großen Effekt auf meine Energie. Tiefe, nachhallende Bässe in bestimmten Frequenzen haben eine ausgesprochen heilende und energetisierende Wirkung.

Musikalische Klänge können dich auf die gleiche Weise in Schwingung versetzen wie der Gesang. Manche Menschen schwören auf die Wirkung des Didgeridoos, einem australischen Instrument, das einen tiefen, dröhnenden Klang erzeugt. Du kannst Heiler finden, die es für dich spielen, oder du kannst es selbst lernen. Sehr einfache Didgeridoo-Instrumente gibt es schon für weniger als 50 Dollar. Andere Beispiele für kostengünstige Hacks sind ein »Klangbad«, eine »Klangschale« oder ein Klanggerät, das du vor dem Schlafengehen einschalten kannst. So schläfst du besser und wenn du aufwachst, ist dein Nervensystem erfrischt. Auch eine Melodie zu summen hilft bereits.

Hack für Beginner: Hüpfen

Wenn du deine Zellen mithilfe von Vibrationen auf Vordermann bringen willst – vor allem, wenn du mehr auf deine Muskel- als auf deine Nervenzellen abzielen willst –, dann solltest du die Anschaffung oder Nutzung eines kleinen Trampolins in Erwägung ziehen. Du hast das bestimmt schon gesehen. Vielleicht hast du ja bereits eines in deinem Haus oder deiner Wohnung oder es schlummert vergessen in deiner Garage vor sich hin. Kleine Trampoline – auch Rebounder genannt –, die man einfach im Wohnzimmer aufstellen kann, waren in den 1980er-Jahren sehr beliebt.

Vor einigen Jahren wurde ich von dem bekannten Persönlichkeits- und Motivationscoach Tony Robbins eingeladen, bei einer großen öffentlichen Veranstaltung zu sprechen. Bevor es losging, sah ich Tony hinter der Bühne auf einem Rebounder auf und ab springen. Das ist ein einfacher, aber effektiver Hack, denn wenn das gesamte Gewebe in deinem Körper bewegt und umgewälzt wird, kommt auch dein Lymphsystem und Sauerstoff in Bewegung. Gleichzeitig erhalten alle Muskeln in deinem Körper und in deinen Faszien das Signal: »Zupacken, loslassen, zupacken, loslassen.« Das ist eine weitere Möglichkeit, das Faulheitssystem in deinem Körper auszutricksen und es dazu zu bringen, deine zelluläre Kraft zu steigern.

Wenn es gut für Tony Robbins ist, ist es auch gut für mich. Ein einfaches Trampolin bekommst du bereits für circa 70 Dollar.

Hack für Fortgeschrittene: Punktuelle Vibration

Es gibt eine Vielzahl neuer Geräte in der Vibrationstherapie, die Schaumstoffrollen und Bälle verwenden, die vibrieren und das Gewebe aktivieren. Es gibt auch Geräte, mit denen du in ein »Klangbad« eintauchen kannst: Dazu liegst du auf einer Liege oder einem Massagetisch mit eingebauten Hochleistungs-Subwoofern (Tieftonlautsprechern), die deinen ganzen Körper auf intensive Weise stimulieren. Dabei kannst du viele unterschiedliche tiefgreifende Erfahrungen machen. Du trägst Kopfhörer und entspannst dich, während dein ganzer Körper vibriert. Dies ist ein spannendes Forschungsgebiet und in den nächsten zehn Jahren werden wir noch viel mehr darüber lernen, wie verschiedene Frequenzen – auch Töne – als Schwingungen auf dein Gewebe einwirken.

Deine Zellen und dein Nervensystem reagieren sehr sensibel auf Vibrationen. Nicht nur weil die Bewegungen dazu beitragen, die Zellen mit Nährstoffen zu versorgen, sondern auch weil Vibrationen Botschaften über Veränderungen in der Umwelt übermitteln. Eine Reihe von Unternehmen arbeitet an kleinen Geräten, die direkt an Akupunktur- und Akupressurpunkten am Körper vibrieren. Die Frequenz und der Ort der Vibration können erhebliche Auswirkungen auf dein Nervensystem haben. So kann schon eine kleine Vibration an deinem Handgelenk Oxytocin aktivieren, das sogenannte Liebes- oder Kuschelhormon, das mit dem Gefühl romantischer Verbundenheit und sozialer Bindungen in Verbindung gebracht wird. Vibrationen können deinen Körper auch in den Reset- oder Wiederherstellungsmodus versetzen, statt in den Kampf-oder-Flucht-Modus. Dieser tiefgreifende, erholsame Zustand der Heilung beeinflusst die Kurvenneigung nach einer anstrengenden Übung. Eine schnellere Rückkehr zum Ausgangszustand bedeutet schnellere Erholung von allem.

Kleine Geräte, die bestimmte Körperteile in Schwingung versetzen, gibt es ab etwa 200 Dollar. Zwei meiner Favoriten sind die Sensate- und Apollo-Modelle, die ich in Kapitel 9 vorstelle. Sie funktionieren in erster Linie als Nervenstimulatoren, aber sie ermöglichen auch hilfreiche Vibrationstherapie.

Hack für Profis: Ganzkörpervibration

Ein Ganzkörper-Vibrationsgerät ist eine größere Investition, aber es gibt gute Gründe, warum du darüber nachdenken solltest. Ich hatte meine erste direkte Erfahrung mit Ganzkörpervibrationen, als ich versuchte, meinen Körper von giftigem Schimmel zu befreien. Seinerzeit gab mir ein Mitglied der Anti-Aging-Organisation, für die ich damals arbeitete, einen Schlüssel zu einem kleinen Raum in einem unscheinbaren Einkaufszentrum in Menlo Park, Kalifornien, und sagte: »Das wird dir helfen.« In dem Raum standen vier unglaublich teure Ganzkörpervibrationsgeräte, jedes im Wert von etwa 20.000 Dollar. In den nächsten drei Monaten durfte ich mich mit ihnen austoben. Jedes Mal probierte ich eine andere Frequenz aus und spürte, was sie mit meinem Körper macht. Bei einer bestimmten Frequenz (unter 10 Hz) musste ich sofort auf die Toilette. Eine machte mich sehr müde, während andere sich auf meinen Bauch zu konzentrieren schienen. Es war mehr als offensichtlich, dass verschiedene Frequenzen unterschiedliche Auswirkungen haben.

Jahre später, nachdem ich für eines meiner Unternehmen eine Vibrationsplattform entwickelt hatte, filmten wir gerade den ersten Schulungskurs über die Bulletproof-Diät und ich war gerade quer durchs Land von Florida nach San Francisco geflogen. Der Fotograf und die Kameraleute baten mich, auf einer vibrierenden Plattform in die Planke-Position zu gehen, zur Veranschaulichung eines Biohacks. Während die Maschine vor sich hin summte, hielt ich die Pose etwa zehn Minuten lang, viel länger, als jeder vernünftige Mensch es getan hätte, aber wir wollten eben eine gute Aufnahme machen. Zwei Tage später musste ich, peinlicherweise, mit Brustschmerzen ins Krankenhaus. Ich hatte die Muskeln und Gelenke in meinem Brustbein *(Sternum)* so sehr übertrainiert und belastet, dass ich mich fühlte, als hätte mir jemand in die Brust getreten.

Das passiert dir zwar bei vernünftiger Nutzung des Geräts wahrscheinlich nicht, aber du solltest zweierlei Dinge beachten: erstens nicht mit überkreuzten Beinen auf der Plattform zu stehen, da das dein Gehirn durcheinander bringen kann; zweitens solltest du dich für keins der billigeren Geräte entscheiden, die von links nach rechts hin- und herwippen. Das führt mit der Zeit dazu, dass du dir deinen unteren Rücken kaputt machst. Wenn du dich für ein Modell entscheidest, das alle Teile deines Körpers gleichzeitig vibrieren lässt, wirst du einen großen Unterschied bemerken.

Auf der Makroebene trainierst du deinen ganzen Körper schneller, wenn du auf einer vibrierenden Plattform stehst. Auf der Mikroebene führen die Vibrationen in deinem gesamten Körper zu neurologischen Veränderungen. Bei einigen sehr hochwertigen Vibrationsgeräten liegst du auf einem Bett, das die Vibrationen über einen leistungsstarken Subwoofer überträgt, der bestimmte Frequenzen abspielt, um verschiedene Bewusstseinszustände und Zellaktivitäten hervorzurufen. Einige Forscher haben – aufbauend auf der Arbeit russischer Wissenschaftler vor mehr als einem halben Jahrhundert – mit Frequenzen experimentiert, die speziell die Knochendichte fördern.[148]

Wenn du dir ein Video ansiehst, in dem Zellen in einem Labor gezüchtet werden, verstehst du, warum Vibrationen eine so große Wirkung auf uns haben. Zellen sind darauf angewiesen, dass die Flüssigkeit, in der sie wachsen, zirkuliert, damit die Nährstoffe über sie laufen. In deinem Körper kommt diese Bewegung normalerweise durch den Blutfluss zustande; bei einzelligen Organismen in der Natur könnte sie zum Beispiel von den Strömungen in einem Teich oder Bach herrühren. Wenn Wissenschaftler versuchen, menschliche Zellen zu kultivieren, wachsen diese oft nur, wenn sie in etwas gelegt werden, das sich bewegt und sie sanft hin- und herwiegt. Die Bewegung der Zellen regt das Zellwachstum an, wodurch wiederum mehr Mitochondrien entstehen. Die Ganzkörpervibration ahmt die Wirkung einer starken körperlichen Aktivität nach und steigert die Durchblutung der Zellen. Wenn du Ganzkörpervibrationen machst, fühlt sich dein Körper durch die Lymphdrainage straffer und schlanker an.

Wenn du ein entsprechendes Gerät kaufst, solltest du eines auswählen, das sich auf und ab bewegt oder in einem kleinen Kreis schwingt, aber keines, das dich schüttelt. Nimm dich vor den billigen Vibrationsgeräten in Acht, die du online kaufen kannst. Diese wackeln oft zu stark und können deinem unteren Rücken und deinen Hüften schaden.

Aber auch bei einem hochwertigen Gerät solltest du vorsichtig sein. Lege nicht deinen Kopf darauf ab, klemme dir nicht die Knie ein, während du darauf stehst, und achte darauf, dass das Gerät deine Augäpfel nicht vibrieren lässt. Dadurch können neurologische Schäden oder Sehstörungen entstehen. Wenn du auf einer Vibrationsplattform stehst, solltest du immer darauf achten, dass deine Knie leicht gebeugt sind.

Richtig angewendet kann die Vibrationstherapie viel dazu beitragen, dein Energielevel zu steigern und deinen Stoffwechsel anzukurbeln. Wenn du normalerweise – wie viele von uns bei der Arbeit – den ganzen Tag sitzt, kannst du einen Neustart machen, indem du dich für ein bis fünf Minuten auf eine Vibrationsplattform stellst. Während du stehst, kannst du noch ein paar Kniebeugen oder Dehnübungen machen. Die Vibration verjüngt deine Muskeln viel schneller, als es ein Spaziergang schaffen könnte. Du kannst zehn Kniebeugen ohne zusätzliches Gewicht auf dem Boden machen oder die gleiche Übung auf einer Ganzkörpervibrationsmaschine ausführen. Die Kniebeugen sind dann effektiver und die Durchblutung des Gewebes und die Sauerstoffzufuhr werden verbessert. Geräte für den Heimgebrauch bekommst du bereits ab 500 Dollar. Hochwertige Modelle liegen aber eher bei 1500 Dollar und mehr. Auch bei einigen Trainern sowie in Fitnessstudios und Biohacking-Zentren findest du Ganzkörpervibrationsmaschinen.

ATEM-HACKS

BIOHACKING-HIERARCHIE

- Atemübungen, wie das Luftanhalten, können deinem Körper helfen, neue Blutgefäße zu bilden. Die Wim-Hof-Atemtechnik kann deinen Zellen helfen, effizienter Sauerstoff aufzunehmen.
- Bei der technikgesteuerten Atmung wird der Sauerstoffanteil in der Luft verändert, um den Sauerstoffgehalt im Blut zu senken und die Widerstandsfähigkeit der Zellen zu erhöhen.
- Eine induzierte Hypoxie mit einem Hypoxikator, einem Atemgerät, das deine Luftzufuhr abwechselnd mit sauerstoffreicher und sauerstoffarmer Luft versorgt, steigert die Produktion roter Blutkörperchen in deinem Körper.

Hack für Beginner: Atemübungen

Indem du kontrollierst, *wie* du atmest, kannst du deinem KBS starke Signale senden, die einen Veränderungsprozess in Gang bringen. Eine Möglichkeit ist, dich in einen Zustand kontrollierter Hypoxie zu versetzen, sodass dein Körper nicht genug Sauerstoff bekommt (zumindest denkt er, dass er keinen bekommt). Extreme Hypoxie dagegen kann eine entzündliche und schädliche Reaktion des Systems auslösen. In ihrer radikalsten Form ist Hypoxie natürlich tödlich. Um die Effizienz deines Metabolismus zu verbessern und keinen systemischen Schaden zu verursachen, solltest du auf sehr kurze und kontrollierte Einheiten setzen.[149] Auf diese Weise bringst du deinem Körper bei, mit niedrigem Sauerstoffgehalt zu funktionieren.[150] Du nutzt auch hier das Prinzip der Kurvensteigung, um deinen Zellen zu signalisieren, dass sie sich verbessern sollen.

Radsportler und Langstreckenläufer machen sich Hypoxie schon lange zunutze, um höhere Leistungen zu erzielen. Sie trainieren (oder leben) oft in Höhenlagen wie Boulder, Colorado, oder Albuquerque, New Mexico, wo die Luft deutlich dünner ist als auf Meereshöhe. Das zwingt ihren Körper dazu, sich an die geringere Sauerstoffkonzentration anzupassen. Nach etwa sechs Wochen verändern sich ihre roten Blutkörperchen allmählich. Das Hämoglobin – das Molekül, das den Sauerstoff im Blut aufnimmt und transportiert – bindet die Sauerstoffmoleküle nun aggressiver, sodass mehr davon in das Gewebe gelangen kann. Kehren die Sportler auf Meereshöhe zurück, fühlt sich die Luft, die sie einatmen, sehr sauerstoffreich an. Im Idealfall strotzen sie dann vor Energie und denken, sie könnten ewig Rad fahren oder laufen.

Dieses Gefühl kannst du aber auch ohne einen längeren Aufenthalt in der Höhe gezielt heraufbeschwören und es auf alles in deinem Leben anwenden. Du kannst deine Sauerstoffzufuhr kontrollieren, wo immer du gerade bist. Das erreichst du zum Beispiel durch die Anwendung der Pranayama-Atemmethoden,[151] die aus alten chinesischen, tibetischen und indischen Traditionen stammen. Ein gezieltes Anhalten der Atmung kann Angiogenese auslösen, die Bildung neuer Blutgefäße. Weitere mögliche Effekte sind die Stärkung der Mitochondrien,[152] die Erhöhung der Hämoglobinproduktion, die Verbesserung der Plastizität des Gehirns, der bessere Schutz des Herz-Kreislauf-Systems und die Erhöhung des Stickstoffoxidspiegels (Stickstoffoxid ist ein Signalmolekül, das deine Kapillaren erweitern kann, um den Blutfluss zu verbessern). Atemübungen sind außerdem sehr sicher, sofern du sie nicht im Wasser machst. Deine Physis macht es dir unmöglich, den Atem bis zur Bewusstlosigkeit anzuhalten. Eine Studie der Duke University zeigt, dass atmungskontrolliertes Schwimmen[153] eine effektive Methode für hypoxisches Training ist.[154] Das könnte einer der Gründe dafür sein, dass Schwimmen deine Gesundheit so stark verbessert. Beim Schwimmen bekommst du gleichzeitig auch eine Kältetherapie, während du den Atem anhältst. Bei allen Aktivitäten im Wasser ist allerdings besondere Vorsicht angesagt.

Eine besonders wirkungsvolle Atemübung besteht darin, dass du hyperventilierst, damit du möglichst viel Sauerstoff einatmest, vollständig ausatmest, damit deine Lungen leer sind, und dann Liegestütze oder eine andere Übung machst, damit dein Körper auf seine verborgenen Sauerstoffreserven zurückgreifen muss. Das hat einen großen Effekt auf die Kurvensteigung. Ich habe diese Technik einmal auf der Bühne mit dem Extremsportler Wim Hof demonstriert. Ich machte Liegestütze mit leeren Lungen, ohne Sauerstoffzufuhr, und verbrauchte so den gesamten Sauerstoff in meinen Zellen. Danach machte ich viele weitere Liegestütze. Es mag unmöglich erscheinen, aber du kannst wirklich eineinhalb Minuten lang Liegestütze mit leeren Lungen machen. Zu diesem Zeitpunkt hatte ich den Sauerstoff in meinen Zellen vollständig verbraucht und ihnen damit ein deutliches Signal gegeben, nicht länger faul zu sein und zukünftig besser Sauerstoff aufzunehmen.

Die Kombination einer Fitnessübung mit der Atemtechnik von Wim Hof[155] ist eine weitere kostenlose Möglichkeit, jederzeit und überall eine kurze, aber intensive Hypoxie herbeizuführen – zumindest überall dort, wo du dich wohlfühlst, wenn du mit hochrotem Gesicht Liegestütze machst. Dadurch werden deine Zellen leistungsfähiger und dein Energielevel steigt.

Hack für Profis: Technikgestützte Atmung

Bei Upgrade Labs verfügen wir über eine Technologie, die deinen Blutsauerstoffgehalt misst und die Gasmischung aktiv anpasst, während du über eine Maske atmest. Wir können den prozentualen Anteil des Sauerstoffs in der Luft so verändern, dass dein Blutsauerstoffspiegel auf den Punkt sinkt, an dem deine Zellen aktiviert werden. Anschließend können wir dich dann wieder auf den richtigen Wert bringen. Das ist eine genauere und reaktionsschnelle Methode, um die Biologie der Kurvensteigung zu nutzen. Vielleicht findest du in deiner Nähe eine Biohacking- oder Trainingseinrichtung, die diese Art von Training anbietet.

Wenn du die Atemübungen selbst machst, solltest du sie mindestens fünf Tage pro Woche machen, damit sie effektiv sind. Wenn du aber den Hightech-Weg wählst, reichen schon zwei Tage pro Woche aus, um eine deutliche Wirkung zu erzielen. Nach etwa sechs bis acht Wochen Atemtraining bist du wahrscheinlich ähnlich akklimatisiert wie die Radfahrer nach ihrem Höhentraining. Du wirst eine deutliche Veränderung deiner Energie spüren, weil der Sauerstoffmangel den Spiegel eines Moleküls namens AMP-aktivierte Proteinkinase (AMPK) erhöht. Dieses Molekül erfüllt eine wichtige Funktion, denn es transportiert energiereiche Glukose in die Zellen und hilft, deine Mitochondrien vor Stress zu schützen.

Hack für Profis: Induzierte Hypoxie

Wenn du mit deinen Atem-Hacks aufs Ganze gehen willst, kannst du einen Hypoxikator ausprobieren. Das ist ein Atemgerät, das dich abwechselnd mit sauerstoffreicher und sauerstoffarmer Luft versorgt. Diese Technologie ist eine moderne Abwandlung der alten tibetischen Feueratmung sowie der von Wim Hof und dem Autor James Nestor entwickelten Atemübungen. Der Hypoxikator basiert auf der früheren Biohacking-Pionierarbeit russischer Wissenschaftler. Sie suchten nach Möglichkeiten, die Biologie von Jetpiloten so zu verändern, dass sie auch in großen Höhen keine zusätzliche Sauerstoffzufuhr benötigen.

Richtig eingesetzt zwingt ein Hypoxikator deine Zellen dazu, besser zu arbeiten, und dein Gehirn dazu, besser zu funktionieren. Die induzierte Hypoxie erhöht den Spiegel des Hormons Erythropoietin (besser bekannt unter der Abkürzung EPO), das wiederum die Produktion roter Blutkörperchen ankurbelt.[156] EPO ist das Mittel, das der Radrennfahrer Lance Armstrong verwendete, um seine Leistung zu steigern.

In der einfachsten Form eines Hypoxikators trägst du eine Maske, die deine Atmung einschränkt, wenn du trainierst. Du wirst vielleicht einige Leute sehen, die wie die Figur Bane aus den Batman-Filmen aussehen und alte Masken aus einer Zeit tragen, in der Biohacking noch ein Trend war. Die neuen Masken sehen weniger furchteinflößend aus und fühlen sich natürlicher an, aber es ist immer noch ein ziemlicher Aufwand, sie zu benutzen. Außerdem sind sie riskant, wenn sie nicht korrekt verwendet werden. Viome, ein Unternehmen, für das ich beratend tätig bin, hat in einer Studie herausgefunden, dass lang anhaltende Hypoxie (d. h. eine lange Zeit in hypoxischer Umgebung, wie sie bei häufigen Flugreisen vorkommen kann) die Darmbakterien stören und das mitochondriale System schädigen kann[157]. Deshalb stufe ich die induzierte Hypoxie auch als Hack für Fortgeschrittene ein. Du solltest sie mit Bedacht anwenden.

Die Russen entwickelten ein kompliziertes System, bei dem die Piloten durch eine Reihe von sauerstoffwaschenden Schwämmen atmen. Ich habe so ein System selbst ausprobiert. Deine Lunge füllt sich mit Luft, aber gleichzeitig wird dir schwindelig. Das ist ein beängstigendes Gefühl. Wenn du einen Hypoxikator ausprobierst, fang vorsichtig an. Bleib nicht den ganzen Tag über auf 85 Prozent Sauerstoff, sonst bekommst du Probleme. Aber wenn du es eine Minute lang tust und dann zum Normalzustand zurückkehrst, dann eine weitere Minute, dann wieder zurück und das Ganze eine halbe Stunde oder 45 Minuten lang wiederholst, sendest du ein starkes Signal an deine Zellen. Während der gesamten Zeit solltest du auf jeden Fall deinen Blutsauerstoffspiegel überwachen. Einen Pulsoximeter bekommst du bereits für weniger als 20 Dollar in einer Drogerie oder online. Beobachte deinen Sauerstoffgehalt, bis er auf einen Wert Mitte 80 fällt. Atme dann normale Luft, bis der Wert wieder auf den Ausgangswert zurückkommt.

BLUTFLUSS/DURCHBLUTUNGS-HACKS

BIOHACK-HIERARCHIE

- Druckmanschetten sind eine günstige Methode, um den Blutfluss während des Trainings einzuschränken, können aber riskant sein, wenn du nicht vorsichtig bist.
- Maßgeschneiderte Durchblutungsbänder sind eine sicherere und besser kontrollierbare Methode, um den Blutfluss während des Trainings einzuschränken, den Wachstumshormonspiegel zu erhöhen und das Muskelwachstum zu maximieren.

Auf die gleiche Weise, wie du deine Energie und deinen Stoffwechsel ankurbeln kannst, indem du deine Atmung einschränkst, kannst du ähnliche Signale aussenden, wenn du deine Blutzirkulation limitierst.[158] Zuerst drosselst du (übertreibe es hier nicht) während des Trainings die Blutzufuhr zu deinen Armen und Beinen und erzeugst so eine lokale Hypoxie in den Gliedmaßen. Durch die Muskelaktivität kommt es zu einem plötzlichen, starken Anstieg von Milchsäure und Stickstoffoxid. Nach kurzer Zeit lässt du das Blut wieder frei fließen, wodurch dein Gehirn mit Stickstoffoxid und Milchsäure geflutet wird. Dieser chemische Impuls signalisiert dem Gehirn, dass du mehr trainiert hast, als du tatsächlich getan hast. Dein Körper reagiert darauf, und deine Energiereserven werden stark erhöht.

Die Einschränkung des Blutflusses wirkt auch direkt im Muskel. Durch die Restriktion erhalten deine Muskelfasern weniger Sauerstoff als normal. Vor allem eine Art von Muskelfasern, die sogenannten langsam zuckenden Muskelfasern vom Typ 1, sind jetzt weniger aktiv. Die Muskelfasern vom Typ 2 dagegen, die größer und schneller sind, arbeiten besser mit weniger Sauerstoff. Die Fasern des Typs 2 ermöglichen es dir, Muskelmasse zuzulegen. Wenn der Sauerstoffgehalt in deinem Blut absinkt, nutzt dein Körper bevorzugt die Muskeln, die schneller wachsen.

Das ist eine weitere Möglichkeit, dein KBS auszutricksen. Normalerweise nutzt dein Körper zunächst die effizienteren, langsam zuckenden Muskeln, die gut Sauerstoff aufnehmen können. Leider wachsen diese Muskeln nicht besonders schnell. Indem du ihre Blutzufuhr einschränkst, kannst du dein Betriebssystem außer Kraft setzen und deinen Körper dazu bringen, sich auf die Muskeln zu konzentrieren, die schnell wachsen.

Durch die Restriktion passiert noch etwas anderes Positives. Der Wachstumshormonspiegel ist nach einem Training mit eingeschränktem Blutfluss um bis zu 170 Prozent höher als bei einem normalen Training,[159] weil der Anstieg der Milchsäure den Körper dazu bringt, mehr Wachstumshormone auszuschütten. Die Durchblutungsbeschränkung erhöht auch den insulinähnlichen Wachstumsfaktor 1 (IGF-1; Insulin-like growth factor 1). IGF-1 erhöht das Protein mTOR (mTOR steht für *mechanistic* bzw. *mammalian target of rapamycin*), einen starken Stimulator des Muskelwachstums. Damit Muskeln wachsen, muss man sie normalerweise durch das Training mit schwerem Gewicht erst schädigen. Lass uns mal zusammenfassen: Du hast weniger trainiert, mit weniger Gewicht und weniger Zeitaufwand und bekommst trotzdem mehr Wachstumshormone und Muskelwachstum. Du hast deine Energie und deinen Stoffwechsel verbessert und dabei auch noch an Kraft zugelegt und Muskelmasse aufgebaut. Das ist doch ein toller Hack.

Hack für Fortgeschrittene: Druckmanschetten

Für uns Biohacker ist die Einschränkung des Blutflusses mit erstaunlich wenig Aufwand und Geld verbunden. Du kannst mit einfachen Gürteln anfangen, die du um deine Arme und Beine wickelst. Sie kontrollieren den Druck nicht besonders gut, aber sie funktionieren und kosten nur ca. 40 Dollar. Auch die weitverbreiteten ACE-Bandagen eignen sich zum Einstieg und sind noch günstiger. Knie- und Ellbogenbandagen können ebenfalls funktionieren, ebenso wie elastische Baumwollbandagen. Prinzipiell eignet sich alles, was den Blutfluss zu den Muskeln teilweise einschränkt.

Das Problem bei den einfachen Gürteln und Bandagen ist, dass man sie leicht zu eng anlegt und damit den Blutfluss zu sehr einschränkt, was auch als vollständige Okklusion bezeichnet wird. Das ist wirklich schlecht für dich und kann zu gefährlichen Blutgerinnseln führen. Achte also unbedingt darauf, dass du die Gürtel nicht zu eng anlegst.[160] Du willst den Blutfluss in den Venen einschränken, ohne deine Arterien zu verstopfen. Alle Verletzungen bei der Verwendung von Gürteln und Bandagen entstehen durch verstopfte Arterien.

Wickelst du zu eng, wächst außerdem der Muskel nicht mehr, sondern weniger. Wenn du zum Beispiel eine ACE-Bandage aus Baumwolle verwendest, solltest du sie deutlich weniger fest anziehen, als du maximal könntest. Die engste Form erhält 10 von 10 Punkten, die lockerste 0 von 10 Punkten, das heißt sie ist nur ganz lose befestigt. Du solltest etwa 7 von 10 Punkten erreichen, also genug, um deine Venen, aber nicht deine Arterien einzuschränken. Denke daran, dass jede weitere Umwicklung die Venen verengt, auch wenn du das vielleicht nicht spürst.

Hack für Profis: Maßgefertigte Bänder zur Einschränkung des Blutflusses

Die sogenannten *B Strong Blood Flow Restriction Belts* haben aufblasbare Luftpolster wie die einer Blutdruckmanschette. Ich hatte einmal den Sportphysiologen Jim Stray-Gundersen, den Gründer von *B Strong*, in meinem Podcast zu Gast.[161] Er arbeitete jahrelang mit Yoshiaki Sato zusammen, einem japanischen Bodybuilder, der die Idee der Restriktion des Blutflusses zur Trainingstechnik weiterentwickelte. Stray-Gundersen wollte ein einfaches, bequemes System entwickeln, damit auch Durchschnittsmenschen von dieser Anwendung profitieren können. Die Gürtel von B Strong sehen aus wie ärztliche Blutdruckmanschetten, sind aber speziell für deine Oberschenkel und deine Oberarme konzipiert. Sie werden mit einer kleinen Pumpe und einer Anleitung geliefert, die dir zeigt, wie viel Druck du ausüben solltest.

Bei den B-Strong-Bändern kannst du die richtige Spannung einstellen und dann aufhören, sie weiter aufzupumpen. Sie sind sicherer und einfacher kontrollierbar als ACE-Bandagen. Aber natürlich kannst du zum Start auch diese Bänder nehmen, die vielleicht sowieso schon in deinem Badezimmerschrank liegen. Du wickelst sie einfach um deine beiden Bizepse – nicht zu fest, nicht zu locker – und machst ein paar Hantelübungen mit weniger als 50 Prozent des Gewichts, das du normalerweise nehmen würdest. So bekommst du gleichzeitig einen Energie- und einen Kraftkick.

Wenn du dann mit den B-Strong-Bändern weitermachen möchtest, kannst du sie auch in einigen Fitnessstudios oder Trainingscentren nutzen und musst die 300 Dollar oder mehr nicht gleich selbst investieren. Du kannst auch zu einem Spezialisten gehen, der sich mit dem Training mit eingeschränktem Blutfluss auskennt. Er oder sie benutzen Manschetten, die denen ähneln, die du zu Hause verwenden würdest, gibt dir aber genaue Anweisungen, welche Übungen du wie machen sollst. Ich mache das zu Hause selbst: Ich befestige die Manschetten an meinen Armen, nehme dann ein paar Gewichte in die Hand und mache dann Curls, ein paar Dips und vielleicht eine Trizepsübung. Danach lege ich sie auf meine Beine, stelle mich auf meine Ganzkörpervibrationsplatte und mache zehn Kniebeugen.

Profi-Tipp: Die Einschränkung des Blutflusses in Kombination mit Ganzkörpervibrationen bewirkt Erstaunliches für deine Zellen. Am Tag nach dem Training siehst du wie ein Star aus und strotzt nur so vor Energie.

ELEKTROMAGNETISCHES BIOHACKING

Lange Zeit spottete das medizinische Establishment über jeden, der vorschlug, Magnete zur Heilung und Stärkung des Körpers einzusetzen. Elektromagnetische Anwendungen galten als Quatsch, bis ein angesehener orthopädischer Chirurg namens Robert O. Becker genau dokumentierte, wie sehr Elektrizität ein Teil des Lebens ist. Er schrieb ein Standardwerk, das in das Bücherregal eines jeden Biohackers gehört: *The Body Electric: Elektromagnetism and the Foundation of Life*. Darin stützt er seine Ausführungen auf den Hall-Effekt, der das Auftreten einer elektrischen Spannung in einem stromdurchflossenen Leiter beschreibt, der sich in einem stationären Magnetfeld befindet. Wenn Strom durch ein Magnetfeld fließt, übt das Magnetfeld eine Querkraft auf diesen aus. Wir wissen, dass fließender Strom entsteht, wenn Elektronen sich in eine Richtung bewegen. Wir wissen außerdem, dass Elektronen die ganze Zeit durch unseren Körper fließen. Elektrische Ströme sind ein wesentlicher Bestandteil des Zellstoffwechsels. Also müssen Magnete in der Lage sein, den Körper zu beeinflussen, indem sie den Stromfluss verändern.

Wissenschaftler erfahren immer mehr darüber, wie stark der Stromfluss den menschlichen Körper beeinflusst. Hast du zum Beispiel eine Hautverletzung oder brichst dir einen Knochen, verändert sich der Stromfluss. Diese elektrische Veränderung erzeugt ein Signal, das deinem Körper mitteilt, wo und wie er seinen Heilungsprozess aktivieren soll. Und jedes Signal im Körper kann gehackt werden. Noch bis vor verhältnismäßig kurzer Zeit amputierten Ärzte ein gebrochenes Bein, wenn eine Lücke zwischen den Knochenstücken vorhanden war. Mittlerweile behandeln Ärzte ihre Patienten zunehmend mit der Elektrostimulationstherapie: Sie legen ein wenig Strom an und greifen so in das elektrische System des Körpers ein, damit die Knochenzellen dort wachsen, wo der Strom ist.[162]

Wenn du Elektrizität und Magnetismus richtig kombinierst, kannst du den Stromfluss beeinflussen, ohne dass du selbst elektrischen Strom verwendest. Auf diese Weise kannst du ein starkes Biohacking-Signal für deine Energie und deinen Stoffwechsel erzeugen. Das magische

Signal ist ein pulsierendes elektromagnetisches Feld (PEMF = *Pulsed Electromagnetic Field Therapy*), bei dem du den Körper einem Magnetfeld aussetzt, das sich schnell ein- und ausschaltet und entsprechende elektrische Schwankungen im Körper auslöst.

Vielen Menschen fällt es zunächst schwer zu glauben, dass ihre Zellen durch ein völlig unsichtbares elektromagnetisches Feld positiv beeinflusst werden können. Zeige ich ihnen dann bei Upgrade Labs unser leistungsstarkes elektromagnetisches System, bekommen sie große Augen. Halte ich es an ihren Arm, zuckt dieser unwillkürlich, fast so, als würde er eine Hantel bewegen. Das Magnetfeld des PEMF-Geräts induziert einen elektrischen Strom im Nerv, der den Muskel zum Zucken bringt. Auf mikroskopischer Ebene öffnet und schließt das gepulste elektromagnetische Feld die Zellmembranen schnell, bis zu zehnmal pro Sekunde. Das ist eine effiziente Form der zellulären Reinigung, die es den Zellen ermöglicht, mehr Sauerstoff aufzunehmen und ihre Giftstoffe auszuscheiden. Mit mehr Sauerstoff kann mehr Energie erzeugt werden. Mit weniger Giftstoffen läuft der Stoffwechsel reibungsloser und effizienter.

Einer der besten Indikatoren für die Leistungsfähigkeit deines Stoffwechsels ist deine Knochendichte: Ist sie hoch, bedeutet das, dass du genügend Mineralstoffe zur Verfügung hast, um Knochen aufzubauen, und dass dein Stoffwechsel diese Ressourcen effektiv nutzen kann. Tatsächlich verfügen regelmäßige Nutzer von hochenergetischem PEMF oftmals über eine außergewöhnlich hohe Knochendichte. Die einzige andere Möglichkeit, eine so hohe Knochenstärke und -dichte zu erreichen, wäre intensive sportliche Aktivität, die aber mit der Zeit deine Gelenke schädigen kann.

Menschen, die regelmäßig PEMF-Behandlungen erhalten und damit ein gezieltes, starkes Trainingssignal setzen, sehen auch eine Verbesserung des Stoffwechsels mit gesünderen und energiereichen Zellen. Hochenergetische PEMF-Behandlungen treiben den Spiegel des knochenmorphogenen Proteins radikal in die Höhe.[163] Steigt dieser Spiegel, können deine Zellen Glukose und Ketone besser als Brennstoff verwerten und dein Stoffwechsel wird insgesamt leistungsfähiger. Steht mehr knochenmorphogenes Protein zur Verfügung, sind deine Zellen hungriger nach Energie und arbeiten härter. Das trägt dazu bei, Stoffwechselstörungen auszugleichen.

Hack für Profis: Pulsierende Magnetfeldtherapie (PEMF)

Leider gibt es noch keine günstige und einfache Möglichkeit, eine PEMF-Therapie selbst durchzuführen. Hierfür braucht es professionelle, teure Geräte, wie wir sie bei Upgrade Labs haben. Zwar kannst du für etwa 200 Dollar ein System mit geringer Leistung kaufen, das vielleicht deinem Kreislauf oder deinem Hormonhaushalt hilft. Deinem Stoffwechsel bringt es aber keine großen Vorteile. Dafür brauchst du Zugang zu einem professionellen Hochleistungssystem. Die Kosten für die Therapie halten sich einigermaßen in Grenzen, die Sitzung dauert nicht lange (in der Regel 20 Minuten oder weniger), und der Nutzen ist beträchtlich. Das gilt auch für Menschen, die bereits ein fortgeschrittenes Training absolvieren.

Nikki Bella, eine bekannte Wrestlerin und Star der Reality-Show *Total Bellas*, kam zum Beispiel einmal zu Upgrade Labs, damit wir ihr helfen, für ihren letzten Kampf gegen Ronda Rousey in Form zu kommen. Wir haben unser PEMF-System an ihrem Nacken angewendet, wo sie noch eine alte Verletzung hatte. Nach der ersten Sitzung war sie regelrecht erschrocken über die Verbesserung und sagte: »Oh, mein Gott, mein Nacken tut gar nicht mehr weh!« Die PEMF-Behandlung hat die Zellen reaktiviert und ihren Stoffwechsel auf eine Art und Weise wiederhergestellt, die kaum möglich schien. Bislang signalisierte ihr KBS den verletzten Zellen, dass sie so bleiben und in Ruhe gelassen werden sollten. Unser PEMF-Signal dagegen zeigte den Zellen, dass sie die Kraft zur Heilung haben. Plötzlich waren sie in der Lage, die Beweglichkeit wiederherzustellen und Schmerzsignale abzuschalten, die jahrelang aktiv waren.

Ich werbe hier nicht nur für mein eigenes Business. In vielen Kliniken gibt es inzwischen leistungsstarke PEMF-Systeme, die Trainer nutzen können. Du kannst im Internet nach einer Einrichtung suchen, die eine PEMF-Therapie in deiner Nähe anbietet. Die meisten Sitzungen kosten jeweils etwa 60 Dollar. Oft bekommst du aber auch einen Rabatt, wenn du ein Paket kaufst. Um von den Vorteilen zu profitieren, solltest du auf jeden Fall mehrere Sitzungen absolvieren.[164] Betrachte die PEMF-Therapie nicht als teuren Hack, sondern als eine relativ erschwingliche Möglichkeit, Schmerzen zu lindern, deine Energie zu steigern und wirklich kostspielige medizinische Eingriffe im Vorhinein zu vermeiden. Die pulsierende Magnetfeldtherapie ist auch eine sehr effektive Methode, um von den Vorteilen des Sports zu profitieren, ohne dass du deine Zeit mit anstrengenden Workouts im Fitnessstudio vergeuden musst.

KAPITEL 9

HACKING-ZIEL: GEHIRN- UND NEURO-FITNESS

Bevor du dich daranmachst, dein Gehirn aufzurüsten, hier ein nützlicher Tipp: Dein Gehirn ist wie ein Gorilla im Wald, der noch nie einen Spiegel gesehen hat.

Wenn du nicht weißt, was ich meine, mach eine kurze Internetrecherche und schau dir dort ein paar Videos an. Wissenschaftler haben Experimente durchgeführt, bei denen sie einen Spiegel in der Wildnis aufstellten und filmten, was passiert, wenn ein Gorilla sich zum ersten Mal selbst sieht. Die Ergebnisse sind faszinierend. Das Tier bleibt stehen, sieht sein Spiegelbild und erstarrt. Der Gorilla denkt einen Moment lang nach. Dann kann man förmlich sehen, wie ihm ein Licht aufgeht. »Oh, warte, das bin ja ich!«, scheint er zu denken. Danach sitzt er da, lächelt sein Spiegelbild an und zupft an einem Blatt, das zwischen seinen Zähnen steckt. Der Gorilla hat seine Zähne noch nie zuvor gesehen, doch sobald er den Zugang zu der neuen Perspektive auf sich selbst gefunden hat, versteht er, wie er sie nutzen kann.

Dein Gehirn ist wie dieser Gorilla: Es ist in der Lage, auf eine höhere Ebene zu gelangen, wenn du es den richtigen Hacks und Reizen aussetzt. (Um die Metapher noch etwas zu erweitern: Die Trägheit und der Nebel in deinem Gehirn sind wie das Blatt, das zwischen den Zähnen des Gorillas feststeckt. Du willst diese Blockaden loswerden, und das geht ganz einfach – wenn du weißt wie.) Dein Gehirn ist darauf ausgelegt, dass es sich schnell an neue Bedingungen anpasst. Es kann sich mehr als jeder andere Teil deines Körpers selbst optimieren, wachsen und sich weiterentwickeln. Willst du ein besseres Gedächtnis, eine höhere geistige Geschwindigkeit und mehr Klarheit? Sind das deine wichtigsten Ziele? Sie sind alle zum Greifen nah.

Das Problem ist, dass dein Gehirn nur sehr wenig Selbstwahrnehmung hat, weil alle seine Sensoren auf die Außenwelt gerichtet sind. Das ist eine weitere Einschränkung deines KBS. Es wurde von der Evolution zum Überleben entwickelt und nicht dazu, dein persönliches Potenzial zu maximieren. Das Gehirn und der Rest deines Nervensystems haben ihre eigene Art von Faulheit entwickelt. Die ganze Konzentration liegt auf der Aufgabe, die Umwelt um dich herum zu überwachen. Die Ressourcen sollten nicht für so etwas wie Selbstoptimierung verschwendet werden. Aus diesem Grund hast du auch nur ein einziges Rückkopplungssystem zum Gehirn: den fünften Hirnnerv, den Trigeminusnerv, der auch Drillingsnerv genannt wird. Er überträgt die Empfindungen deines Gesichts und kontrolliert auch das Beißen und Kauen. Ansonsten richtet dein Gehirn seine ganze Aufmerksamkeit auf die Welt um dich herum. Es verändert sich laufend automatisch als Reaktion auf die Umwelt, ohne dass es sich selbst wahrnehmen kann.

Ein System, das sich seiner selbst nicht bewusst ist, ist ein System, das sich leicht beeinflussen lässt. Mit dem neurologischen Hacking kam ich zum ersten Mal in Kontakt, als ich in meinen Zwanzigern die ersten Neurofeedback-Sitzungen hatte. Damals arbeitete ich im Silicon Valley, führte ein kognitiv sehr anspruchsvolles Leben und war anscheinend auf der Höhe meines Schaffens. Trotzdem fühlte ich mich die meiste Zeit über dumm. Ich saß zum Beispiel in einer Besprechung und vergaß plötzlich grundlegende technische Details, die ich eigentlich auswendig wissen müsste. Später stellte sich heraus, dass ich Giftstoffen ausgesetzt war, die meinen Gehirnstoffwechsel beeinträchtigten, aber das war mir damals natürlich nicht bewusst. Ich wusste nur, dass ich scharfsinniger und geistig klarer werden wollte, und begann deswegen, mich über neurologische Hacks zu informieren.

Ich kaufte mir jedes Buch über das Gehirn, das ich finden konnte, informierte mich online über die neuesten Forschungsergebnisse und interessierte mich besonders für eine damals noch experimentelle Technik namens Neurofeedback. Das Ziel hierbei ist, dein Gehirn besser arbeiten zu lassen, indem du ihm beibringst, sich seiner selbst bewusst zu sein. So kann es bewusste Befehle akzeptieren, die dein KBS außer Kraft setzen – wie der Gorilla mit dem Spiegel.

Meinem experimentellen Biohacking-Mindset folgend kaufte ich mir ein eigenes EEG-Gerät (EEG steht für Elektroenzephalografie), das damals noch sehr teuer war. Ich fing an, das Neurofeedback an mir selbst auszuprobieren, merkte aber schon bald, dass es gefährlich ist, an seinem eigenen Gehirn zu arbeiten. Wenn du einen Fehler machst, merkst du nicht, dass du ihn gemacht hast. Ich sah ein, dass es viel besser ist, Neurofeedback von nun an mit einem Profi zu machen, und legte mein EEG-Gerät in den Schrank, wo es noch immer ist.

Es gibt zwar Neurofeedback-basierte Biohacks, die du sicher selbst durchführen kannst. Die wirklich anspruchsvollen Dinge, die das Betriebssystem deines Gehirns verändern können, gehören jedoch in eine ganz andere Kategorie und in die Hände von Experten. Schließlich eröffnete ich eine Klinik, 40 Years of Zen, um professionell angeleitetes Hirnleistungstraining zu entwickeln. Es gibt viele Möglichkeiten, wie du dein Nervensystem verbessern kannst, aber du solltest sie stets vorsichtig und überlegt einsetzen.

NAHRUNGSERGÄNZUNGSMITTEL ZUR UNTERSTÜTZUNG DES NEURO-HACKINGS

- Kreatin
- L-Theanin
- Bacopa monnieri
- Aktives pQQ
- Oxalacetat
- Celastrus paniculatus (Schwarze Ölpflanze)

NEUROFEEDBACK-HACKS

BIOHACK-HIERARCHIE

- Mit Neurofeedback-Geräten für zu Hause kannst du dein Gehirn trainieren, in verschiedene Zustände zu wechseln.
- Die Hämoenzephalografie (HEG) misst mithilfe von Infrarotsensoren, wie viel sauerstoffreiches Blut durch die verschiedenen Teile deines Gehirns fließt. HEG ist eine leistungsstarke Methode, um deine mentale Aktivität zu überwachen, damit du sie bewusst beeinflussen kannst.
- Ein fachkundig angeleitetes Neurofeedback mit einem erfahrenen Neurofeedback-Spezialisten kann dir helfen, die Stärken deines Gehirns deutlich zu verbessern und Schwächen zu beseitigen.

Hack für Beginner: Neurofeedback-Geräte für zu Hause

Neurofeedback ist eine der einfachsten Methoden, um dein Gorillagehirn aufzuwecken. Mittlerweile bekommst du ein Neurofeedback-System schon für etwa 200 Dollar. Ein System namens *Muse* ist ein Stirnband, das dein Gehirnwellenmuster mit einer Technik namens Elektroenzephalografie (EEG) misst und die Ergebnisse direkt an dein Handy oder deinen Laptop sendet. Das Ziel ist, dir beizubringen, wie du dich in verschiedene mentale Zustände versetzen kannst. Bei manchen Gehirnen funktioniert dieser Ansatz gut, bei anderen weniger gut. Du musst selbst ausprobieren, ob sich bei dir die gewünschte Wirkung einstellt.

FocusCalm, ein weiteres Neurofeedback-Gerät für den Hausgebrauch, nutzt ebenfalls EEG, um deine Gehirnströme zu überwachen, kombiniert aber die Messwerte mit einer bestimmten Aufgabe: Es trainiert dich, indem es dich Spiele auf deinem Handy spielen lässt, während du versuchst, in deinem Gehirn ganz ruhig zu bleiben. Ich finde diese Art von Feedback sehr nützlich, weil es dir nicht nur beibringt, gelassen zu sein, sondern auch ruhig zu bleiben, während du etwas erledigst.

Muse und *FocusCalm* sind nicht billig, aber sie sind immer noch so erschwinglich, dass es sich die meisten Leute leisten können, damit zu experimentieren. Wenn du die Geräte bei einem Freund oder in einem Fitnessstudio ausprobieren kannst, umso besser. Neurofeedback ist individuell und variabel. Im Laufe der Jahre habe ich Geräte von etwa zehn verschiedenen Firmen gekauft und sie bewertet. Ich kann dir sagen, dass verschiedene Geräte Unterschiedliches bewirken.

Hack für Fortgeschrittene: Hämoenzephalographie (HEG)

EEG-Geräte können mithilfe winziger elektrischer Sensoren Veränderungen im Gehirn feststellen. Es gibt aber noch andere Möglichkeiten, die Vorgänge im Gehirn zu überwachen. Eine alternative Technologie namens Hämoenzephalografie (HEG) verwendet Infrarotsensoren, um zu messen, wie viel sauerstoffreiches Blut durch verschiedene Teile deines Gehirns fließt. Mit dieser Methode kannst du deine geistige Aktivität überwachen und bewusst beeinflussen. Du wirst überrascht sein, wie einfach es ist, deinen Blutfluss zu kontrollieren. Es gibt einen einfachen Trick, den Neurofeedback-Fans manchmal ausprobieren: Dabei geben sie jemandem ein digitales Thermometer und sagen ihm, er könne nur mithilfe der Gedanken die Temperatur seines Fingers verändern. Nach ein oder zwei Tagen mentalen Experimentierens sind die meisten Menschen dazu in der Lage. Sie müssen nicht unbedingt verstehen, wie es funktioniert, sondern lassen es einfach geschehen.

HEG macht sich diese Fähigkeit zunutze und trainiert dich, das Blut in deinem Kopf bewusst zu bewegen. Diese Technik wurde ursprünglich entwickelt, um Menschen wie mir zu helfen, die an einer Aufmerksamkeitsdefizit-Hyperaktivitätsstörung (ADHS) leiden. Mittlerweile weiß man, dass bei Menschen mit ADHS der Blutfluss im vorderen Teil des Gehirns zu niedrig ist, wenn sie versuchen aufzupassen. Forscher fanden heraus, dass sich die Betroffenen bereits durch 5 bis 10 Minuten HEG-basiertes Neurofeedback-Training am Tag deutlich besser konzentrieren konnten.[165] Die Patienten spielten ein Videospiel und lernten, wie sie das Blut im Gehirn gezielt bewegen können, damit der präfrontale Kortex, der Teil, der für das bewusste Denken zuständig ist, mehr Blut, mehr Sauerstoff, mehr Nährstoffe und mehr Energie erhält. Studien haben gezeigt, dass diese Art von Training den Aufmerksamkeitsindex,[166] ein quantitatives Maß für die Fähigkeit, sich fokussieren zu können, dauerhaft erhöhen kann.

HEG ist heute viel leichter zugänglich als früher. Die Firma Mendi verkauft zum Beispiel ein HEG-Neurofeedback-Gerät für weniger als 400 Dollar. Du legst den Infrarotsensor – sieht aus wie ein Gadget aus dem Film *Tron* – an deiner Stirn an und bekommst die Messwerte an dein Handy gesandt. Dann tust du alles, was nötig ist, damit ein kleines grafisches Symbol auf dem Bildschirm erscheint. Studien zeigen, dass diese Art von Neurofeedback bei Schlafstörungen, Aufmerksamkeitsdefiziten sowie Stimmungs- und Gedächtnisproblemen helfen kann. Es funktioniert erstaunlich gut.

Hack für Profis: Expertengeleitetes Neurofeedback

Wenn du dir einen Neurofeedback-Spezialisten leisten kannst und einen guten in deiner Nähe hast, lohnt es sich, zu einem Beratungsgespräch zu gehen. Das Verfahren selbst dauert dann etwa eine Stunde: 10 Minuten für die Einrichtung, weitere 10 bis 20 Minuten, um in den interessanten Bereich zu kommen, etwas Training und dann eine Auswertung. Wenn du immer wieder hingehst, um deine Technik zu verbessern, wird es teuer. Eine Sitzung kostet in der Regel ab 150 Dollar aufwärts. Aber ein guter Neurofeedback-Experte kann dir dabei helfen, deine geistigen Stärken auszubauen und deine Schwächen auszugleichen.

Richtig umgesetzt, ist Neurofeedback um Längen effektiver als Meditation, denn es umgeht Worte und geht direkt ins Gehirn. Ich erinnere mich an eine Reise nach Nepal, wo ich im wunderschönen Kopan-Kloster saß und an einem Meditationskurs teilnahm, der von einer Schweizer Nonne geleitet wurde. Eine halbe Stunde lang mussten wir verschiedene unbequeme Posen einnehmen, während sie uns aufforderte, bestimmte Bilder, wie zum Beispiel einen 3 Zentimeter großen goldenen Buddha zu visualisieren. Ich kam mir lächerlich vor, und später verstand ich auch, warum ich mich so fühlte: Die Nonne versuchte, mit Worten einen Gehirnzustand zu aktivieren, aber es gibt einfach keine Begriffe, mit denen man dem Gehirn sagen kann: »Schalte die okzipitalen Alphawellen ein, reduziere die Stärke deiner Deltawellen und mach beides gleichzeitig.«

Neurofeedback wirkt viel direkter. Du kannst dir die Messwerte ansehen und lernen, wie du deinen Gehirnzustand bewusst steuern kannst. Du weißt vielleicht nicht genau, was du da tust, aber du kannst das Ergebnis leicht spüren. Nach einer gewissen Zeit lernst du, genau diesen Zustand anzustreben – nicht indem du auf Worte reagierst, sondern indem du dein Gehirn direkt darauf ausrichtest. Ich glaube nicht, dass viele Menschen bereit sind, zwei Stunden jeden Tag zu meditieren oder zehn Jahre in einem Kloster zu verbringen, um dorthin zu gelangen, wo wir hinwollen. Neurofeedback ist eine der schnellsten und besten Möglichkeiten, das neurologische KBS zu verbessern, sodass wir viel weniger Energie und Zeit damit verbringen, uns wie Idioten zu verhalten. Wenn du mehr Klarheit und Selbstbewusstsein hast, bist du netter zu dir selbst und zu anderen Menschen. Das versetzt dich in die Lage, das Steuer in die Hand zu nehmen.

DIREKTE NERVEN-HACKS

Hack für Beginner: Vagusnervstimulation

Neurofeedback basiert auf der bewussten Beeinflussung des Gehirns, aber es gibt auch Möglichkeiten, dein Nervensystem direkt von außen zu beeinflussen. Dr. Stephen Porges, Professor für Psychiatrie an der University of North Carolina in Chapel Hill und Begründer der Polyvagal-Theorie, erkannte, dass die Stimulation des Vagusnervs – des größten und längsten Nervs im Körper – eine besonders effektive Möglichkeit ist, das Gehirn zu beeinflussen. Der Vagusnerv verläuft von deinem Gehirn durch die Unterseite deines Ohrs deinen Hals hinunter und dann den ganzen Weg bis zu deinen Verdauungsorganen. Er steuert deine autonome Nervenreaktion, die Kampf-oder-Flucht-Reaktion. Er ist der Grund, warum sich dein Magen mulmig anfühlt und du nichts essen kannst, wenn du Angst hast.

Wenn sich der Vagusnerv entzündet, kann er Beschwerden im Kiefergelenk verursachen,[167] die zu schlimmen Kieferschmerzen führen können. Porges erkannte, dass der Vagusnerv auch mit mehreren weiteren neurologischen Störungen und unerwünschten Gehirnzuständen in Verbindung steht. Wenn du den Vagusnerv richtig stimulierst, kannst du aber nicht nur Kiefergelenksbeschwerden in den Griff bekommen, sondern auch deinen ganzen Körper auf tiefgreifende Art und Weise entspannen.[168] Dadurch lassen sich Stress und Ängste verringern, Schmerzen und Migränen reduzieren und Schlaf verbessern.[169]

Heutzutage gibt es Unternehmen, die Biohacking-Geräte zur Stimulation des Vagusnervs für Privatpersonen herstellen. Eines dieser Unternehmen heißt HUSO (zur völligen Transparenz: Ich bin hier als Berater involviert). Es stellt ein 600-Dollar-Gerät her, das akustische Signale mit kleinen Vibrationsgeräten kombiniert, die du über deine Handgelenke und Knöchel legst. Das Gerät erzeugt bestimmte modulierte Frequenzen, die dazu beitragen, eine natürliche Resonanz in deinem Körper zu erzeugen, die deine Stressreaktion ausgleicht. Wenn du es verwendest, liegst du da und erhältst eine intensive Stimulation des Vagusnervs und des Parasympathikus, dem Teil des vegetativen Nervensystems, der die beruhigenden (»Ruhe- und Verdauungs-«) Aspekte deines Verhaltens steuert.[170]

Ein anderes Unternehmen, Apollo, wurde von Dr. David Rabin gegründet, einem führenden Experten für psychedelische Therapie an der Universität von Pittsburgh. Das Apollo-Gerät ähnelt einer Uhr. Sie vibriert an deinem Knöchel oder deinem Handgelenk in einer Frequenz, die nachweislich Stress abbaut und den Schlaf verbessert. Sie kann sogar das Gefühl einer Umarmung simulieren und damit die positive Kraft der menschlichen Berührung. Dieser Kontakt stimuliert die Nervenenden, die Signale an den Vagusnerv senden, was zu einer Senkung von Herzfrequenz und Blutdruck führt. Dadurch steigt auch der Oxytocinspiegel im Körper. Oxytocin ist ein Hormon, das soziale Bindungen und sexuelle Lust fördert.

Die Firma Sensate bietet eine dritte Möglichkeit, den Vagusnerv zu stimulieren. Ihr Gerät ist ein kleiner Anhänger, den du über dein Brustbein legst. Er vibriert mit einer bestimmten Frequenz, um deinen Vagusnerv zur Entspannung anzuregen. Die beruhigenden Vibrationen helfen dir, den parasympathischen Teil des Nervensystems zu aktivieren, und geben dir ein Gefühl der Ruhe und Entspannung.

MUSIK-HACKS

BIOHACK-HIERARCHIE

- Beim Sonic Feedback werden verschiedene Musik-Soundtracks verwendet, um den Zustand deines Gehirns zu verändern.
- Bei der Klangtherapie mit dem sogenannten Safe-and-Sound-Protokoll (SSP) werden Klangsignale zur Aktivierung des Vagusnervs eingesetzt.
- Bei der Klanglichttherapie werden Klänge mit farbigem Blinklicht angereichert, um positive Veränderungen im Gehirn zu bewirken.

Viele der Geräte, die zur Stimulierung des Vagusnervs verwendet werden, arbeiten mit Vibrationen. Alle Schallwellen sind eine Form der Vibration und Schall ist ein mächtiges Werkzeug, um den Zustand des Gehirns zu beeinflussen. Vielen Menschen – auch ich gehöre dazu – fällt es schwer, Geräusche zu unterscheiden. Wenn ich in ein gut besuchtes Restaurant gehe, kann ich nicht hören, was die anderen sagen. Selbst in einem Sitzungssaal, wenn sich nur fünf Leute unterhalten, muss ich mich anstrengen, um den Worten zu folgen und den Inhalt zu verstehen. Ich weiß, dass viele andere Menschen vor der gleichen Herausforderung stehen. Es ist aber ein Problem, das sich hacken lässt.

Auf der Suche nach einer Lösung ging ich zu einem Audiologen und machte ein sogenanntes auditives Integrationstraining (AIT). Dabei handelt es sich um einen Test, mit dem man herausfinden kann, wo das Gehirn bei der Aufnahme von Hörsignalen Schwierigkeiten hat. Es stellte sich heraus, dass ich im Hochtonbereich wie ein Hund hören kann, das heißt ich höre die hohen Töne, die Teenager hören können, aber Erwachsene normalerweise nicht mehr. Allerdings habe ich erhebliche Lücken in den mittleren Frequenzen, etwa in einem Bereich von 1000 Hertz (der gesamte Bereich des menschlichen Gehörs reicht von

20 bis 20.000 Hertz). Der Audiologe führte dann mit mir eine Art akustisches Neurofeedback-Experiment durch: Er spielte eine bekannte Mozart-Sinfonie, bei der an einer wichtigen Stelle der Klang eines Beckens fehlte. Mein Gehirn versuchte vergeblich, die erwarteten Töne zu hören.

Dieser einfach anmutende Hack reichte bereits aus, um die Teile meines Gehirns zu stärken, die nie gelernt hatten, bestimmte Frequenzbereiche zu hören. Im weiteren Verlauf der Session hörte ich mir noch eine Stunde lang verschiedene musikalische Aufnahmen zum Training meines Gehirns an und fühlte mich danach vor lauter Konzentration ausgelaugt. Aber in der Zeit danach war mein Hörvermögen deutlich besser als vorher. Das Training hat mein Leben verändert. Das ist die Macht des Klangs, um einen Zugang zu deinem KBS zu bekommen.

Hack für Beginner: Audiofeedback

Die Ohren sind eine Eintrittspforte in dein Gehirn und in dein neuronales KBS. Das ist ein sehr altes Konzept, das es bereits lange vor der modernen Technologie gab. Die ursprüngliche auditive Stimulation waren tibetische »Klangschalen«. Ein Mönch stimmt eine Schale an einem Ohr sowie eine Schale am anderen Ohr an und leitet damit einen mentalen Übergangszustand ein. Das Gehirn nimmt die Klänge auf beiden Seiten auf und versucht, sie miteinander zu verbinden. Dabei ist es gezwungen, den Normalzustand zu verlassen. Das ist eine einfache und uralte Methode, um die Steilheit der Kurve zu erhöhen. Auch in diesem Zusammenhang kann Singen eine hilfreiche und kostenlose Form der Therapie sein: Die Aktivierung deiner Stimme stimuliert den Vagusnerv und hilft dir, dich von Stress zu erholen.[171]

Wenn du die moderne Version der gezielten Klangstimulation erleben willst, kannst du das im Grunde kostenlos: Geh dazu einfach auf YouTube und suche nach Binaural Beats. Es gibt auch das Centerpointe Research Institute, das eine weiterentwickelte Form der binauralen Beats verwendet, die Holosync Sounds genannt werden. Der Service kostet weniger als 200 Dollar. Bill Harris, der Gründer des Unternehmens, war selbst ein Brainhacking-Pionier. Ich nutze Centerpointe schon seit einigen Jahren zur Verbesserung meiner Gehirnleistung und konnte gute Ergebnisse erzielen. Du hörst dir hier einfach die Audioaufnahmen jeden Abend vor dem Schlafengehen an. Nach etwa sechs Monaten fühlt sich das Gehirn irgendwie aufgeräumter an – allein durch die Wirkung des Klangs.

Es gibt auch das Musikprogramm *Focus@Will*, das etwa 50 Dollar pro Jahr kostet. Es erstellt instrumentale Soundtracks, die bestimmte neurologische Zustände hervorrufen, während du lernst oder trainierst. Dabei reagiert jedes Gehirn unterschiedlich auf die verschiedenen Soundtracks.

Hack für Fortgeschrittene: Klangtherapie

Der bereits erwähnte Dr. Stephen Porges hat auch eine klangbasierte Methode zur Nervenberuhigung entwickelt, die er *Safe and Sound Protocol* (SSP) nennt.[172] Sie wird von immer mehr Therapeuten angeboten und nutzt Klangsignale, um den Vagusnerv zu aktivieren. Du kannst dir unterwegs oder in der Praxis eines Therapeuten SSP-Playlists über Kopfhörer anhören. Diese Technologie hilft dabei, die neuronalen Netzwerke neu zu strukturieren. Dein Nervensystem wird aus einem Kampf-oder-Flucht-Zustand in einen sozial engagierten, entspannten Zustand versetzt.

Es hat sich herausgestellt, dass es bestimmte Klangfrequenzen gibt – insbesondere im Bereich der weiblichen Stimme –, die es dir ermöglichen, neurologische Traumata zu lösen und Heilungsprozesse zu aktivieren. Die Klangtherapie kann das Nervensystem neu ausrichten und die Erholung von chronischem Stress fördern. In meinem Podcast schilderte Porges einen bemerkenswerten Fall, der zeigt, was das Safe and Sound Protocol bewirken kann. In den USA spielte er das Protokoll mitunter in einem Saal mit bis zu 500 Menschen ab und beobachtete die Reaktionen. Bei seinen Auftritten sind immer Therapeuten als Teil seines Teams dabei, denn die Klangtherapie kann sehr tief vergrabene Traumata an die Oberfläche bringen. Ein paar Leute fangen normalerweise unkontrolliert zu weinen an, nur weil sie den Klängen lauschen. Die Therapeuten kümmerten sich dann um diese Menschen.

Einmal ging Porges nach London und führte die gleiche Demonstration in einem anderen Raum mit ca. 500 Menschen durch, musste aber nach ein paar Minuten aufhören, weil viele der älteren Menschen im Raum sehr verstört waren. Er erkannte, dass die älteren Teilnehmer die Bombardierung ihrer Stadt im Zweiten Weltkrieg miterleben mussten, was ein enormes kollektives Trauma ausgelöst hatte. Auch viele der jüngeren Menschen im Raum hatten zu kämpfen. Die meisten waren Einwanderer, viele waren aus krisengebeutelten Ländern nach London gekommen. Sie hatten mit ihren eigenen systemischen und generationsübergreifenden Traumata zu kämpfen. Auf die eine oder andere Weise durchliefen also etwa drei Viertel der Menschen im Raum eine klangvermittelte Transformation.

Ich habe das Safe and Sound Protocol selbst durchgeführt und kann seine Wirksamkeit bestätigen. Du hörst Musik und gerätst mithilfe eines Therapeuten in einen veränderten Zustand. Nach der Sitzung fühlst du dich wie ein anderer Mensch. Die Klangtherapeuten, die ich kenne, berichten ebenfalls von starken Reaktionen bei ihren Patienten.

Hack für Fortgeschrittene: Klanglichttherapie

Klang ist ein wirkungsvolles neurologisches Hacking-Signal. Das Gleiche gilt für das Licht. Warum sollte man also nicht beides miteinander kombinieren? Mehrere Unternehmen bieten inzwischen Geräte an, die den Ton mit farbigem Blinklicht verstärken. Eines der beliebtesten Geräte heißt *BrainTap*. Es sieht aus wie ein schicker Kopfhörer mit integrierten LED-Lichtern, die über Akupressur- oder Akupunkturpunkte an deinen Ohren blinken. Du kannst auch eine Brille aufsetzen, die deine Augen abdeckt, während du Tonaufnahmen hörst, die auf die blinkenden Lichter reagieren und dich durch die Meditation führen. Das Ganze ist mit fast 700 Dollar nicht billig, aber es bewirkt tiefgreifende Veränderungen deiner Gehirnaktivität. Du verlässt dich nicht mehr auf Worte oder Klangschalen, um dein neuronales Betriebssystem zu beeinflussen, sondern du nutzt eine geführte Technologie, um dein Gehirn in einen bestimmten Zustand zu versetzen. Das Ergebnis ist, dass du einen tieferen Schlaf, ein gesteigertes Bewusstsein, mehr Wachsamkeit und mehr Kreativität erreichen kannst. Einige Profisportler nutzen BrainTap vor dem Training oder vor einem Wettkampf, weil es ihr Gehirn in einen sogenannten Beta-Zustand mit mehr und schnelleren Gehirnwellen versetzen kann.

LICHT-HACKS & VISUELLE HACKS

BIOHACK-HIERARCHIE

- Sehübungen sind eine einfache Methode, um deine Sehkraft zu stärken und das Zusammenspiel deiner Augen zu fördern.
- Lesen bei rotem Licht verbessert die Sehstärke und Gesundheit deiner Augen.
- Das Entfernen schädlicher Lichtquellen und das Abschirmen deiner Augen kann die Funktion deines Gehirns und Nervensystems verbessern.
- LEDs und Laser mit moduliertem Licht können ein Signal direkt durch deinen Schädel in dein Gehirn senden und deine Zellen mit rotem oder infrarotem Licht stimulieren.
- LED-Gehirnblinker mit schnell leuchtenden Lichtern liefern eine viel höhere Lichtdosis, ohne das Auge zu überhitzen.

Alles, was du siehst, sendet ein Signal in dein Gehirn. Demnach ist wirklich jede Art von Licht ein potenzielles Hacking-Werkzeug. Du brauchst keine fortschrittliche Technologie. Du brauchst nicht einmal eine künstliche Lichtquelle. Du kannst deine Augen und dein gesamtes visuelles System durch ein paar bemerkenswert einfache Hacks trainieren.

Hack für Beginner: Sehübungen

Fast jeder Mensch profitiert davon, diese extrem einfache Übung anzuwenden: Suche dir tagsüber jede Stunde oder zumindest jeden Morgen und jeden Abend eine Möglichkeit, in die Ferne zu schauen. Wenn du in einem Büro arbeitest, suche dir einen Platz, an dem du aus dem Fenster schauen kannst. Das reicht schon aus. Konzentriere dich auf etwas, das mindestens 15 Meter entfernt ist, und halte diesen Blick etwa fünfzehn Sekunden lang. Wechsle dann jeweils für fünfzehn Sekunden und insgesamt mindestens drei Minuten zwischen diesem Fixpunkt und etwas, das sich direkt vor dir befindet und weniger als 1 Meter entfernt ist, hin und her. Auf diese Weise veränderst du den Fokus deiner

Augen von nah zu fern. Das ist kostenlos, erfordert wenig Aufwand und bringt dir erhebliche Vorteile. Machst du das regelmäßig, verändert sich deine Neurologie, und deine Sehkraft verbessert sich, sodass die Wahrscheinlichkeit, dass du Augenprobleme bekommst, viel geringer ist.

Die meisten Menschen haben ein dominantes Auge, was bedeutet, dass unsere Augen nicht gut als Team miteinander funktionieren. Normalerweise ist das rechte das dominante Auge, so wie die meisten Menschen Rechtshänder sind. Um das festzustellen, kannst du einen einfachen Test machen: Halte deine Hände vor dich und schau an ihnen vorbei, sodass du einen schwebenden oder schwimmenden Finger mit zwei Fingernägeln vor dir siehst. Wenn du dein dominantes Auge schließt, bewegen sich deine Finger nicht; wenn du dein nicht dominantes Auge schließt, bewegen sie sich.

Dein Gehirn ist faul. Normalerweise benutzt man immer nur ein Auge und beide nur dann, wenn du das räumliche Sehen beziehungsweise das Stereosehen brauchst. Du kannst dir diese Faulheit zunutze machen und beide Augen mit einem einfachen und spaßigen Trick dazu bringen zusammenzuarbeiten.[173] Befestige dazu drei Perlen oder Kügelchen an einer Schnur, die etwa 4,5 Meter lang ist, sodass eine Perle in einem Abstand von ca. 30 Zentimetern, die zweite in einem Abstand von ca. 1,80 Meter und die dritte Perle in einem Abstand von ca. 3 Metern angeordnet ist. Befestige das eine Ende an einem festen Gegenstand, zum Beispiel einem Türknauf, und halte dir die Schnur vor die Nase. Natürlich wirst du wie ein Idiot aussehen, aber wen interessiert das schon? Konzentriere dich zunächst auf eine Perle, dann auf die nächste Perle und dann auf die nächste, immer in einem Kreislauf. Wenn deine Augen durch die Übung lernen, besser zusammenzuarbeiten, kann dies bei energieraubenden Symptomen wie dem Doppeltsehen, Kopfschmerzen oder anderen Sehstörungen helfen.

Für ein ausgefeilteres Training kannst du mit einem Augenexperten zusammenarbeiten, der vielleicht spezielle Videospiele oder Virtual-Reality-Brillen einsetzt, um dein Stereosehen zu verbessern. Wenn du deinen Augen beibringst zusammenzuarbeiten, sinkt der Energieaufwand für das Sehen erheblich.

Hack für Beginner: Lesen unter rotem Licht

Wenn du viel aus ganz kurzer Entfernung liest, leidet dein peripheres Sehen, dein Stereosehen und deine Nah- bzw. Fernsicht. Studien zeigen, dass das Lesen unter rotem Licht, selbst in Zehn-Minuten-Blöcken, die Sehstärke und die Gesundheit der Augen verbessert. Rotes Licht scheint auch die Energieleistung der Mitochondrien in deiner Netzhaut zu erhöhen.[174] Wenn ich abends lese, verwende ich entweder rotes Licht zum Lesen oder stelle das Licht auf meinem Handybildschirm auf Rot. Es gibt gute Belege dafür, dass das Lesen bei rotem Licht die Gesundheit der Augen verbessert.[175] Ich wende regelmäßig eine Lichttherapie für mein Gesicht an und meine Sehschärfe ist überdurchschnittlich gut.

Licht wirkt sich auch auf dein Nervensystem aus, indem es den zirkadianen Rhythmus[176] beeinflusst, die zentrale innere Uhr in deinem Gehirn. 5 Prozent der Zellen in deinen Augen sammeln kein Licht, das du sehen kannst. Stattdessen sammeln sie Licht, das direkt in dein zirkadianes System gelangt. Der Winkel des Lichts, seine Intensität und seine Farbe haben einen großen Einfluss darauf, wie das Licht deine körperlichen Rhythmen beeinflusst. Eines meiner Unternehmen, TrueDark, hat eine Brille entwickelt, die all diese Variablen kontrolliert. Wir haben EEG-Studien durchgeführt, die zeigen, dass die Brille tiefgreifende Veränderungen in der Gehirnaktivierung bewirkt. Wenn ich die Brille zehn Minuten lang trage, versetzt sie mein Gehirn in einen Zustand, der einer fortgeschrittenen Meditation ähnelt. Das hat dazu beitragen, meinen Tiefschlaf zu verdoppeln.

Hack für Beginner: Entferne schädliches Licht

Eine der besten Methoden, um dein Gehirn und dein Nervensystem zu verbessern, ist, dich vor schädlichem oder schlechtem Licht zu schützen. Was ist mit schlechtem Licht gemeint? Wenn du abends/nachts in einen Lebensmittelladen oder ein großes Geschäft gehst, wirst du mit hochintensiven, blau leuchtenden LED-Lichtern bombardiert. Am Ende deines Einkaufs fühlst du dich mitunter wie betäubt und fragst dich, warum du so viel gekauft hast, was du nicht brauchst. Wie sich herausstellt, haben die großen Einzelhändler die Biologie von Lichtmustern studiert und herausgefunden, dass Menschen mehr kaufen, wenn ein Laden übermäßig beleuchtet ist.

Dein Gehirn hat sich so entwickelt, dass es bei Sonnenaufgang oder Sonnenuntergang von der Natur rotes Licht erwartet und in der Mitte des Tages blaues Licht über dem Kopf haben möchte. Die automatischen Systeme in deinem Körper werden durch das starke künstliche Licht abends und nachts komplett durcheinandergebracht. Künstliches blaues Licht aktiviert den suprachiasmatischen Nukleus, einen Teil des Gehirns im Hypothalamus, der den zirkadianen Rhythmus steuert. Es unterdrückt auch Melatonin,[177] das Hormon, das deinem Körper sagt, wann er schlafen gehen soll. Manche Formen des blauen Lichts können sogar der Netzhaut Schaden zufügen.

Tu dir also selbst einen Gefallen: Wenn du das nächste Mal abends oder nachts einkaufen gehst, setze dir eine Baseballmütze und eine Lichtschutzbrille auf, die dich vor den vier Wellenlängen schützt, die dein Gehirn überreizen (verwende aber nicht die handelsüblichen Blaulichtblocker; sie bringen nichts). Du wirst weniger einkaufen und dich viel normaler fühlen, wenn du das Geschäft verlässt. Auch eine herkömmliche dunkle Sonnenbrille hilft.

Hack für Fortgeschrittene: LEDs und Laser mit moduliertem Licht

Licht ermöglicht einen Zugang zum Gehirn und mittlerweile weiß man, dass vor allem blinkendes Licht tiefgreifende neurologische Auswirkungen hat. Hypnotiseure wissen das schon seit Langem. Im Jahr 2000 eröffnete die norwegische Regierung den Lærdal-Tunnel, eine etwa 24 Kilometer lange Passage durch die Berge. Er ist der weltweit längste Tunnel seiner Art. In der ersten Zeit nach der Eröffnung kam es zu einer überdurchschnittlich hohen Zahl an Unfällen – auch weil die Autofahrer immer wieder am Steuer einschliefen. Sicherheitsinspektoren stellten fest, dass die über die Fahrbahn verteilten Lichter die Fahrer immer wieder gleichmäßigen blinkenden Reizen aussetzten. Dieses konstante Blinken versetzte sie in einen veränderten Geisteszustand mit der Folge, dass einige die Konzentration verloren und ihr Auto zu Schrott fuhren. Um das Problem des hypnotisierenden Tunnels zu beheben, gestalteten die Ingenieure die Abstände zwischen den Lichtern neu, dieses

Mal nach einem zufälligen Muster. Außerdem fügten sie einige Stellen hinzu, an denen die Fahrer anhalten konnten, um eine Pause einzulegen und sich die Beine zu vertreten.

Moduliertes Licht ist auch ein starkes Biohacking-Instrument. Moderne LEDs und Laser sind so intensiv und steuerbar, dass sie ein Signal direkt durch deinen Schädel in dein Gehirn senden können, um deine Zellen mit rotem oder infrarotem Licht zu stimulieren. Mehrere Unternehmen bieten inzwischen kommerzielle Lichtstimulationsgeräte für das Gehirn an. Sie sind meist als Helme konzipiert, wobei einige LEDs verwenden, um das Lichtsignal zu übertragen, und andere Modelle auf Laser setzen, die etwas effektiver sind. (Es gibt Leute, die einen Infrarot-Sicherheitsstrahler kaufen, den Deckel abnehmen und sich damit auf den Kopf leuchten. Ich habe es selbst ausprobiert. Es funktioniert und ist mit etwa 50 Dollar eine kostengünstige Möglichkeit, aber ich empfehle diesen Selbstversuch nur, wenn du wirklich weißt, was du tust.)

Mein Unternehmen TrueLight stellt ein solches Lichttherapiegerät her. Es heißt Baton Rouge. Mit dem Gerät kannst du ausgewählte Bereiche deines Gehirns mit hellem Rot- und Infrarotlicht bestrahlen. Andere Unternehmen stellen infrarote und rote stimulierende LEDs her, die du mit einem kleinen Clip in die Nase steckst, sodass das Licht auf die Basis des Gehirns strahlt. Alle diese Geräte verbessern die Durchblutung des Gehirns. Die Apparate, die du außerhalb des Kopfs trägst, regen auch das Haarwachstum an, wenn sie mit rotem Licht ausgestattet sind. Die Bandbreite der Möglichkeiten ist groß: Sie reicht von 75 Dollar für einen LED-Haarwuchsstimulator, der auch einige Effekte auf das Gehirn hat, bis hin zu einer 5000 Dollar teuren Laserkappe, die intensive Veränderungen des Blutflusses im Gehirn auslöst.

Die sichersten Geräte verwenden LED-Paneele, die nur eine mittlere Lichtintensität erzeugen. In diesen Fällen ist die Gefahr einer Lichtüberdosierung für dein Gehirn gering. Selbst die leistungsstärkeren Geräte kannst du in der Regel gut 20 Minuten laufen lassen. Sie sind in erster Linie für dein Gesicht und deine Haare gedacht, obwohl sie auch deinem Gehirn helfen. Wenn du einen Helm trägst, der das Licht auf eine bestimmte Stelle deines Kopfs konzentriert, empfehle ich dir eine Anwendungsdauer von maximal einer Minute. Ein Anzeichen dafür, dass dein Gehirn zu sehr stimuliert wurde, ist, dass du Gehirnnebel bzw. Brain Fog spürst, schläfrig bist (deine Neuronen sind erschöpft) oder Heißhunger auf Zucker hast (deine Neuronen brauchen mehr Energie). Für Neulinge sollten insgesamt fünf Minuten Lichttherapie ausreichen. Da ich schon viel Lichttherapie gemacht habe, brauche ich normalerweise 25 bis 30 Minuten, um mich voll aktiviert zu fühlen.

Hack für Profis: LED-Gehirnblinker

Die neueste Entwicklung des lichtbasierten neuronalen Hackings sind schnell blinkende LED-Lichter. LEDs können sich fast augenblicklich ein- und ausschalten, was ihnen einen enormen Einfluss auf die Kurvensteigung verleiht. Ohne LED-Technologie wäre fortschrittliche Lichtmanipulation des Gehirns nicht möglich.

Zwar steckt die Wissenschaft in diesem Bereich noch in den Kinderschuhen, aber einige Unternehmen entwickeln bereits Blinklichter, entweder in Form von Wearables (kleine tragbare Computersysteme) oder als Therapielampen. Ziele dieser Anwendungen sind, schnellere Erholung, besserer Schlaf und bestimmte hormonelle Reaktionen herbeizuführen. Neurowissenschaftler und Biohacker fangen gerade erst an, herauszufinden, wie man die Lichtsignalnetzwerke im Körper am besten nutzen kann, um positive biologische Veränderungen auszulösen. In den nächsten drei bis fünf Jahren wird es viele neue Forschungsergebnisse zu diesem Thema geben, denn Licht hat eine große biologische Wirkung auf den Menschen und die Kosten für LEDs sind inzwischen fast gleich null. Die große Frage ist, wie man sie in der richtigen Geschwindigkeit und in den richtigen Farben blinken lässt, um die gewünschten kognitiven und neurologischen Effekte zu erzielen. Lässt man die Lichter schnell blinken, kann man eine viel höhere Lichtdosis abgeben, ohne das Hirngewebe zu überhitzen. Das könnte die Tür zu wirksameren Formen der Lichttherapie öffnen.

ELEKTRISCHE HACKS

BIOHACK-HIERARCHIE

- Die transkranielle Gleichstromstimulation (tDCS = *transcranial Direct Current Stimulation*) stimuliert die Gehirnzellen mit Gleichstrom, um sie zu stärken.
- Die elektrische Muskelstimulation (EMS = *Electrical Muscle Stimulation*) nutzt eine oder mehrere Arten von elektrischer Stimulation, um Muskeln oder Nerven zu trainieren. Die besten Geräte, darunter *NeuFit*, haben eine Multiwellenform mit viel größerer Wirkung.

Im vorherigen Kapitel habe ich beschrieben, wie elektromagnetische Signale deinen Zellstoffwechsel verbessern können. Du kannst aber auch Gleichstrom verwenden, um dein Gehirn und dein Nervensystem zu trainieren. Dabei umgehst du Sinnesreize wie Vibration, Schall und Licht und verwendest direkt die Sprache der Nervenzellen: Elektrizität.

Wenn du deinen Arm unter Strom setzt, bewegt die Elektrizität ihn für dich. Du erzwingst einen Zustand, statt ihn selbst zu erzeugen. Im Prinzip ist es möglich, dies auch mit deinem Gehirn zu tun. Eine verblüffende, aber auch erschreckende Vorstellung: Wenn es möglich ist, deinem Gehirn einen Zustand aufzuzwingen, solltest du selbst derjenige sein, der das tut. Stell dir vor, Menschen, die dich kontrollieren wollen, könnten deinem Gehirn eine bestimmte Richtung vorgeben. Wir müssen mit diesen Technologien vorsichtig umgehen. Als Biohacker tun wir genau das: Wir erforschen die Grenzen. Wir zeigen Möglichkeiten auf, die jedem offenstehen, damit wir – und mit wir meine ich die gesamte Öffentlichkeit – die Kontrolle haben können.

Diese Art der elektrischen Forschung geht auf die 1960er-Jahre zurück, als sowjetische Wissenschaftler nach Wegen suchten, ihre Astronauten widerstandsfähiger zu machen. Neben ihren Experimenten im Bereich der Kraft und der Atmung führten sie auch Tests durch, um herauszufinden, ob sie die Astronauten so anpassen können, dass sie weniger Schlaf benötigen. Sie fanden heraus, dass sie dieses Ziel erreichen, indem sie Wechselstrom über das Gehirn leiten. Sie brachten an jedem Ohr der Probanden einen kleinen Clip an und schlossen sie an ein Gerät zur transkraniellen Wechselstromstimulation (tACS = *transcranial Alternating Current Stimulation*) an, das einen kleinen Stromstoß durch das Gehirn leitet.

Hack für Fortgeschrittene: Transkranielle Gleichstromstimulation (tDCS)

Die Nerven in deinem Körper übertragen Signale über winzige elektrische Gleichstromimpulse. Je mehr du sie beanspruchst, desto mehr Strom müssen sie transportieren. Wie alle anderen trägen Elemente deines Körpers verändern sich auch Nervenzellen nur, wenn sie dazu gezwungen werden. Wenn du viel Strom durch deine Nerven leitest, bilden sie eine dickere Myelinschicht, eine Substanz, die wie die Isolierung eines Stromkabels wirkt. Technisch ausgedrückt: Sie werden stärker myelinisiert. Wenn zwischen deinen Ohren eine kleine Menge Strom fließt, werden die Zellen besser myelinisiert, weil sie mehr Strom transportieren müssen. Das führt dazu, dass sie den Strom viel schneller transportieren können. Neurologen führen einen Test durch, der die Geschwindigkeit misst, mit der ein Nerv den Strom leiten kann. Wenn du regelmäßig elektrisches Training machst, entwickelst du ein sehr starkes Nervensystem, das Strom schneller und mit weniger Anstrengung leiten kann als das der meisten anderen Menschen.

Heutzutage kannst du tACS-Geräte ab etwa 500 Dollar kaufen. Geräte in klinischer Qualität können mehrere Tausend Dollar kosten. Ich besitze eines der klinischen Geräte, das mir beim Schreiben hilft. Allerdings ist die transkranielle Wechselstromstimulation (tACS) inzwischen weitgehend in Vergessenheit geraten und wurde durch die transkranielle Gleichstromstimulation (tDCS) ersetzt.

In den Anfangstagen der elektrischen Hirnstimulation gab es keine Unternehmen, die kommerzielle tDCS-Geräte herstellten. Wir Biohacker mussten ein verschreibungspflichtiges Gerät kaufen, mit dem man Medikamente mit einem kleinen elektrischen Stromsystem, der *Iontophorese*, durch die Haut jagen konnte. Ich hatte so ein Gerät und schloss eine Elektrode an einen bestimmten Teil meines Gehirns an (die richtige Platzierung ist sehr wichtig!) und befestigte dann die andere Elektrode irgendwo an meinem Körper. Damals arbeiteten wir noch nach dem Prinzip »Versuch und Irrtum«. Heute wissen wir, dass man den vorderen Teil der Stirn, vor allem den linken präfrontalen Kortex, anvisieren muss, damit die elektrischen Impulse ihre gewünschte Wirkung zeigen.

Mit den modernen Geräten ist das Risiko, etwas falsch zu machen, sehr gering. Mittlerweile bekommst du einen solchen Apparat schon für 150 Dollar. Das Ganze mag exotisch anmuten, bringt aber große Vorteile und ist leicht zu handhaben. Du tränkst kleine Pads in Salzwasser, befestigst sie an einem Headset, setzt es auf deinen Kopf, schaltest es ein, und schon stimulierst du das Aufmerksamkeitszentrum deines Gehirns. Sowohl tDCS als auch tACS erhöhen die Neuroplastizität, also die Fähigkeit des Gehirns, sich anzupassen und neu zu verdrahten. Des Weiteren erhöhen sie die Menge des Proteins BDNF *(Brain-Derived Neurotrophic Factor)*, welches das Wachstum neuer Neuronen fördert. Wenn dein Gehirn völlig vernebelt ist, wie es eine Zeit lang bei mir der Fall war, kannst du den vorderen Teil deines Gehirns 20 oder 30 Minuten lang stimulieren, was den Teil des Gehirns stärkt, der für die Aufmerksamkeit zuständig ist. Wenn du das einen Monat lang jeden zweiten Abend machst, wird dein Hirnstoffwechsel enorm angekurbelt, und du fühlst dich mental viel fitter.

Dr. Daniel Amen, ein führender Hirnforscher, riet mir, mir eine Tischtennisplatte anzuschaffen und zu testen, ob sich durch das Spielen meine kognitive Leistung verbessert. Ich konnte tatsächlich eine große Veränderung feststellen. Heute spiele ich gegen meinen zwölfjährigen Sohn, der mich normalerweise fertigmacht, es sei denn, ich hole mein tDCS-System heraus und stimuliere meinen motorischen Kortex. Sobald ich das tue, scheint es, als würde der Ball für mich langsamer werden, und schon kann ich meinem Sohn das Wasser reichen. Manchmal fordert er das sogar ein: »Daddy, könntest du dein Gehirn stimulieren? Ich muss wegen dir extra langsam spielen.« Wenn ich mit den Reflexen und der Neuroplastizität eines Zwölfjährigen mithalten kann, muss mein Gehirn den Strom gut nutzen können.

Hack für Profis: Elektrische Muskelstimulation (EMS)

Was hast du für Möglichkeiten, um die elektrische Stimulation voll auszureizen? Nun, es gibt klinische Geräte, die unvergleichlich sind. Du könntest zu einem Trainer oder einem Physiotherapeuten gehen, der diese Art elektrischer Stimulation mit zwei Wellenformen hat. Auch ein paar Fitnessstudios bieten diese Art von Training an, aber dazu musst du eine Jogginghose tragen, dich mit Wasser besprühen und eine Elektrostimulationshose sowie eine Weste anziehen. Die Prozedur ist intensiv, aber dafür bekommst du ein Upgrade für dein Nervensystem und deine Muskeln, das seinesgleichen sucht.

Natürlich habe ich auch diese Art Gerät in meinem Büro stehen. Es nennt sich NeuFit und wurde von einem Ingenieur und Neurowissenschaftler namens Garrett Salpeter erfunden. Wenn ich es einsetze und meinem Gorillagehirn einen Stromstoß gebe, sind die Auswirkungen enorm. Ist diese Art von professionellem Biohacking das Richtige für dich? Zuerst solltest du die Grenzen dessen kennen, was dein Nervensystem bewältigen kann. Dann kannst du entscheiden, wie weit du zu gehen bereit bist, in Anbetracht dessen, dass sich die Arbeit, die du jetzt investierst, auszahlt, da du dank deines schärferen Geistes später effizienter bist und weniger arbeiten musst. Vor allem solltest du deine Ziele genau definieren. Du kannst nicht alles auf einmal machen und das ist auch gut so.

KAPITEL 10

HACKING-ZIEL: RESILIENZ UND ERHOLUNG

Die durchgehende Botschaft in diesem Buch ist: Wenn du die in deinem KBS eingebaute Faulheit überwinden willst, musst du dich zu höheren Energieleveln pushen. Wenn du deine Kraft, deine kardiovaskuläre Fitness, deine Energie oder deine Gehirnfunktion verbessern willst, gilt grundsätzlich immer die gleiche Vorgehensweise: Gib deinem Körper intensive Signale in Form eines steilen Kurvenverlaufs, die ihm vermitteln, dass er über seine normalen Grenzen hinaus Leistung erbringen muss und schnell zwischen Vollgas und gemütlichem Dahingleiten hin- und herwechseln muss. Sobald dein Körper weiß, was ihn erwartet, stellt er sich darauf ein.

Aber was ist, wenn du anfangs keine gute Ausgangsbasis hast? Viele Menschen sind so gestresst, dass sie ständig mehr Energie verbrauchen, als sie sollten, und sie für Angstgefühle und ungezieltes Verhalten verschwenden. Das ist ungefähr so, als würdest du ins Fitnessstudio gehen und endlose Übungen auf einem niedrigen Niveau machen. Das Training macht dich unglücklich und müde, verbessert deine Kraft aber nicht. Diese Menschen sollten sich nicht darauf konzentrieren, ihr Energielevel über den Basiswert hinaus zu steigern, zumindest nicht am Anfang. Sie sollten mit Biohacks beginnen, die ihnen helfen, den Stresspegel zu senken.

Gehörst du zu diesen Menschen? Dann solltest du dir überlegen, ob du dies nicht zum primären Ziel deiner Verbesserungen machen willst. Wenn du zu viel Stress hast, solltest du nicht zum Training, sondern zur Entgiftung gehen. Du musst deine Stressoren beseitigen und deinem Körper signalisieren, dass er sich erst erholen muss, bevor du ihn gezielt aufbauen kannst. Glücklicherweise ist Stressmanagement gut zu hacken. Du kannst viel schneller und einfacher in einen ruhigen, entspannten Zustand kommen, als du vielleicht bisher gedacht hast. Dann bist du in einer viel besseren Position, um die anderen Techniken anzuwenden, die dir beibringen, kurze Zeit zu trainieren und dich schnell zu erholen. Der Körper einer ausgeglichenen Person kann aus einem spitzen Trainingsreiz viel mehr Nutzen ziehen, als wenn jemand gestresst ist und unproduktiv auf dem Weg zum Gipfel der Leistungskurve feststeckt. Alle Energie-Hacks bauen aufeinander auf.

Denk auch daran, dass du deinen Körper immer zuerst mit guten Ressourcen versorgen musst, egal, welchen Aspekt deines Lebens du gerade ins Visier nimmst. Zum Entstressen und Entgiften braucht dein Körper ausreichend Mineralstoffe und Spurenelemente sowie Fette, Vitamine und Aminosäuren. Diese Elemente sind für jede effiziente biologische Reaktion unerlässlich, auch wenn du eher Ruhe als Stärke anstrebst. Es ist wie beim Bau eines Hauses: Wenn du nicht das richtige Material hast, passiert nichts. Um anzufangen, musst du erst die richtigen Vorräte an Sperrholz, Rigipsplatten, Kabeln, Klempnerwerkzeug und so weiter zusammenstellen. Es spielt keine Rolle, wie schnell du das Haus bauen willst: Ohne die passenden Materialien bleibt dein Haus unvollendet – und das gilt auch für dich.

NAHRUNGSERGÄNZUNGSMITTEL ZUR UNTERSTÜTZUNG DEINES ENTSPANNUNGS- UND ERHOLUNGSPROZESSES

- Rhodiola rosea
- Ashwagandha
- Heiliges (Indisches) Basilikum
- Ginseng
- L-Tyrosin
- L-Theanin
- Magnesium

SCHLAF-HACKS

ÜBERSICHT

- Eine gute Schlafhygiene: Indem du dein Zimmer kühl hältst, dich vor schädlichen Lichtquellen schützt und große Mahlzeiten kurz vor dem Schlafengehen vermeidest, kannst du deinen Schlaf verbessern.
- Schütze deine Atmung: Indem du eine Anti-Schnarchschiene oder einen Aufbissschutz verwendest und/oder deinen Mund nachts tapst, kannst du die gesunde Nasenatmung fördern.
- Tracke deinen Schlaf: Wenn du deinen Schlaf mit der Sleepspace-App aufzeichnest, erfährst du mehr über deine Schlafqualität und findest heraus, ob deine Schlaf-Hacks funktionieren oder nicht.

Schlaf ist die beste Methode, um sich zu entspannen und zu erholen. Das ist zwar nicht aufregend und wohlbekannt, aber eben auch kostenlos und äußerst effektiv. Wenn du schläfst, schüttet dein Körper – sowohl bei Männern als auch bei Frauen – eine Reihe von Signalstoffen aus – darunter das Wachstumshormon (hGH = *human Growth Hormone*) und Testosteron. Diese weisen deine Zellen an, sich selbst zu reparieren und neu zu wachsen. Wenn du eine physiologische Aufgabe erledigst, die ein starkes Signal sendet, wie zum Beispiel Krafttraining, löst dies eine Entzündungsreaktion aus, die deinen Körper dazu veranlasst, sich zu reparieren und stärker zu werden. Dein träger Körper ist dann gezwungen zu handeln, eine Erholungsreaktion einzuleiten und neue Muskeln, Gewebe und Mitochondrien aufzubauen. Wenn du gut schläfst, produzierst du mehr Erholungssignale und unterstützt deinen Körper dabei.

Jeder, der schwere Gewichte bewegt oder hart trainiert, wird dir sagen, dass du in der Nacht nach einem harten Workout mehr und tieferen Schlaf brauchst. Du bist nach dem Training müde, weil alles, was den Körper belastet, einschließlich Stress für das Nervensystem, einen Reinigungs- und Erholungsprozess auslöst. Der schnellste Weg zu mehr Tiefschlaf ist ein CrossFit-Workout. Ich verspreche dir, dass du danach doppelt so viel Tiefschlaf bekommst wie sonst, einfach weil du dich im Training richtig verausgabt hast. Aber mir ist es lieber, wenn du dich nicht selbst fertigmachst, und ich bin mir sicher, dir auch. Im Grunde genommen will jeder von uns die beste Version seines Selbst sein.

Die meisten Menschen laufen mit zu viel neurologischem Stress und Angst durchs Leben. Wenn dann noch eine Belastung des Gewebes durch physiologische Faktoren hinzukommt – durch Bewegung, Verspannungen oder beides –, ist das zu viel für uns. Viele entwickeln Angst vor der Angst und Stress vor dem Stress. Indem du dem Schlaf als Teil deines Erholungsprozesses Priorität einräumst, kannst du dieser Falle entkommen. Wenn du lernst, dein natürliches Schlafsystem zu hacken, hilft dir das, Stress zu reduzieren und dich schneller wieder dahin zu bringen, wo du sein möchtest. Wie bei allen Hacks kann der Prozess überraschend einfach sein, wenn du erst einmal weißt, was zu tun ist.

Hack für Beginner: Eine gute Schlafhygiene

Guter Schlaf ist die effektivste Technik zur Stressbewältigung. Erholsamer Schlaf hilft dir auch, alle deine weiteren Ziele zu verfolgen. Auf eine gute Schlafhygiene zu achten, scheint einfach zu sein, aber egal, wie oft ich diesen Ratschlag wiederhole, die Leute müssen ihn immer wieder hören. Es ist wirklich schwer, in unserer reizüberfluteten Welt gute Schlafgewohnheiten beizubehalten. Deshalb habe ich einen Spickzettel für dich erstellt.

Folgendes sind die Grundlagen: Dimme das Licht abends/nachts. Verwende Vorhänge, die das Zimmer vollständig abdunkeln. Stelle die Zimmertemperatur (falls möglich) auf 16–19 Grad ein. Trage nach dem Sonnenuntergang eine Lichtschutzbrille (und zwar eine echte und nicht die 10-Dollar-Brille, die du im Internet findest). Schalte deine elektronischen Geräte zwei Stunden vor dem Schlafengehen aus. Erhöhe die Warmlicht-Einstellung auf deinem Handy, damit du mehr rotes Licht bekommst, das den Sonnenuntergang simuliert. Höre mindestens zwei bis drei Stunden vor dem Schlafengehen auf zu essen. Zusätzlich zu diesen grundlegenden Techniken empfehle ich dir, Meditation zu einem täglichen Ritual zu machen. Mit der Zeit wird sie dein Gehirn neu verdrahten, die Nervenbahnen stärken und dir dabei helfen, Stress abzubauen.[178]

Hack für Beginner: Schütze deine Atmung

Während du schläfst, benötigt dein Gehirn eine gute Versorgung mit Sauerstoff, damit es seine Aufgabe erfüllen kann, den Körper zur Erholung zu führen. Sauerstoff ist entscheidend für die Bildung des Wachstumshormons, von Testosteron und für das Funktionieren der sogenannten Hypothalamus-Hypophysen-Nebennieren-Achse, einem komplexen System aus hormonellen Signalen und Rückkopplungen, das die Homöostase aufrechterhält. Menschen, die schnarchen oder unter Schlafapnoe leiden, bekommen nachts nicht ausreichend Sauerstoff, was die Regeneration aller Systeme verlangsamt.

Das Beste, was du tun kannst, um deine nächtliche Atmung zu verbessern, ist, eine Anti-Schnarchschiene oder einen Aufbissschutz zu verwenden. Viele Menschen knirschen im Schlaf mit den Zähnen und pressen den Kiefer zusammen. Dadurch werden die Muskeln im Kiefer entlang des Trigeminusnervs zusammengedrückt, was den Blutfluss zum Gehirn beeinträchtigt. Die meisten wissen gar nicht, dass sie das tun. Sie fühlen sich am Morgen einfach schlapp. Oft werden auch die Atemwege im Schlaf blockiert, was zu Schnarchen und Schlafapnoe führt. Wenn du deinen Kiefer ein wenig polstern kannst, hilft das, deinen Mund so zu positionieren, dass dein Gehirn während des Schlafs den nötigen Sauerstoff bekommt. Ein billiger Aufbissschutz aus der Drogerie kann bereits einen großen Unterschied für deine Schlafqualität ausmachen.

Hier ein weiterer magischer und einfacher Schlaf-Hack: Besorge dir ein Mundpflaster (in Drogerien oder online erhältlich) und klebe damit deinen Mund zu, um deine Lippen im Schlaf zusammenzuhalten. Diese Technik zwingt dich dazu, während der Nacht durch die Nase zu atmen, wodurch mehr Sauerstoff ins Gehirn gelangt und dein Stickstoffoxidspiegel steigt. Ich mache das schon seit Jahren. Auch meine Tochter fing mit dreizehn Jahren damit an und merkte sofort, wie sich ihr Schlaf verbesserte. Du bekommst mehr Tiefschlaf, schnarchst deutlich weniger und wachst ausgeruhter auf. Außerdem formt sich dein Kiefer besser, deine Zähne wachsen gerader, du bekommst weniger Karies und hast keinen Mundgeruch mehr. Ja, ein Klebeband am Mund mutet ein bisschen seltsam an, aber die Ergebnisse werden wahrscheinlich deine Lebensqualität verbessern.

Hack für Beginner: Tracke deinen Schlaf

Du kannst die Auswirkungen deiner Schlafhacks mit einer App auf deinem Handy überwachen; vielleicht ist sie schon für dich vorinstalliert. Für eine genauere Überprüfung eignet sich die Schlaf-App SleepSpace (mit integriertem Abo-Service), die der Kognitionswissenschaftler Dr. Dan Gartenberg entwickelt hat. Er testete und validierte die zugrunde liegende Technologie in einer millionenschweren Studie.[179] Das Programm kombiniert Schlaftracking mit Klangtherapie und hilft dir, deinen Tiefschlaf zu verbessern.

Schlaftracker sind großartige Werkzeuge, um die Wirksamkeit aller Schlaf-Hacks zu bewerten. Mach dir am besten jeden Abend vor dem Einschlafen kurze Notizen darüber, wie du dich fühlst. Ich selbst mache das schon seit Jahren. Wenn du morgens aufwachst, lässt du dir deine Werte von dem Gerät oder Programm anzeigen, das du zur Schlaferfassung verwendest. Verwendest du noch einen umfassenderen Gesundheitstracker, misst dieser deine Herzfrequenzvariabilität oder gibt dir auf der Grundlage deiner Ergebnisse Empfehlungen für den jeweiligen Tag. Die wichtigste Messung ist jedoch subjektiv: Bist du energiegeladen aufgewacht? Wenn du dich gut ausgeruht fühlst und den ganzen Tag über mehr Energie hast, ist das ein gutes Zeichen dafür, dass deine Schlaf-Hacks funktionieren.

LICHT-HACKS

ÜBERSICHT

- Die Sonnentherapie ist eine kostenlose Möglichkeit, Infrarot- und Rotlicht zu tanken.

- **Eine Rotlichttherapie mit speziellen Rot- und Infrarotlichtgeräten kann helfen, die Genesung zu beschleunigen und Entzündungen zu reduzieren.**

Wie ich bereits erwähnt habe, kann die Verwendung des richtigen Lichts deine kognitiven Fähigkeiten effektiv steigern. Du kannst Licht aber auch auf eine andere Weise einsetzen, um Stress abzubauen und dein Gehirn in einen ausgeruhten Zustand zu versetzen.

Licht aktiviert ein Enzym namens Cytochrom-c-Oxidase, das die Mitochondrien dazu bringt, mehr Adenosintriphosphat (ATP) zu produzieren und mehr Energie zu erzeugen. Deine Mitochondrien gewinnen Energie aus Fett oder Zucker, indem sie diese mit Luft verbinden und ein Elektron erzeugen. Das Elektron bewegt sich entlang einer Kette von Molekülen, bis die Energie des Elektrons von der Cytochrom-c-Oxidase gewissermaßen abgeerntet wird (für diesen Prozess werden übrigens drei Kupfer- und zwei Eisen-Ionen sowie Zink und Magnesium benötigt. Du brauchst also deine Mineralstoffe, um die volle Energie zu erzeugen).

Cytochrom-c-Oxidase ist ein Chromophor[180] (griechisch: »Farbträger«), ein farbgebendes Molekül, das bestimmte Wellenlängen (Farben) des Lichts stark absorbiert. In diesem Fall nimmt das Molekül Licht in einem Spektrum von 600 Nanometer (nm) bis 800 nm auf, also rotes bis infrarotes Licht. Es kann dazu verwendet werden, zusätzliche Elektronen zu erzeugen, die nicht vom ATP kommen.[181] Das Licht ermöglicht es der Cytochrom-c-Oxidase, Energie effektiver zu erzeugen, sodass deine Zellen besser funktionieren. Es ist so, als bekäme dein Körper eine zusätzliche Energiezelle, die er zur Regeneration nutzen kann. Als Folge werden chronische Entzündungen und Stress reduziert. Außerdem fördert diese Art des Lichts die Kollagenproduktion, verbessert feine Linien und Fältchen im Gesicht und beschleunigt die Wundheilung.[182]

Hack für Beginner: Sonnentherapie

Die günstigste verfügbare Quelle für bernsteinfarbenes, rotes und infrarotes Licht ist – die Sonne. Vollspektrum-Sonnenlicht regt den Körper außerdem zur Produktion von Vitamin D an und löst die Produktion des Neurotransmitters Serotonin aus, das deine Stimmung heben kann. Serotonin ist eine Vorstufe von Melatonin, eines sehr wichtigen Hormons für den Schlaf. Morgendliche Sonnenbestrahlung kann deine Melatoninproduktion fördern, wenn es am Ende des Tages auf die Nacht zugeht. Außerdem wissen wir Biohacker, dass die Sonneneinstrahlung auf die Hoden die Testosteronproduktion steigert.[183] Gleichzeitig setzt rotes Licht Stickstoffoxid frei, das für eine Erektion unerlässlich ist. Das funktioniert übrigens auch gut über den Brustwarzen. Wenn du mir nicht glaubst, versuch es doch mal mit nacktem Sonnenbaden und beobachte, was am nächsten Morgen passiert. Schließlich geht es beim Biohacking doch ums Experimentieren, oder?

Der erste Schritt ist, in die Sonne zu gehen. Am besten ist es am späten Vormittag bis zum frühen Nachmittag, um die volle Wirkung zu erzielen. Die Strahlung muss zwar nicht unbedingt auf deinen Fortpflanzungsorganen sein, aber sie kann es sein. Ich empfehle ein tägliches Sonnenbad von jeweils 15 bis 20 Minuten. Je heller deine Haut ist, desto schneller wirst du einen Sonnenbrand bekommen. Wenn du nach 20 Minuten zu rot wirst, reduziere die Dosis entsprechend.

Hack für Beginner und Fortgeschrittene: Rotlicht-Therapie

Wenn dein Budget knapp ist, du aber dennoch die Vorteile der Lichttherapie für dich nutzen möchtest, kannst du einen Infrarotstrahler kaufen (bereits für weniger als 20 Dollar online erhältlich) und die Linse abnehmen. Dies erzeugt das 660-nm-Licht, das die Cytochrom-c-Oxidase aktiviert. Die Leistung ist stark genug, um einen nützlichen Erholungs- und Entstressungseffekt zu erzielen. Du kannst das Licht auf deine Haut oder auf schmerzende Muskeln richten, um Entzündungen zu lindern.

Eine Stufe höher kannst du kleine LED-Paneele kaufen, die eine Reihe von rotem, infrarotem und bernsteinfarbenem Licht enthalten, und sie an bestimmten Stellen deines Körpers einsetzen, die geheilt werden sollten. LEDs gibt es auch in tragbarer Form von Gürteln oder Kopfhörern. Für eine höhere Intensität kannst du größere Rotlichtpaneele kaufen, die in der Regel wiederum aus mehreren kleineren Paneelen zusammengesetzt sind. Diese kosten zwischen 30 und 1000 Dollar oder mehr. Wenn du es mit der Lichttherapie ernst meinst, kannst du auch einen Arzt oder einen Chiropraktiker aufsuchen, um teure Hochleistungslampen in klinischer Qualität zu nutzen. In einigen medizinischen Wellness- und Fitnesszentren gibt es Ganzkörper-Lichtbetten.

Es braucht nicht viel, um von den Vorteilen des Lichts zu profitieren.[184] Verschiedene Studien haben gezeigt, dass bereits drei Minuten pro Tag ausreichen, um positive Effekte zu erzielen.[185] Für eine intensivere Therapie mit rotem, nahinfrarotem und gelbem Licht empfehle ich 20 bis 30 Minuten pro Tag für jeden Zielbereich. Die Möglichkeiten der Lichttherapie sind so unterschiedlich, dass du selbst herausfinden musst, was für dich am besten funktioniert. Es ist wichtig, dass du auf die Gesamtdosis des Lichts achtest, das du erhältst. Einige der helleren LEDs sind so stark, dass sie deine Haut verbrennen können.

PFLANZLICHE/KRÄUTER-HACKS

Stress äußert sich durch chemische Veränderungen im Körper, warum sollte man ihn also nicht auch mit chemischen Mitteln bekämpfen? Das ist die Idee hinter den sogenannten Adaptogenen, einem Begriff, den der sowjetische Toxikologe Nikolai Wassiljewitsch Lazarew in den 1950er-Jahren verwendete, um Substanzen zu beschreiben, die einen »Zustand unspezifischer Resistenz« gegen Stress hervorrufen.[186] Er war damit auf ein interessantes Thema gestoßen, auch wenn es eine Weile dauerte, bis der Rest der Welt zu ihm aufschließen konnte. Forscher und Heiler haben inzwischen eine ganze Familie adaptogener Kräuter identifiziert, die dir dabei helfen können, besser mit Stressreaktionen umzugehen.

Die drei wichtigsten Adaptogene sind Ashwagandha, Ginseng und Rhodiola, die das Hormon-, Nerven-, Immun-, Verdauungs- und Herz-Kreislauf-System neu regulieren. Sie alle erfüllen die drei Kriterien, die ein »primäres« oder voll funktionsfähiges Adaptogen definieren: Sie helfen, Stress standzuhalten, sie tragen dazu bei, das physiologische Gleichgewicht (Homöostase) aufrechtzuerhalten, und sie verursachen keine Schäden oder haben nennenswerte Nebenwirkungen. Daneben gibt es auch viele sekundäre Adaptogene. In dieser Gruppe mag ich Eleuthero (auch sibirischer Ginseng genannt) besonders, der Stress unterdrückt und die Immunfunktion stärkt. Mein absoluter Favorit ist aber das Heilige Basilikum *(Ocimum tenuiflorum)*, das auch unter dem Begriff Tulsi bekannt ist. Es ist eine pfeffrig schmeckende Pflanze, die in der traditionellen ayurvedischen Medizin verwendet wird. Sie wirkt nicht nur gegen Stress und Angstzustände, sondern kann auch bei hohem Cholesterinspiegel und Depressionen helfen.

Für die meisten Menschen ist die regelmäßige Einnahme von Adaptogenen unbedenklich, allerdings solltest du die Dosis erhöhen, wenn du unter großem physiologischen oder psychologischen Stress stehst. Die meisten Adaptogene sind als Konzentrat, in Kapselform oder auch als Kräutertee erhältlich. Genauere Informationen zur Dosierung findest du in Kapitel 4 dieses Buchs. Wenn du Medikamente einnimmst, solltest du vor der Einnahme mit deinem Arzt sprechen.

HITZE- UND KÄLTE-HACKS

ÜBERSICHT

- Bei der Saunatherapie bist du extremer Hitze ausgesetzt. Das regt deine Mitochondrien dazu an, stärker zu werden.
- Die Infrarotsauna bietet dir die gleichen Vorteile wie die normale Sauna mit dem Bonus, dass die Infrarotwellenlängen die Heilung und Entspannung fördern.
- 15- bis 20-minütige Eisbäder sind eine unangenehme, aber sehr effektive Methode, um eine starke biologische Reaktion zu erzielen.
- Die Kryo- oder Kältetherapie ist eine angenehmere Form der Kälteeinwirkung, bei der dein Körper drei Minuten lang dem Dampf von flüssigem Stickstoff oder einer anderen extrem kalten Quelle (bis zu -130 Grad Celsius) ausgesetzt wird.
- Kontrollierte Atmung in Kombination mit Kältetherapie hilft deinem Körper, in stressigen Situationen ruhig zu bleiben.

Wärme und Kälte sind starke Signale, um Stress abzubauen und die Entgiftung des Körpers zu fördern. Beide Behandlungen dienen einem doppelten Zweck. Es sind Reize, die eine Reaktion hervorrufen, die dir wiederum hilft dir, dich schneller zu erholen. Wenn du die Wärme- und Kältetherapie regelmäßig anwendest, wirst du zu den widerstandsfähigen Menschen gehören, deren KBS mit allem fertig wird, was das Leben für sie bereithält. Wenn du den Genesungsprozess abgeschlossen hast, kannst du dich wieder aufrappeln und etwas anderes tun – was auch immer dir wichtig ist.

Ironischerweise brauchst du eine starke Energieversorgung, damit dein Körper weiß, dass es für ihn sicher ist, dein normales Stresslevel zu senken. Nur dann kannst du wirklich ruhig und entspannt sein. Hitze und Kälte üben einen enormen Einfluss auf die Organellen im Zentrum der Energieversorgung deines Körpers aus, die Mitochondrien. Während die Mitochondrien Energie produzieren, geben sie auch eine Menge thermische Energie oder Wärme ab. Sie hält uns warm und sorgt dafür, dass wichtige biologische Enzyme richtig funktionieren. Es liegt in der Natur deiner Enzyme, dass sie nur innerhalb eines sehr engen Temperaturbereichs funktionieren. Fällt deine Körpertemperatur auf 36 Grad Celsius oder weiter ab, funktionieren viele deiner Enzyme nicht mehr. Auch die Mitochondrien brauchen Körperwärme, um das Wasser im Körper zu reinigen, damit sie Elektronen transportieren können.

Mit anderen Worten: Wenn es dir zu heiß oder zu kalt wird, gerät dein gesamtes Energiesystem aus den Fugen. Dein KBS weiß das und tut alles, was in seiner Macht steht, um wieder in den Normbereich zurückzukehren. Wenn du deinen Körper extremer Kälte aussetzt, meldet dein KBS einen Notfall. Es *denkt*: »Oje, ich könnte sterben und nie Kinder bekommen«, und aktiviert daraufhin die Fähigkeit, sehr schnell sehr warm zu werden.

Vielleicht musste dein Körper vorher noch nie die Heizung voll aufdrehen. Es war bislang einfach nicht wichtig. Jedenfalls hilft dieser vorübergehende Stress deinem KBS, sich auf lange Sicht zu verbessern. Jetzt, wo dein Körper weiß, dass die Fähigkeit zur Temperaturregulation wichtig ist, reguliert er deinen Stoffwechsel neu. Er beginnt, den gesamten verfügbaren Zucker aufzusaugen und dafür zu sorgen, dass du richtig auf Insulin reagierst. Außerdem legt er sich beiges und braunes Fett zu, also die gesunden Arten des Fettgewebes, die viel Wärme erzeugen. Sie produzieren Cardiolipin, eine andere Art von Fett, das für den Aufbau der Membranen deiner Mitochondrien wichtig ist. Das beige und braune Fett verläuft entlang der Wirbelsäule und des Halses. Kinder haben viel davon, Erwachsene nur noch sehr wenig – es sei denn, sie machen eine Kältetherapie. Laut Andrew Huberman, einem Neurowissenschaftler an der Stanford University, kann das Kühlen bestimmter Körperstellen die Ausdauer- und Kraftleistung um 200–600 Prozent erhöhen,[187] Muskelkater vorbeugen, Gehirnnebel reduzieren und die Erholung durch die Stimulierung von Adrenalin verbessern.

Wärme und Kälte beeinflussen auch deine Energieversorgung durch das Protein PGC-1α, eine Verbindung, die beim Sport aktiviert wird. Vielleicht erinnerst du dich aus einem vorherigen Kapitel noch an die Information, dass PGC-1α die mitochondriale Biogenese, also die Bildung neuer Mitochondrien, anregt. In einer aktuellen Studie setzten koreanische Forscher eine Gruppe von Mäusen in kaltes Wasser (knapp über dem Gefrierpunkt) und verglichen sie mit einer anderen Gruppe von Mäusen, die bei normaler Temperatur schwimmen mussten. Nach acht Wochen zeigte sich, dass die Kälteeinwirkung den PGC-1α-Spiegel der Mäuse viel stärker erhöht hatte als die Bewegung. Mäuse, die trainierten und gleichzeitig Kälte ausgesetzt waren, erzielten die besten Ergebnisse von allen, deutlich besser als nur trainierende Mäuse.[188]

Wärme ist auch gut für deine Mitochondrien, denn sie erhöht ihren Sauerstoffverbrauch, was die Effizienz steigert.[189] Wärme trägt ebenso dazu bei, schwache und ineffiziente Mitochondrien abzutöten.[190] Kurz zusammengefasst: Kälte erhöht die Anzahl der Mitochondrien, während Wärme sie effizienter macht. Kälte und Wärme helfen, schwache Mitochondrien abzutöten.[191]

Ein wichtiger Hinweis: Sowohl Hitze als auch Kälte senden ein Signal aus, das dem Körper vorgaukelt, er hätte trainiert. Das führt dazu, dass der Körper eine Menge Giftstoffe abstößt. Das ist zwar auf lange Sicht sehr gut für dich, aber es bedeutet auch, dass es wichtig ist, diese gelösten Giftstoffe auch wirklich auszuscheiden. Am besten kombinierst du also Wärme- und Kältetherapie mit einer Entgiftung, wie ich sie weiter unten in diesem Kapitel beschreibe.

Hack für Beginner und Fortgeschrittene: Saunatherapie

Studien haben gezeigt, dass regelmäßige Saunabesuche dein Leben verlängern, deine Genesung beschleunigen und die Entgiftung durch Schwitzen fördern.[192] Saunabesuche ähneln in gewisser Weise sportlicher Betätigung und senken ebenfalls das Herz-Kreislauf-Risiko. Ich persönlich genieße meine Zeit in der Sauna, weil ich dort in Ruhe etwas ansehen kann, ein Hörbuch hören oder mit jemandem reden kann, während ich vom Rest der Welt abgeschottet bin. Oftmals meditiere ich auch einfach friedlich.

Dreimal pro Woche in die Sauna zu gehen reicht aus, damit sich positive Effekte einstellen. Studien aus Finnland, Schweden und Norwegen legen nahe, drei- bis fünfmal pro Woche für jeweils mindestens 20 Minuten in die Sauna zu gehen.[193] Ich brauche normalerweise 45 Minuten, um richtig ins Schwitzen zu kommen, wahrscheinlich, weil ich die Sauna so gewohnt bin. In der Regel solltest du mit kurzen Einheiten von etwa fünf bis zehn Minuten starten und darauf achten, wie gut du dich damit fühlst.

Wahrscheinlich hast du keinen Platz für eine riesige Sauna in deinem Haus oder deiner Wohnung. Zum Glück gibt es andere Möglichkeiten. So könntest du dir eine Ferninfrarot-Sauna mit einigen Nahinfrarot-Lampen darin anschaffen, wenn du es mit der Wärmetherapie ernst meinst. Im nächsten Abschnitt gehe ich noch gesondert auf Infrarotsaunen ein. Du könntest dir auch eine kostengünstige Saunadecke besorgen, die du um dich wickeln kannst. Du kannst sie dir wie einen Schlafsack vorstellen, der mit Infrarotheizungen ausgestattet ist. So sparst du Geld und Platz. Oder du nutzt einfach das Angebot bei dir in der Gegend: Dampfsauna, Trockensauna oder vielleicht gibt es auch ein Fitnessstudio mit Sauna. Mach dich einfach heiß.

Wenn du ein besonders günstiges Saunaerlebnis haben willst, nimm ein wahnsinnig heißes Bad. Hast du mal einen dieser alten Zeichentrickfilme gesehen, in denen eine Figur die Füße in einen Eimer mit heißem Wasser steckt? Das funktioniert tatsächlich. Einmal war ich in einem Hotel so ausgekühlt, dass ich meine Füße in einen Eimer mit sehr heißem Wasser getaucht habe. Innerhalb von zehn Minuten schwitzte ich am ganzen Körper. Auf diese Weise kannst du deine Körpertemperatur ziemlich stark erhöhen. Die Erhöhung der Körpertemperatur ist wie ein kurzes Fieber. Sie stärkt deine Mitochondrien und verbessert die Funktion deiner Enzyme. Eine erhöhte Körpertemperatur hat wohl auch eine antivirale oder antibakterielle Wirkung, denn Viren und Bakterien fühlen sich bei hohen Temperaturen im Allgemeinen nicht wohl. Das ist einer der Gründe, warum dein Körper seine Temperatur erhöht, wenn du eine Infektion hast.

Hack für Fortgeschrittene: Infrarot-Sauna-Therapie

Auch Infrarotsaunen bringen deine Mitochondrien in Schwung und wirken sich positiv aus, indem sie dich von innen erwärmen. Vollspektrum-Infrarotsaunen bieten Wellenlängen im nahen, mittleren und fernen Infrarotbereich und erwärmen den Kern deines Körpers auf der Zellebene, wo die meisten Giftstoffe gespeichert sind. Die tief eindringende Infrarotwärme regt die Stoffwechselaktivität an und löst die Freisetzung gespeicherter Giftstoffe durch deinen Schweiß aus. Weitere Vorteile der Vollspektrum-Infrarotsauna sind: Blutdrucksenkung, Entspannung, verbesserte Durchblutung, Schmerzlinderung, beschleunigte Wundheilung, Gewichtsabnahme und erhöhte Sauerstoffversorgung des Gewebes. Um in den Genuss der Vorteile zu kommen, kannst du dir eine Infrarotsauna für zu Hause kaufen, ein Upgrade Lab besuchen oder in ein Fitnessstudio gehen, das entsprechend ausgestattet ist.

Ich nutze eine Sunlighten-mPulse-3-in-1-Sauna, die mir das gesamte Spektrum der Infrarot-Wellenlängen bietet, damit mir alle Vorzüge zur Verfügung stehen. Nach 20 bis 30 Minuten in dieser Sauna, komme ich völlig entspannt und verjüngt wieder heraus.

Sei bei der Wärmeanwendung kein Perfektionist. Wenn du drei bis fünf Sitzungen pro Woche machst, ist das großartig, aber auch eine Sitzung pro Woche tut dir gut. Strebe Einheiten von fünfzehn oder mehr Minuten an, aber entscheidender ist, dass du einfach dein Bestes versuchst. Ich gehe manchmal in die Infrarotsauna. Ich habe aber auch eine Dampfsauna. Das Wichtigste ist, dass du mehrmals in der

Woche deine Körpertemperatur erhöhst und dabei nach Möglichkeit ins Schwitzen kommst, damit dein Körper entgiften kann.

Ein Saunabesuch kann dir auch helfen, schmerzende Muskeln besser mit Sauerstoff zu versorgen und Gewicht zu verlieren. Vergiss aber nicht, dass du dich von der Sauna erholen musst – und zwar von deiner Erholung, denn du hast eine Menge Giftstoffe freigesetzt. Hitze ist ein Element des Erholungsprozesses, aber sie alleine macht noch keine vollständige Regeneration aus. Du brauchst Schlaf und vielleicht auch ein wenig Vibration oder Lymphdrainage (siehe Seite ###).

Hack für Beginner und Fortgeschrittene: Eisbäder und Kryotherapie

An der Kältefront geht es für dich vor allem darum, deine effektive Mindestdosis herauszufinden, denn du hast noch anderes zu tun, und ehrlich gesagt macht eine Kältetherapie nicht viel Spaß.

Am unteren Ende der Skala an Möglichkeiten kannst du deinen ganzen Körper in Eiswasser tauchen. Kaufe dazu eine große oder mehrere Tüte(n) mit Eiswürfeln, schütte sie in eine große Wanne mit kaltem Wasser und lege dich hinein. Das Problem: Diese Methode ist nicht sehr effizient. Hast du schon mal versucht, eine ganze Badewanne mit Eis zu füllen? Du könntest kreativer sein, dir eine Gefriertruhe kaufen und sie mit Eiswasser füllen. Das ist relativ preiswert und funktioniert. Es ist nur nicht schön oder besonders praktisch. So oder so: Wenn du es schaffst, ein 15- bis 20-minütiges Eisbad zu nehmen, wirst du eine starke Reaktion spüren. Diese Kälte kriecht in deine Knochen und ist ganz anders als die Kälte, die man im Winter spürt, wenn man zu wenig anhat. Mehr Schmerz bedeutet aber auch eine steilere Kurve und mehr Signale für deinen Körper.

Wenn du schnelle Ergebnisse und eine angenehmere Form der Kälteeinwirkung möchtest, kannst du es mal mit Kryotherapie versuchen.[194] Hierbei wird der Körper drei Minuten lang dem Dampf von flüssigem Stickstoff oder einer anderen, extrem kalten Quelle (bis zu -130 Grad Celsius) ausgesetzt. Nach der Anwendung wirst du einen großen Endorphinschub erleben. Die Kryotherapie erfreut sich seit einigen Jahren großer Beliebtheit, sodass es relativ einfach sein sollte, ein Behandlungszentrum in deiner Nähe zu finden. Für eine Ganzkörpersitzung musst du etwa 50 bis 60 Dollar bezahlen. Kryotherapie bedeutet extreme Kälte, das heißt, die Steigung der Kurve ist hoch, aber der gekühlte Dampf senkt deine Ganzkörpertemperatur nicht so wie ein Eisbad. Stattdessen trifft er vor allem auf deine peripheren Temperaturrezeptoren, also die auf deiner Haut.

Um ein Eisbad für dein Gesicht zu Hause zu machen, kannst du ein Mini-Kältetherapiegerät kaufen, das im Grunde eine Art ultrakalte Salatschüssel ist, die so groß ist wie dein Kopf. Hier füllst du 1 Zentimeter Wasser in den Boden und stellst die Schüssel in dein Gefrierfach. Am nächsten Tag gibst du vor dem Schlafengehen kaltes Leitungswasser hinein und rührst ein bisschen um, damit das Eis in der Schüssel mit dem Wasser verschmilzt.

Nun hast du richtig kaltes Wasser. Jetzt atmest du tief ein, steckst dein Gesicht hinein und hältst es so lange wie möglich in der Schüssel – vielleicht acht bis zehn Sekunden. Dann kommst du wieder heraus, atmest tief ein und wiederholst das Ganze mehrmals. Oder machst es wie ich: Du kaufst dir einen Schnorchel und hältst dein Gesicht zwei Minuten lang in eine Schüssel mit Eiswasser oder in ein mit Eis gefülltes Waschbecken. Die größte Konzentration von Temperaturrezeptoren im Körper befindet sich in der Brust und im Gesicht, daher ist diese Methode ziemlich effektiv. Am einfachsten ist es, wenn du dich unter die Dusche stellst und eine Minute lang kaltes Wasser auf dein Gesicht und deine Brust spritzt. Die meisten Menschen halten das nicht einmal eine Minute aus.

Eine Studie hat gezeigt, dass nach drei Tagen Kälteeinwirkung der Cardiolipinspiegel in den Mitochondrienmembranen ansteigt.[195] Deshalb solltest du zumindest so lange wie möglich kalt duschen und den Strahl auf dein Gesicht und deine Brust richten. Am ersten Tag schaffst du mit etwas Glück 20 Sekunden. Am zweiten Tag sind es dann vielleicht schon 30 oder 40 Sekunden. Am dritten Tag hältst du vielleicht schon eine ganze Minute aus, obwohl du wahrscheinlich die ganze Zeit über fluchst, wie schlimm das ist. Am vierten Tag ändert sich dann alles auf magische Weise, weil sich deine Mitochondrienmembranen angepasst haben. Jetzt kannst du einige Minuten durchhalten und wirst dich danach besser und gestärkt fühlen.

Hack für Beginner: Kontrollierte Atmung mit Kältetherapie

Atemübungen verstärken die Wirkung vieler der in diesem Buch beschriebenen Biohacks. Die schnelle hypoxische Atemtechnik, die von Wim Hof entwickelt wurde (siehe Kapitel 8), ist besonders nützlich, um das Beste aus der Kältetherapie herauszuholen.

Die wichtigste Atemtechnik zum Stressabbau und zur Regeneration des Nervensystems ist jedoch das »Box Breathing« beziehungsweise die Boxatmung: Hierbei atmest du fünf Sekunden durch die Nase ein, hältst fünf Sekunden den Atem an, atmest fünf Sekunden durch die Nase aus und hältst dann für fünf Sekunden deine Lungen leer. Anschließend wiederholst du das Ganze so oft, wie du möchtest. Diese Technik bringt dich aus dem Kampf-oder-Flucht-Modus und versetzt dein Nervensystem in einen entspannten und regenerativen Modus. Militärische Spezialeinheiten setzen die Boxatmung häufig ein, um ruhig und konzentriert zu bleiben. Eine weitere Atemmethode zur Entspannung und Erholung ist Ujjayi, eine Art kontrollierte yogische Atmung. Die Kombination beruhigender Atemtechniken mit intensiver Kältetherapie trainiert deinen Körper, in stressigen Situationen ruhig zu bleiben.

Wenn du ein hohes Stresslevel hast, hält dich das auf einem konstant niedrigen Energieniveau. Es ist, als würdest du ständig auf einer mittleren, ineffizienten Ebene trainieren. Versuche, dich auf den Boden zu legen, damit dein Blutdruck schneller wieder in den Ausgangszustand zurückkehren kann, und mache Boxatemzüge durch die Nase, um dich schnell in den Entspannungsmodus zu bringen. Das hilft dir nach einem anstrengenden Training, dich schnell zu regenerieren. Dieser Ansatz funktioniert auch dann, wenn du wegen des Drucks in deinem Job nervös oder ängstlich bist. Es ist eine Superkraft, die du ganz einfach abrufen kannst, weil sie im Betriebssystem deines Körpers verankert ist.

HACKS ZUR ENTGIFTUNG

BIOHACK ZUSAMMENFASSUNG

- Entgifte dein Lymphsystem durch Bewegung, Ganzkörpervibration, Lymphmassage oder Kompressionstherapie.
- Stärke deine Leberfunktion mit Glutathion, Kalzium-D-Glucarat, Glycin und Elektrolyten.
- Verbessere deine Nierenfunktion, indem du ausreichend Wasser trinkst und genügend Magnesium zu dir nimmst.
- Reinige deinen Darm mit toxinbindenden Substanzen wie Aktivkohle, Huminsäuren und Fulvosäuren.
- Reinige dein Umfeld, indem du deinen Stress abbaust, toxische Situationen vermeidest und alle Chemikalien und Mykotoxine in deiner Umgebung identifizierst und entfernst.

Kältetherapie allein ist wirksam. Wärmetherapie allein ist wirksam. Sie wirken aber noch viel besser, wenn du sie miteinander kombinierst: zum Beispiel durch einen Saunagang mit anschließendem Eisbad. Susanna Søberg, eine dänische Stoffwechselexpertin, vertritt die Meinung, du solltest, wenn du zwischen den beiden Therapien hin- und herwechselst, immer mit der Kälteanwendung enden. Das zwingt deinen Körper, Energie zum Aufwärmen bereitzustellen.[196] Kältebehandlungen erhöhen deinen Stoffwechsel und bewirken die Freisetzung kleiner Kälteschockproteine,[197] die sich an DNA und RNA im Körper binden können. Die Kälteschockproteine regen deinen Stoffwechsel an und bewirken, dass sich deine Mitochondrien verjüngen, weil jene, die keine Wärme produzieren können, schnell durch andere ersetzt werden, die es können. Hitzeeinwirkung wiederum setzt eine andere Familie von Proteinen frei, die Hitzeschockproteine. Sie schützen andere Proteine vor Schäden und helfen falsch gefalteten Proteinen, sich neu zusammenzusetzen. Im Grunde genommen sind sie Rundumschützer gegen Stress und molekulare Schäden.

Diese Vorteile sind jedoch mit einem Hinweis zur Vorsicht verbunden: Kälte und Hitze stellen zunächst eine zusätzliche Belastung für deine Widerstandsfähigkeit dar. Wenn du kleine, aber intensive Stressfaktoren einsetzt, aktivierst du damit auch die mitochondriale und zelluläre Autophagie. Mit anderen Worten: Du sprengst deine alten, ineffizienten Zellen in die Luft. Was aber passiert mit den Trümmern? Einige Teile der alten Zellen werden abgebaut, um Bausteine für neue Mitochondrien herzustellen. Viele dieser Teile landen dann als Abfallprodukte und entzündungsfördernde Chemikalien in der Blutbahn und müssen von der Leber und den Nieren entfernt werden. Deshalb erzielen Kälte- und Wärmetherapien die besten Ergebnisse, wenn sie mit einem Erholungsprozess, nämlich der Entgiftung, kombiniert werden.

Dein Körper verbrennt Hunderte von Kalorien mehr als sonst, wenn du dich der Kälte aussetzt, besonders nach einer Sauna. Du hast deine Hitzeschockproteine und Kälteschockproteine. Dein Körper sagt sich: Ich habe in der Sauna mehr Kalorien verbrannt. Jetzt friere ich und muss mich wieder aufwärmen. Ich verbrauche noch mehr Energie. Die Folge ist, dass dein Energie- und Kalorienbedarf steigt. Es ist daher wichtig, dass du dich gut versorgst und das toxische Chaos beseitigst. Erst dann kannst du die Vorteile der Hitze und Kälte richtig nutzen. Duschen hilft bereits, die Giftstoffe loszuwerden, die du in der Sauna ausgeschwitzt hast. Was du aber wirklich brauchst, ist eine umfassende Entgiftung, die dir hilft, die Giftstoffe loszuwerden, die in deinen Blutkreislauf gelangt sind und die du nicht ausgeschwitzt hast.

Hack: Lymphdrainage

An Baustellen stehen immer Müllcontainer voller Bauschutt. Bei deinem Körper ist das nicht anders. Er hat drei Hauptsysteme, um Giftstoffe, den menschlichen Bauschutt, loszuwerden: das Lymphsystem, die Leber und die Nieren.

Die Hauptaufgabe des Lymphsystems besteht darin, Zellmüll und tote rote Blutkörperchen zu entfernen, indem es sie durch die Lymphe schiebt – die Flüssigkeit, die den Körper zwischen allen Zellen und Geweben ausfüllt. Das System hat keine eigenen Pumpen und verlässt sich auf die Bewegungen des Körpers, um die Lymphe durch das Gewebe über die Lymphknoten in die Milz zu befördern, von wo aus schließlich unerwünschte Chemikalien in die Leber entsorgt werden. Etwa 20 Liter Blutplasma fließen durch deine Arterien. Nach einem Tag werden 17 Liter in den Kreislauf zurückgeführt, während die restlichen 3 Liter in das Lymphsystem abfließen.

Im Vergleich zu anderen Tieren ist der Mensch nicht besonders gut im Entgiften. Wenn du deine Lymphe in Bewegung bringen willst, solltest du etwas nachhelfen. Du kannst dir zum Beispiel eine Lymphdrainage gönnen, auf einem Mini-Trampolin auf und ab springen oder Ganzkörpervibrationen auf einer Vibrationsplatte machen. Auch Gewichtheben, Intervalltraining oder ein Spaziergang in gemäßigtem Tempo können helfen. Hauptsache, dein Körper kommt in Bewegung. Wenn du richtig fancy sein willst, kannst du eine Kompressionshose tragen, die einen Druck erzeugt, der die Lymphzirkulation anregt. Geeignete Kompressionskleidung bekommst du in den meisten Sportgeschäften.

Um die Giftstoffe schneller aus dem Körper zu bekommen, musst du den Lymphfluss beschleunigen. Das kannst du durch Bewegung erreichen. Eine gezielte Lymphdrainage beschleunigt die Geschwindigkeit des Lymphabflusses. Eine harte Massage führt dagegen eher dazu, dass sich das Lymphsystem verschließt. Eine richtige Lymphdrainage fühlt sich nicht wie eine normale Massage an. Es ist so, als ob dich jemand streichelt oder über deine Haut streicht. Das Lymphsystem reagiert auf leichte, nicht auf harte Berührungen. Im Gesicht kannst du die Lymphdrainage leicht selbst durchführen. Im Internet gibt es Anleitungen, die dich dabei unterstützen. Du streichst mit den Fingern sanft über dein Gesicht (manche Menschen verwenden Jadewalzen) und gehst von den Augen und der Nase aus nach außen. Diese Bewegungen verringern die Schwellungen in deinem Gesicht.

In einigen Wellnesszentren findest du auch klinische Kompressionsmanschetten, die die Lymphe schneller und effektiver ableiten. Ich habe selbst welche bei mir zu Hause. Zur Behandlung lege ich mich hin und ziehe mir einen Anzug an, der fast bis zur Mitte meiner Brust reicht. Dann schalte ich ihn ein, und er bewegt die Lymphe langsam und rhythmisch von den Zehen meiner Füße nach oben, wo sie in die Schlüsselbeinvene oder *Vena subclavia* in der Nähe des Herzens fließt.

Hack: Stärke deine Leber

Das zweite wichtige Entgiftungsorgan des menschlichen Körpers ist die Leber. Die Leber führt ihre Entgiftungsprozesse über zwei wichtige Enzymsysteme durch, die als Phase I und Phase II bezeichnet werden. Die meisten Giftstoffe werden über diese Wege entfernt oder neutralisiert. Um die Leber bestmöglich bei ihrer Arbeit zu unterstützen, ist es wichtig, diese Enzymsysteme mit Vitaminen, Mineralstoffen und anderen Nährstoffen zu versorgen. Sie benötigen insbesondere die wichtigen Verbindungen Glutathion, Glucarsäure und Glycin.

Du kannst die körpereigene Produktion von Glutathion erhöhen, indem du rohes, nicht denaturiertes Molkenprotein konsumierst oder indem du Glutathion oral einnimmst. Du kannst auch eine Vorstufe von Glutathion – Alpha-Liponsäure, L-Glutamin oder N-Acetylcystein – einnehmen, die von deiner Leber in Glutathion umgewandelt werden kann. Wenn du auf ein Glutathionpräparat setzt, empfehle ich dir, es in liposomaler Form einzunehmen, da es von deinem Körper besser aufgenommen und verwertet werden kann. Außerdem solltest du nicht jeden Tag Glutathion supplementieren, um sicherzustellen, dass dein Körper seine eigene Produktion nicht einschränkt.

Glucarsäure ist in Orangen, Äpfeln, Rosenkohl, Brokkoli und Kohl enthalten. Mehr davon bekommst du, indem du ein Calcium-D-Glucarat-Präparat in Kapselform einnimmst, das synthetische Östrogene aus deinem Blutkreislauf entfernt.

Glycin ist die am häufigsten vorkommende Aminosäure im Kollagen. Du kannst deine Zufuhr mit speziellen Kollagenpräparaten oder mit Knochenbrühe erhöhen. Wenn du nicht gerade fastest, kannst du einen Löffel Kollagenprotein in deinen Morgenkaffee mischen. Eine erhöhte Zufuhr von Elektrolyten wie Kalium, Natrium und Magnesium kann den Entgiftungsprozess der Leber ebenfalls unterstützen.

Wenn du deine biologischen Mülltonnen schneller leeren willst, müssen alle Teile der Leber effizient arbeiten. Erst dann ist dein Körper in der Lage, die angesammelten Giftstoffe, die durch die Wärme- und Kältetherapie freigesetzt werden, auch wirklich auszuscheiden.

Hack: Fördere deine Nierenfunktion

Das dritte wichtige Entgiftungsorgan beim Menschen sind die Nieren. Deine Nieren spielen eine Rolle bei der Regulierung des Elektrolyt- und Flüssigkeitshaushaltes. Außerdem filtern sie dein Blut und leiten Abfallprodukte und überschüssige Flüssigkeit in den Urin, damit du sie sicher ausscheiden kannst. Wenn du zu viel Kalzium im Verhältnis zu Magnesium zu dir nimmst, werden die Nieren überlastet. Um Stress abzubauen und die Entgiftung zu fördern, kann es sinnvoll sein, deine Magnesiumzufuhr zu erhöhen. Nimm mindestens 500 bis 1.000 mg Magnesium pro Tag zu dir. Außerdem solltest du ausreichend Wasser trinken und dich mit allen Elektrolyten, den wichtigen stromleitenden Mineralstoffen, versorgen. Auch wenn zu viel Kalzium in der Ernährung deine Nieren überfordern kann, schützt eine spezielle Verbindung namens Kalzium AEP die Nieren vor Schäden und hilft dir, einen angemessenen Mineralstoffhaushalt aufrechtzuerhalten.[198] Kalzium AEP bekommst du als Nahrungsergänzungsmittel.

Wenn du dich gut um die Lymphe, die Leber und die Nieren kümmerst, hast du eine Formel für eine universelle Entgiftung gefunden, die besonders wichtig ist, wenn du viel physischen oder psychischen Stress hast: Trinke ausreichend hochwertiges Wasser, nimm Elektrolyte oder Meersalz zu dir, ergänze Magnesium und eventuell etwas Glutathion und halte dein Lymphsystem durch Bewegung oder Massage in Schwung. So erholt sich dein System schneller von den Belastungen.

Hack: Reinige deinen Darm

An dieser Stelle möchte ich einen der einfachsten, aber effektivsten Hacks zur Entgiftung erwähnen: Aktivkohle. Zwar trägt sie nicht dazu bei, dass ein bestimmtes System in deinem Körper besser funktioniert. Sie klebt aber wie verrückt an einer Vielzahl von Giften in deinem Körper, bevor sie in deine Leber, deine Nieren oder deine Lymphe gelangen. Es bindet sie im Darm, von wo aus sie aus dem Körper ausgeschieden werden, wie man so schön sagt. Wenn du Aktivkohle in deinem Körper hast, die diese unerwünschten Stoffe bindet, kannst du die Giftstoffe in deiner Umgebung besser vertragen. Da sie eine Vielzahl von Stoffen binden und ihre Aufnahme verhindern kann, solltest du Aktivkohle mindestens zwei Stunden vor anderen Nahrungsergänzungsmitteln, Vitaminen und Mineralstoffen einnehmen. Wenn du auf verschreibungspflichtige Medikamente angewiesen bist, solltest du mit deinem Arzt sprechen, bevor du mit der Aktivkohle startest.

Ein wichtiger, verwandter Hack zur Entgiftung ist die gezielte Verwendung chemischer Komponenten, um bestimmte Giftstoffe zu binden und auszuscheiden. So gebe ich Huminsäure und Fulvosäure[199] in meinen Danger Coffee, um problematische Substanzen sowohl aus dem Kaffee als auch meinem Körper zu entfernen. Das sind wirklich interessante Verbindungen,[200] die buchstäblich aus dem Müll stammen. Huminsäure wird aus Humus, also verrottender Erde, gewonnen. Die Moleküle sind klein genug, dass sie in deine Zellen eindringen können (vor allem die Fulvosäure, die eine Untergruppe der Huminsäure ist). Sie ziehen giftige Metalle und Schimmelpilzgifte aus deinem Darm und deinem Körper heraus, die du später ausscheiden kannst. Außerdem fungiert die Fulvosäure als Nährstofftransporter, sodass gesunde Mineralstoffe in deine Zellen gelangen können. Ich nehme Huminsäuren und Fulvosäuren durch den täglichen Konsum von Danger Coffee zu mir. Du kannst aber auch flüssige Nahrungsergänzungsmittel mit Fulvosäuren und Huminsäuren einnehmen, die du einfach in Wasser oder Tee mischen kannst.

Hack: Reinige deine Umgebung

Deine Entgiftungsbemühungen werden nicht sehr effektiv sein, wenn du in einer toxischen Umgebung lebst. Ich habe das auf die harte Tour bei Renovierungsarbeiten gelernt und erfahren, dass ich in einem Haus aus dem Jahr 1908 lebte, das voller Schimmelpilze war. Zusätzlich hatte ich in dieser Zeit mit emotionalen Giften aus einer sich auflösenden Beziehung sowie mit Stress durch meine Arbeit und durch die zu leistenden Hypothekenzahlungen zu kämpfen. Hätte ich damals bewusster gelebt, hätte ich mehr von diesen giftigen Elementen beseitigt. Stattdessen litt ich unter so viel Stress, dass sich mein Körper nie davon erholen konnte. Mein KBS hatte keine Chance.

Oftmals hast du nur begrenzte Kontrolle über deine Lebenssituation. Du kannst deiner Beziehung nicht einfach befehlen, ab jetzt gut zu sein.

Du kannst nicht einfach darauf bestehen, dass dein Arbeitgeber dir viel mehr Gehalt zahlt. Wenn du in einer Stadt lebst, kannst du flüchtige organische Verbindungen (VOCs = *Volatile Organic Compounds*) und Smog nicht vollständig vermeiden. Aber du kannst etwas tun, um deinen Stress besser zu bewältigen, schlechte Lebensentscheidungen zu vermeiden und Umweltgifte zu erkennen und zu beseitigen, auf die du Einfluss hast.

Den meisten Menschen ist nicht bewusst, wie vielen Giften sie täglich ausgesetzt sind. Einige der größten, aber kontrollierbaren toxischen Quellen sind Haushaltsreiniger, Kosmetika und Körperpflegeprodukte. Haushalts- und Körperpflegeprodukte enthalten oft große Mengen an problematischen Chemikalien, die deinen Hormonhaushalt aus dem Gleichgewicht bringen können. Wenn du giftige Haushaltsprodukte durch natürliche, ungiftige Alternativen ersetzt, kannst du deine Leber und Nieren bereits enorm entlasten.

Wie bereits erwähnt: Wenn du mit Schimmel lebst, müssen deine Leber und deine Nieren auf Hochtouren arbeiten, um Mykotoxine zu verarbeiten und zu entfernen, die deine Mitochondrien und dein Gehirn schädigen können. Wenn du einen Verdacht hast, solltest du deinen Wohnraum von einem Sachverständigen für Schimmelpilz untersuchen lassen.

Chronischer psychischer Stress ist zwar kein chemisches Gift, aber er kann verhindern, dass deine körperlichen Entgiftungssysteme optimal funktionieren. Eine tägliche Meditations- und Atemübung erhöht deine Widerstandskraft beziehungsweise die Resilienz und sorgt dafür, dass du besser mit den Giften umgehen kannst, auf die du keinen unmittelbaren Einfluss hast.

Nachdem du die externen Gifte, so gut es geht, beseitigt hast, kannst du dich auf deinen Körper konzentrieren, um dir deine Energie zurückzugeben und insgesamt ausgeglichener zu werden. Dann hast du die Kraft, um an der Steilheit der Kurve zu arbeiten und die entscheidenden, schwierigen Maßnahmen zu ergreifen, die dein ganzes Leben verbessern können.

Früher habe ich das gemacht, was viele andere gestresste und überforderte Menschen tun: Ich habe mir eingeredet, dass ich mich einfach nicht genug anstrenge. Doch je mehr ich mich bemühte, desto mehr Giftstoffe baute ich auf und desto weiter entfernte ich mich von der Erholung, nach der ich mich sehnte. Es ist eine wunderbare Ironie des Lebens: Sobald du aufhörst, darauf zu beharren, dass du mehr tun musst, bekommst du die Energie zurück, um tatsächlich mehr zu tun. Entschleunige dein Leben, genieße die Sonne, schlafe ausgiebig, meditiere in der Sauna – dann wendet sich alles zum Besseren.

ABSCHNITT III
STÄNDIGE VERBESSERUNG

KAPITEL 11

SPIRITUELLE KRAFT

Um dein bestes Selbst – dein optimales »Normal« – zu sein, musst du ein sechstes Ziel anstreben, das nicht durch die Bereiche Kraft, Herz-Kreislauf-Fitness, Energie, mentale Leistungsfähigkeit oder den besseren Umgang mit Stress abgedeckt wird. Du musst deinen Geist in Verbindung mit allen anderen Aspekten deines Wesens erneuern. Du wirst niemals die volle Kontrolle über dein KBS haben, wenn du dich nicht auch auf dieser höheren Ebene verbesserst. Die körperliche ist eng mit der geistigen Widerstandsfähigkeit verbunden, die du brauchst, um Dankbarkeit, Vergebung und Freundlichkeit zu praktizieren – wesentliche Elemente eines friedlichen und glücklichen Lebens.

Ich habe nicht immer so gehandelt. Ich bin in einer sehr ernsthaften, wissenschaftlich orientierten Familie aufgewachsen. Meine Eltern lehrten mich, Menschen seien biologische Maschinen: Roboter aus Fleisch und Blut, nichts weiter. Irgendwann jedoch nahm ich aus einer Laune heraus an einem zehntägigen Seminar zur persönlichen Entwicklung teil, das auf transpersonaler Psychologie basierte. Ich hielt das damals zwar für Schwachsinn, aber schließlich war ich auf Entdeckungsreise und neugierig. Ein Detail, das der Seminarleiter erwähnte, blieb bei mir besonders hängen: Viele Teilnehmer führten auch andere Reinigungsmaßnahmen in ihrem Leben durch, wie zum Beispiel die Entgiftung von Schwermetallen. Viele von ihnen berichteten, dass sie eine besonders große Menge toxischer Elemente freisetzen, wenn sie während des Retreats Traumata oder schmerzhafte Beziehungsprobleme aufarbeiteten.

Das kam mir absurd vor. Wie können anderthalb Wochen psychologische Betreuung die Chemie des Körpers verändern und Schwermetalle aus den Zellen ziehen? Das klang nicht nach etwas, das ein Roboter aus Fleisch und Blut tun könnte. Aber im Laufe von zehn Tagen tiefer Meditation begann sich mein Denken zu verändern. Während dieses Retreats lernte ich die Technik der schnellen, kontrollierten holotropen Atmung kennen. Ich entdeckte, wie ich mich entspannen kann, und wurde in viele verschiedene Aspekte der persönlichen Entwicklung eingeführt. Nachdem ich an mir gearbeitet hatte, schlief ich so gut wie seit Jahren nicht mehr. Ich bemerkte, dass ich viel weniger Heißhunger hatte und es leichter war, Gewicht zu verlieren. Ich konnte plötzlich ruhig und entspannt mit Situationen umgehen, die mich vorher in den Wahnsinn getrieben hätten. Das fiel mir besonders auf, da ich zu der Zeit eine schwierige Trennung durchmachte.

Alles, was ich seitdem tat und erlebte, führte mich von der Ansicht weg, wir seien nur Roboter aus Fleisch und Blut. Mittlerweile weiß ich, dass der Mensch tatsächlich ein Wesen mit dezentraler Intelligenz ist. Unser Geist befindet sich nicht nur im Gehirn, sondern erstreckt sich über alle unsere Zellen. Wir werden durch geistige Faulheit genauso aufgehalten wie durch biologische Faulheit. Kein Biohack ist vollständig, wenn wir diese Tatsache nicht anerkennen.

MIT DEN GEFÜHLEN INS REINE KOMMEN

Mein Weg zur spirituellen Heilung begann mit einer langsamen Reise hin zu emotionaler Heilung. Bei der Charakterisierung meiner Familie als technisch-naturwissenschaftlich habe ich nicht übertrieben. Ich stamme von einer langen Reihe von Ingenieuren ab, die skeptisch gegenüber allem waren, was man nicht untersuchen und messen konnte. Eine Erinnerung hat sich besonders eingeprägt: Meine rationalistische Großmutter abonnierte zum Vergnügen den *Skeptical Inquirer*, eine Zeitschrift, die alles verachtete, was auch nur den Hauch eines Geheimnisses oder einer unbewiesenen Idee hatte.

Trotz alledem beschäftigte ich mich mit persönlicher Entwicklung, als mir die konventionellen Erklärungsansätze ausgingen, die mir bei meinen gesundheitlichen und kognitiven Problemen hätten helfen können. Nach einer Weile hatte ich eine Erleuchtung: Ich begriff, dass der Geist viel komplexer ist, als ich gedacht hatte. Zuerst dachte ich, ich hätte einfach ein Problem mit meiner Willenskraft, das ich beheben könnte. Dann wurde mir klar, dass mein Gehirn nicht richtig funktionierte und ich verstand, dass ich ein Hardware-Problem hatte. Auch das könnte ich in Ordnung bringen. Ich war auf dem richtigen Weg. Wenn deine Biologie kaputt ist, hat dein Gehirn nicht genug Leistung. Wenn du deine Biologie in Ordnung bringst, kannst du damit anfangen, dein Gehirn zu reparieren. Aber das physische Gehirn ist nicht alles.

Als ich weiter an meiner persönlichen Entwicklung arbeitete, erkannte ich eine weitere Ebene der Komplexität. Dabei machte ich nicht nur emotionale, sondern auch spirituelle Erfahrungen, die ich manchmal erst Jahre später erklären konnte. Ich begann, Emotionen als wesentliche Bausteine meines Wesens zu erkennen und nicht als Müll, der mir im Weg steht.

Zu Beginn meiner spirituellen Reise besuchte ich meinen ersten Workshop zur persönlichen Entwicklung bei der STAR Foundation, einem sehr gefühlsbetonten Ort. Ich machte gerade eine schmerzhafte Scheidung durch, und eine Freundin sagte zu mir: »Dave, du musst da hingehen.« Ich fragte, was »da« genau sei, und sie antwortete: »Das verrate ich dir nicht, denn dann gehst du nicht hin. Vertrau mir einfach.« Ich hatte bisher geleugnet, dass Gefühle Macht über mich haben, aber ich war an einem Tiefpunkt und mit meiner Weisheit am Ende. Also nahm ich mir zehn Tage frei, was in einem stressigen Job im Silicon Valley sehr außergewöhnlich ist, und begann den Workshop.

Während einer der Übungen, die für mich absolut keinen Sinn ergaben, machten die Teilnehmerinnen und Teilnehmer Primärtherapie. Sie gestatteten sich, in Wut zu geraten, eine Art Baseballschläger zu nehmen und damit ein Kissen zu verprügeln. Ich saß in dem Raum und dachte, dies sei das Dümmste, was ich je gesehen hatte. Ich beobachtete erwachsene Männer und Frauen, die sich wie verstörte Kinder oder Tiere benahmen. Aber ich hörte, wie sie Urlaute von sich gaben und all ihre negativen Emotionen loszulassen schienen. Ich konnte nicht leugnen, dass da etwas wirklich Gewaltiges geschah. Es stellte sich heraus, dass die Urtherapie für manche Menschen extrem effektiv ist. Ich glaube einfach, dass es nicht mein Ding ist. Jedenfalls konnte ich das Stöhnen und Ächzen nach einer Weile nicht mehr ertragen und verließ den Raum, um den Geräuschen zu entkommen.

Die Leiterin der Einrichtung sah mich und fragte: »Warum bist du nicht im Raum? Du musst ja nicht mitmachen, aber du solltest zumindest dort sitzen.« Ich antwortete: »Ich habe einfach keine Lust, da drin zu sein. Ich weiß nicht, warum.« Sie bat mich, ihr das Gefühl zu erklären, aber das konnte ich nicht. Ich sagte ihr, dass die Übung dumm sei und ich sie nervig fände. Sie blieb hartnäckig: »Ist da ein Gefühl in deinem Körper?« Ja, gab ich zu, mein Bauch fühlte sich komisch an. Dann sagte sie: »Es gibt einen Namen für dieses Gefühl: Angst.« Das erschien mir lächerlich. Ich erwiderte, dass ich keinen Grund hätte, Angst zu haben, also könne es auch nicht sein, dass ich gerade Angst hätte. Sie lachte, sah mir in die Augen, eine große spirituelle Meisterin, und erklärte: »Angst ist ein Gefühl. Sie muss keinen Grund haben.«

Dieser Moment, diese Erkenntnis, eröffnete mir auf meiner Biohacking-Reise einen ganz neuen Zugang. Ich erkannte, dass Menschen gleichzeitig rational und emotional sein können. Beides kann nebeneinander existieren. Die emotionale Seite ist immer da, auch wenn wir versuchen, so zu tun, als sei sie nicht da. Wenn wir denken, dass wir rein rational handeln, reagieren wir in Wirklichkeit oft auf ein Gefühl und erfinden dann eine logisch klingende Geschichte, um unsere Aktion zu rechtfertigen. Genauso wie dein KBS deinen Körper anweist, etwas zu tun (z. B. die Hand von einer heißen Herdplatte wegzuziehen), und zwar eine Drittelsekunde, bevor dein bewusstes Gehirn die Lorbeeren dafür ernten kann (gut, dass ich es gleich bemerkt habe und meine Hand schnell weggezogen habe), reagieren auch deine Gefühle oft zuerst und dein Verstand rennt hinterher. In jedem Fall solltest du die Funktionsweise deines Betriebssystems kennen und respektieren. Du solltest sicherstellen, dass du die Ursache hackst und nicht die Wirkung.

Nach dem Workshop und meinen ersten Experimenten mit der Elektroenzephalografie (EEG) war mir klar, dass ein großer Teil meiner Biohacking-Erkundungen darin bestehen sollte, die Verbindungen zwischen körperlichen Empfindungen und Emotionen aufzuzeigen. Das war eine wichtige Grundlage für meine Arbeit und meine Fortschritte im Bereich der spirituellen Genesung. Therapeuten und spirituelle Führer sagen oft, dass wir Traumata in unserem Körper speichern: *Issues are in the tissues* (»Probleme sind im Gewebe«), heißt es. Das ist eine zentrale Aussage der polyvagalen Theorie von Stephen Porges.[201] Traumata beeinflussen die langfristige Funktionsweise des Nervensystems, insbesondere das Gleichgewicht zwischen dem Sympathikus und dem Parasympathikus. Zwar ist jeder anders, aber viele Menschen speichern Traumata in ihrem unteren Rücken und ihren Hüften. Massagetherapeuten berichten, dass Frauen oft anfangen zu weinen, wenn ihre Hüften massiert werden. Sie haben dafür keine Erklärung. Aber natürlich gibt es eine. (Es gibt immer einen Grund.)

Ein Trauma ist ein gespeichertes, unverarbeitetes Gefühl. Auf der grundlegendsten Ebene ist es ein Schutzmuster, das dein Betriebssystem anlegt, um dich vor überwältigenden Erfahrungen zu schützen. Wie deine biologische Faulheit ist es dazu da, dir zu helfen. Leider ist das System zur Mustererkennung in unserem Gehirn schnell, aber einfältig. Es reagiert unmittelbar auf Sinneseindrücke und fix genug, um uns am Leben zu erhalten, aber es versteht die Bedeutung unserer gespeicherten Emotionen nicht. Unser bewusster Verstand hingegen ist sehr langsam, aber sehr klug. Wir sind ständig mit unseren Emotionen und Reaktionen beschäftigt und fragen uns: »Gott, was ist da gerade passiert?« Das schnelle, einfältige System macht seinen Job, und der rationale Verstand sieht es – im Guten wie im Schlechten – als sein Verdienst. Allzu oft denken wir am Ende, dass wir aufgrund einer dummen, emotionalen, aber eigentlich selbstbewahrenden Reaktion schlechte Menschen wären. Die weitverbreitete Vorstellung von der Erbsünde könnte aus der Diskrepanz zwischen unserem unbewussten und unserem bewussten Selbst entstanden sein.

Die emotionale Seite unserer Biologie bietet zahlreiche Angriffspunkte. Menschen, die in kognitiver Verhaltenstherapie geschult wurden, helfen ihren Patienten, einen anderen Umgang mit ihren Gefühlen und Emotionen zu lernen: Wenn ich ein Gefühl spüre, nehme ich es wahr, denke darüber nach und entscheide dann, was ich tun soll. Das ist ein erwachsenes Verhalten, aber es ist ein kognitiv kostspieliges Verhalten, denn all das Denken ist anstrengend. Dann gibt es noch den buddhistischen Ansatz: Ich nehme meine Gefühle wahr, aber ich lasse sie los. Ich beobachte sie einfach und verwerfe sie. Das ist zwar friedlich, aber meiner Meinung nach geht es an der Schönheit der emotionalen Genesung vorbei.

Es gibt den Weg der emotionalen Heilung, den ich bevorzuge und den ich mit dem Programm 40 Years of Zen verfolge. Es ist ein Weg der Vergebung. Es geht bei diesem Ansatz darum, die schlechten Muster abzustellen, damit du keine unangemessenen Verbindungen zwischen Ereignissen und emotionalen Reaktionen herstellst. Sowohl die rationalen als auch die emotionalen Reaktionen werden respektiert, aber es wird versucht, sie zu trennen. Du kannst immer noch Gefühle haben, aber sie sind nicht mehr Teil einer reaktiven emotionalen Reaktion. Du kannst Liebe empfinden, mit all ihren wunderbaren Schwindelgefühlen, aber du musst nicht wütend werden, wenn dich jemand im Straßenverkehr schneidet, eine Kellnerin unfreundlich zu dir ist, oder wenn sonst irgendetwas passiert, bei dem du früher mit den Zähnen geknirscht hättest. Wenn du diese Reaktionen verhindern kannst, hast du eine große Menge deiner neurologischen Energie freigesetzt, die du in Richtung Genesung, Aufbau der Resilienz und Wachstum umleiten kannst.

BETRETEN DER SPIRITUELLEN EBENE

Es ist nicht einfach, den spirituellen Zustand in Worte zu fassen. Jeder Mensch nimmt das anders wahr. Es kann das Gefühl sein, sich im Universum aufzulösen oder eine religiöse Figur, einen Weisen oder eine Stimme zu hören, die zu dir spricht. Es kann das Erschließen einer Quelle universellen Wissens sein oder das Gefühl, mit etwas verbunden zu sein, das größer ist als man selbst.

Obwohl spirituelle Erfahrungen sehr individuell – und für manche Menschen auf heilige Weise zugeschrieben oder kodifiziert sind – solltest du wissen, was als Nächstes kommt. Ja, ich glaube, wir können uns in höhere Bewusstseinszustände hacken. Wenn wir unser KBS manipulieren können, warum sollten wir dann nicht auch in der Lage sein, unsere spirituelle Seite zu trainieren? Warum kann es für das spirituelle Wachstum nicht auch den Effekt der Kurvensteigung geben?

Vielleicht denkst du gerade: »Dave, das ist ein Sakrileg.« Aber selbst der Dalai Lama ist seit Langem der Meinung, dass die Wissenschaft den Geist fördern kann. Er hat auf der Jahrestagung der Society for Neuroscience eine Rede zu diesem Thema gehalten. Auch beim Biohacking ging es schon immer um mehr als um Moleküle und Elektronen. Auf dem Weg zu meinem Lebensziel, der Verbesserung meines Wesens, habe ich in Südamerika mit dem Schamanen Ayahuasca getrunken. Ich bin nach Nepal und Tibet gereist, um bei Meistern mehr über Meditation zu lernen. Ich habe tagelang in einer Höhle gefastet, die von Ureinwohnern für spirituelle Zwecke genutzt wird. Ein Kernelement des Biohackings ist das Erforschen. Dazu gehört auch, so weit an die eigenen Grenzen zu gehen, wie man bereit ist.

Bevor du dich auf deine Reise des spirituellen Biohackings begibst, solltest du zunächst dein Energielevel erhöhen und dich mit den grundlegenden Ernährungs-, Bewegungs- und Trainings-Hacks beschäftigen. Wenn du anfängst, an deinen Emotionen zu arbeiten, wirst du wahrscheinlich einige tief spirituelle Momente erleben. Zwar musst du dazu nicht zwangsläufig zuerst deine Energie, deine Kraft und deinen Stoffwechsel in Ordnung bringen. Es ist durchaus möglich, eine spirituelle Erfahrung zu machen, auch wenn dein Körper noch völlig kaputt ist. Es ist viel, viel schwieriger in diesem Fall. Es ist besser, zuerst dein KBS in Ordnung zu bringen, bevor du über deine Identität als Roboter aus Fleisch und Blut hinausgehst.

Für emotionales Wachstum und Heilung ist das Prinzip der Kurvensteigung genauso wichtig wie bei den körperlichen Übungen: Wenn du dich in spirituelle Bereiche begibst, in die dein Geist normalerweise nicht vordringt, passt sich dein Betriebssystem an und wird stärker, schneller und widerstandsfähiger. Wenn du zu einem traditionellen

Therapeuten gehst, hast du vielleicht schnell einen Durchbruch. Aber es kann auch sein, dass du 20 Jahre lang ähnliche und immer wiederkehrende einstündige Sitzungen hast, die dich nicht weiterbringen. Vielleicht hast du eine Selbsterkenntnis, die dir den Kopf frei macht, aber dennoch bleibt dir der Zugang zu dauerhafter Veränderung verschlossen. Wenn du stattdessen einen kurzen zielgerichteten Workshop besuchst wie den, an dem ich teilgenommen habe, kannst du sehr schnell in die Tiefe gehen. Moderne Techniken und Tools wie Atemarbeit, EEG, Neurofeedback, Lichttraining und Klangbrillen können dich schnell in bestimmte spirituelle Zustände bringen.

Früher glaubte man zum Beispiel, es sei unmöglich, Gamma-Wellen hervorzurufen – die schnellsten Gehirnwellen. Heute wissen wir, dass dieser schwer fassbare Zustand durch Training erreicht werden kann. Gamma-Wellen werden mit scharfem Verstand und hoher Konzentration in Verbindung gebracht. Diejenigen Personen, die bei der Erzeugung von Gamma-Wellen am erfolgreichsten sind, haben in der Regel bereits ein hohes Maß an spiritueller Erleuchtung und Selbstbeherrschung erreicht, aber sie nutzen in ihrem Training auch eine dem Neurofeedback ähnliche Technologie. Nicht jeder kann ein spiritueller Meister werden, so wie auch nicht jeder ein Weltklasse-Sportler werden kann, aber jeder kann sich enorm verbessern, indem er den gleichen Prinzipien folgt.

DREI SCHRITTE ZUR SPIRITUELLEN HEILUNG

Wenn ich von »spiritueller Heilung« spreche, will ich damit nicht andeuten, dass sie mit dem Genesungsprozess von Süchtigen vergleichbar ist (obwohl erfolgreiche Suchtbehandlungen oft auch spirituelle Elemente beinhalten). Spirituelle Heilung ist das Gegenmittel gegen geistigen Stress. Wie sieht es aus, wenn du mental gestresst bist? Vielleicht hat sich die Liebe deines Lebens von dir getrennt, vielleicht gab es einen schrecklichen Unfall oder du hast Angst, deinen Job zu verlieren. Vielleicht kommt jemand und stiehlt dir dein Unternehmen, oder ein berühmter Podcaster zieht deinen Namen durch den Dreck, nur um Geld zu verdienen. Der Punkt ist, dass trotz deines Glaubens an das Gute in der Menschheit manchmal etwas passiert, das dich bis ins Mark erschüttert. Dein Glaube an Gaia, Gott, Göttinnen, die Unantastbarkeit des Lebens – was auch immer dein spiritueller Bezugsrahmen sein mag – wird erschüttert. Um dich davon zu erholen, musst du dich entgiften und deine spirituelle Kraft wieder aufbauen.

Wenn du dich nicht richtig von spirituellem oder geistigem Stress erholst, wirst du von einer Position der Schwäche und Verwirrung aus agieren und dich von deinem besten Selbst entfremden.[202] Selbst jemand, der emotional, körperlich und geistig gut aufgestellt ist, kann eine lähmende spirituelle Krise erleben. Sie kann immer dann auftreten, wenn du an dir selbst zweifelst: zum Beispiel, wenn du von zu Hause ausziehst, wenn du deinen ersten richtigen Job bekommst oder wenn du kurz davor bist zu heiraten. Sie kann auch durch einen einschneidenden Verlust ausgelöst werden. Viele Menschen erleben sie, wenn ein Elternteil stirbt. Alle Eltern, die ich kenne, die ein Kind verloren haben, hatten eine tiefe spirituelle Krise. Spiritueller Stress führt zu körperlichen und emotionalen Reaktionen: Hautausschläge, Schmerzen, chronische Müdigkeit und alle Arten von verheerenden emotionalen Auswirkungen.

Wie kannst du dich davon erholen? Du kannst dich nicht von einer Antilope inspirieren lassen, die vor einem Raubtier wegläuft – aber weißt du was? Du kannst es schaffen. Du musst nur den Ansatz der Kurvensteigung (schnelles Signal, schnelle Reaktion) mit den Werkzeugen für die Auseinandersetzung mit spirituellen Themen zusammenbringen und Dankbarkeit, Vergebung und Freundlichkeit praktizieren. Es gibt dafür einen dreistufigen Prozess, den wir in meiner neurowissenschaftlich orientierten Brain Upgrade Facility entwickelt und getestet haben. Wenn du bereit bist, deine Spiritualität zu hacken, kann ich dir sagen, dass dieses Protokoll unglaublich kraftvoll ist und es sich lohnt, es zu erforschen.

Schritt 1: Automatische Freundlichkeit und Vergebung

Wir alle erkennen Freundlichkeit als Tugend an, aber das ist ein vages und unreflektiertes Werturteil. Es ist leicht zu entscheiden, ob du freundlich gehandelt hast, nachdem du etwas getan hast, aber was macht dich freundlich, wenn du automatisch, aus deinem KBS heraus, handelst? Die meisten Menschen verbringen ihr Leben damit, über jedes Gefühl, das sie haben, bewusst nachzudenken, bevor sie danach handeln. Das ist emotional und körperlich anstrengend. Es erfordert viel Arbeit und eine Menge Energie. Die Aufgabe der Gefühle ist es doch, dich aus der Gefahrenzone zu bringen, bevor du denken kannst.

Wäre es nicht einfacher, wenn du die Teile deines Betriebssystems ausschalten könntest, die dich automatisch zu einer Reaktion bringen und dich anderen gegenüber gemein sein lassen? Statt zu fühlen, zu denken und anschließend zu handeln, könntest du einfach nur denken oder handeln, ohne eine unangemessene Reaktion zu zeigen.

Dein KBS wählt automatisch Verhaltensweisen aus, von denen es glaubt, dass sie dich schützen. Oft führt dieser Standardmodus jedoch zu Egoismus, Gemeinheit und Unfreundlichkeit. Wir alle kennen die menschliche Gier, den Krieg und anderes Schlimmes, das wir tun. Die dunkle Seite unseres Wesens besteht zumeist darin, dass deine Zellen blindlings ihr Betriebssystem laufen lassen, das von Angst und Verlangen gesteuert wird. Was du also tun willst, ist, dein spirituelles Faulheitsprinzip auszutricksen und dich so umzuprogrammieren, dass du zukünftig automatisch mit Freundlichkeit reagierst. Das ist der spirituelle Weg. Das ist der Weg, der zu dem geringsten Maß an Leid in deinem und im Leben deiner Mitmenschen führt.

Um automatisch freundlich zu sein, musst du lernen zu vergeben – und zwar wirklich, nicht nur in Form von Worten. Viele Menschen haben sofort eine negative emotionale Reaktion auf das Wort »Vergebung«. Ob sie es wahrhaben möchten oder nicht, sie denken: »Ich werde ihm/ihr nicht vergeben, denn wenn ich das tue, könnte ich wieder ausgenutzt und verletzt werden.« Und überhaupt: Wie kann man jemandem vergeben, der etwas wirklich Schreckliches getan hat? Würdest du einem Massenmörder verzeihen?

Wenn du die wahre Definition der Vergebung aus der Spiritualität verwendest, würdest du natürlich verzeihen. Das ist es, was Jesus und so viele andere spirituelle Führer uns gelehrt haben: »Vergebt ihnen, denn sie wissen nicht, was sie tun.« So viele Menschen wiederholen diese Worte, akzeptieren aber nicht die schwierige Arbeit, die damit verbunden ist. Wenn du dich erst einmal in eine Haltung wahrer Vergebung versetzt hast, kannst du einen Massenmörder ansehen und überlegen: »Ich frage mich, wie sein Vater war. Ich frage mich, wie es ist, dieser Mensch zu sein, und welche schrecklichen Dinge in seinem Kopf und seinem Herzen vorgehen, damit er so handelt. Ich frage mich, wie sehr er leidet. Ich bin froh, dass ich nicht er bin.«

Vergebung bedeutet nicht, etwas Schlechtes zu dulden. Es bedeutet auch nicht, einer Person zu sagen, dass das, was sie getan hat, in Ordnung ist oder dass du ihr das verzeihst. Vergebung bedeutet, einen Groll loszulassen, sodass er dich nicht mehr dazu bringt, mit Reaktivität zu antworten. Darum geht es!

Wenn du wirklich vergibst, verändert sich dein ganzer Zustand. Diese Veränderung kannst du in deiner Brust spüren und an deinen Gehirnwellenmustern ablesen. Wenn du nachsichtig bist, entfernst du die automatische Reaktion der Unfreundlichkeit dauerhaft aus deinem Betriebssystem. Das ist so, als würdest du die Benachrichtigungen in deinem Telefon abschalten. Du wirst eine gewaltige Verbesserung spüren. Versuch mal, die Benachrichtigungen für jede App auf deinem Handy auszuschalten, und du wirst dich wundern, wie gut du dich nach drei Tagen fühlst. Du kannst nicht klar denken, wenn jede E-Mail, jede SMS, jeder Social-Media-Beitrag, jede App-Aktualisierung und so weiter ein Geräusch macht oder vibriert. Dein KBS macht genau das gerade mit dir. Du wirst merken, wie friedlich dein Leben wird, wenn du lernst, es zum Schweigen zu bringen.

Schritt 2: Ein spiritueller Neustart

Wenn du dich dazu aufmachst, wahre Vergebung zu lernen und automatisierte Freundlichkeit zu schaffen, ist Dankbarkeit der Funke, der das Feuer entfacht. Man könnte sagen, dass Dankbarkeit die Energie ist, die dich den Hang der Kurve zur Vergebung hinaufschieben kann, sodass du einen spirituellen Neustart erreichen kannst.

Nehmen wir an, du hast einen schrecklichen Autounfall. Du könntest sagen: »Okay, ich lasse mein Trauma los. Ich werde meine Angst vor Autos und dem Autofahren loslassen« – eine Angst, die viele Menschen nach einem Autounfall haben. Aber das ist nur ein Teil des Prozesses. Du brauchst noch etwas Positives, an dem du dich festhalten kannst. Du könntest sagen: »Ich bin froh, dass ich noch lebe. Ich bin froh, dass niemand gestorben ist.« Du musst einen guten Aspekt an der Situation finden. Es kann eine Kleinigkeit sein, das spielt keine Rolle. Es muss nur eine Sache sein, denn sobald du deinem Gehirn Dankbarkeit schenkst, versetzt sich deine Zellbiologie in einen Zustand der Aufnahmebereitschaft.

Sobald das geschehen ist, kannst du den Prozess des spirituellen Neustarts durchlaufen. Das ist nicht nur ein geistiger, sondern auch ein körperlicher Hack. Du setzt dich hin, schließt die Augen und atmest ein paarmal tief durch. Versetze dich in einen meditativen Zustand. Es kann hilfreich sein, dies mit einem Begleiter zu tun, aber du kannst es natürlich auch alleine machen. Dann suchst du dir eine Erinnerung, eine seelische Wunde, die dir immer noch wehtut. Das kann eine Zeit in der fünften Klasse sein, in der du gemobbt wurdest, oder irgendein anderer Vorfall aus deinem Leben, der sich immer noch schmerzhaft anfühlt. Wenn du nicht weißt, wo du anfangen sollst, ist das kein Problem: Nimm das Erste, was dir in den Sinn kommt, egal wie groß oder klein es ist. Wir alle haben Tausende von kleinen Auslösern. Viele scheinen absurd klein zu sein, wenn du versuchst, sie zu beschreiben. Wenn du diese mentale Arbeit machst, fallen dir plötzlich die seltsamsten Dinge ein. Diese Erinnerungen sind dein Geist und dein Körper, die dir sagen, worauf du als Nächstes achten musst.

Jetzt stell dir vor, wie du warst, als das Ereignis geschah. Wenn es passiert ist, als du zehn Jahre alt warst, stell dir vor, du wärst zehn Jahre alt. Wenn es gestern war, kannst du an dein heutiges Ich denken. Stell dir dann die andere Person aus der Erinnerung vor, die dir gegenübersitzt. Normalerweise ist es eine Person, aber es kann auch eine Gruppe von Menschen sein.

Sage laut (wenn du alleine bist, funktioniert es sogar besonders gut): »Du hast das getan und mir dadurch Schaden zugefügt.« Erlaube dir selbst, dich deswegen schlecht zu fühlen. Du musst Unbehagen und Schmerz empfinden. Du kannst sie dir nicht einfach rational vorstellen. Du musst dich wirklich mit dem Schmerz verbinden.

Dann finde deinen Weg zur Dankbarkeit. Es war furchtbar, aber es hat auch etwas Gutes gehabt. Man kann immer einen guten Aspekt finden. Hast du etwas gefunden, versetze dich in die Lage der anderen Person und frage dich, wie das Ereignis aus ihrer Sicht war. Viele von uns haben Vergebungsarbeit in Bezug auf Familienereignisse in der Kindheit zu leisten. Diese Erinnerungen können ein radikales Umdenken in Bezug auf die Perspektive der anderen Person erfordern. Wenn du drei oder vier Jahre alt bist, wirst du manchmal ohne guten Grund wütend. Vielleicht haben deine Eltern deine Wut nicht einmal bemerkt. Sie wollten nur etwas einkaufen, du hast den Verstand verloren und die Emotion steckt in dir fest. Jetzt befreie dich. Schau dir das Bild deiner Erinnerung genau an: Da ist deine Mutter. Sie hatte es wirklich eilig, sie hat ihr Bestes getan, sie hatte keine Ahnung. Du hast nicht über ihre Erfahrungen und Umstände nachgedacht, weil du noch ein kleines Kind warst. Jetzt bist du 30 und kannst ihre Erfahrung zu deiner eigenen machen.

Als Nächstes betrachtest du das Ereignis aus der Perspektive der anderen Person und gleichzeitig aus deiner Perspektive. An diesem Punkt konzentrieren sich viele Menschen darauf, einen Lichtstrahl oder ein anderes Signal aus ihrem Brustbereich auszusenden und sich zu öffnen, bis sie die Situation sowohl aus der Sicht der anderen Person als auch ihrer eigenen sehen können. Wenn du die Verbindung schließlich spürst, sagst du: »Ich vergebe dir.« Du wirst merken, wie sich deine Brust entspannt. Es ist ein außergewöhnliches Erlebnis. Wenn wir diese Sitzungen in unserem Programm 40 Years of Zen durchführen, registrieren wir in dieser Phase eine deutliche Veränderung der Gehirnströme. Man kann förmlich sehen, wie Vergebung im Körper stattfindet.

Schritt 3: Von der Vergebung zur Akzeptanz

Für den letzten Schritt brauchst du einen neutralen Dritten, einen Richter, einen Schiedsrichter. Du brauchst jemanden, der unfehlbar ist, also keine reale Person. Das kann Jesus oder Buddha sein. Das kann aber auch eine unfehlbare Glühbirne sein. Deiner Fantasie sind keine Grenzen gesetzt.

Wenn du denkst, dass du jemandem vergeben hast, gehst du – immer noch mit geschlossenen Augen – zu deinem persönlichen Richter und fragst sie oder ihn, ob die Vergebung vollständig ist. Kommt ein »Ja« als Antwort, bist du fertig. Wenn du ein »Vielleicht« oder ein »Hm« bekommst, gehst du zurück und wiederholst den Prozess. An dieser Stelle scheitern die meisten Menschen. Sie sagen, dass sie vergeben haben, aber es ist ein Lippenbekenntnis. Innerlich verschränken sie die Arme vor der Brust und sind immer noch wütend. Vergebung ist kein kognitiver Prozess. Vergebung geschieht auf einer spirituellen und emotionalen Ebene. Einfach zu behaupten man vergibt, reicht nicht aus. Wenn du aber wahrhaftig verzeihst, werden die Emotionen freigesetzt, die den mentalen Stress verursacht haben.

Am Ende reagierst du überhaupt nicht mehr auf etwas, was dich noch vor kurzer Zeit provoziert hätte. Diese innere Veränderung ermöglicht es dir, mehr Energie und mehr Freiheit zu haben, um spirituelle Zustände wahrzunehmen und zu erleben. Jeder Mensch reagiert anders – das weiß ich, nachdem ich mir 1200 hochauflösende Gehirnscans angesehen habe –, aber jeder hat die Chance, mehr Erleuchtung zu erleben.

Spirituelle Verjüngung unterscheidet sich in einem zentralen Aspekt von körperlicher Verjüngung. Das ist ein wesentlicher Punkt, den du verstehen solltest. Bei der körperlichen Verjüngung kannst du dein Ziel direkt verfolgen. Wenn du stärker werden willst, konzentrierst du dich auf die entsprechenden Ziele, setzt die richtigen Hacks ein und wirst dann tatsächlich stärker. Das ist einfach. Wenn du bei der spirituellen Weiterentwicklung ähnlich vorgehst und sagst: »Ich werde mich spirituell verbessern. Ich werde ein Meister der Vergebung«, bist du auf einem Irrweg. Wenn deine Motivation hingegen darin besteht, die Welt zu einem besseren Ort zu machen, kann es sein, dass dich die positiven Effekte überraschen werden. Ich erinnere mich, dass ich einmal eine intensive Vergebungsmeditation gemacht habe. Danach sah ich mich um und hatte das Gefühl, dass meine Intuition zehnmal besser war als vorher.

Diese Entwicklungssprünge stehen immer im Zeichen der Vergebung. Je mehr Alarme du in deinem Körper ausschaltest, desto mehr kannst du dich mit der Erde verbinden und deinen Mitmenschen Aufmerksamkeit schenken. Freundlichkeit wird zum Automatismus. Du gibst der Welt mehr und musst erstaunlicherweise viel weniger Energie dafür investieren.

Dankbarkeit, Vergebung und Freundlichkeit bilden einen Dreiklang. Statt dich bewusst für Freundlichkeit entscheiden zu müssen, geschieht sie intuitiv. Du kannst einem Obdachlosen begegnen und denken: »Das ist ein schlechter Mensch. Warum sucht er sich nicht einfach einen Job?« Oder du denkst: »Er sieht durstig aus. Ich gebe ihm mein Wasser aus der Flasche.« Wenn du dich aber dabei filmst und das Video auf YouTube stellst, damit alle Leute sehen können, was für ein guter Mensch du bist, warst du in Wirklichkeit gar nicht so gütig.

Mit automatischer Freundlichkeit bist du dagegen großzügig, weil es eine Selbstverständlichkeit und dein erster Instinkt ist. Das macht dich nicht zu einem Weichei, sondern zu einer starken Persönlichkeit. Wenn du die drei Schritte des Prozesses abgeschlossen hast, ist es viel unwahrscheinlicher, dass andere Menschen und stressige Situationen dich aus dem Gleichgewicht bringen. Das Ergebnis ist, dass du freier und unabhängiger bist. Du wirst freundlicher, aber gleichzeitig für andere Menschen auch gefährlicher. Personen mit weniger Filtern, die automatisch freundlich sind, können die Persönlichkeiten und Situationen um sie herum besser einschätzen. Sie sind widerstandsfähiger, weil sie nur auf das reagieren, was wirklich ist, und nicht auf alte Auslöser, die noch in ihnen stecken. Ein toller Nebeneffekt der spirituellen Heilung ist daher, dass du sehr effektive Bullshit-Antennen bekommst. Du kannst Manipulation aus 1 Kilometer gegen den Wind riechen.

HACKS FÜR SPIRITUELLES WACHSTUM

Eines der interessantesten Wörter in der englischen Sprache ist *ineffable* (» unbeschreiblich/unsagbar«). Es bedeutet, dass es für etwas keine Worte gibt. Wir haben also ein Wort dafür, dass wir keine Worte haben. Die meisten spirituellen Zustände sind genau das, unsagbar. Mehr als tausend Jahre lang haben die Menschen versucht, das Unbeschreibliche mit bestimmten Gesängen, Visualisierungen und Ähnlichem erfahrbar zu machen. Es gibt Sanskrit-Schriften aus dem 13. Jahrhundert, die genaue Anweisungen dazu geben, wie man spirituelle Zustände herbeiführen kann. Heutzutage können wir die Technologie nutzen, um solche Zustände herbeizuführen, was das spirituelle Wachstum erheblich beschleunigt. Abgesehen davon, dass man sich an eine schicke Maschine anschließen lassen kann, gibt es eine Reihe von Möglichkeiten, in einen spirituellen Zustand zu gelangen. Je öfter du das tust, desto einfacher wird es. Hier sind ein paar Methoden.

BIOHACK-ÜBERSICHT

- Die spirituelle Betreuung durch einen Guru kann wertvoll sein, solange du dich nicht für deine gesamte Reise von einem Lehrer abhängig machst.
- Atemtechniken wie das holotrope Atmen können deinen Bewusstseinszustand verändern und intensive emotionale und spirituelle Erfahrungen freisetzen.
- Toller Sex oder sogar ein Ganzkörperorgasmus kann eine spirituelle Erfahrung sein.
- Bei der Desensibilisierung und Aufarbeitung mithilfe von Augenbewegungen (EMDR) werden die Augen hin- und herbewegt, um vergangene Traumata zu verarbeiten und zu integrieren.
- Psychedelika bergen biologische und spirituelle Risiken. Wenn du sie einnimmst, solltest du darauf achten, dass du dich in einem spirituellen Umfeld unter der Aufsicht von erfahrenen Experten befindest.
- Das Elektroenzephalogramm (EEG) ermöglicht es dir, die Muster des Traumas in deinen Gehirnwellen zu erkennen. Es kann dir helfen, dein Gehirn so zu trainieren, dass du aus diesen Mustern ausbrechen kannst.

Hack: Spirituelle Betreuung

Solltest du den alten Pfaden folgen und mit einem Guru arbeiten? Ich tue das nicht, aber viele Menschen schon. Ich lerne lieber von so vielen verschiedenen Einflüssen wie möglich, denn ich bin ein Biohacker, ein Entdecker. Ich habe von verschiedenen Lehrern zu unterschiedlichen

Zeiten in meinem Leben sehr viel gelernt. Ich glaube, dass es Risiken birgt, sich nur an einen Mentor zu binden. Es gibt Meister, die absolute Loyalität verlangen. Sie haben vielleicht viel zu bieten, aber die Fixierung auf eine Person hat auch Nachteile gegenüber einem Modell mit Lehrern, die gerne ihr Wissen teilen. Du solltest aufpassen, dass du nicht in eine spirituelle Abhängigkeit gerätst.

Hack: Atemarbeit

Atemübungen sind für viele biologische Hacks hilfreich und erwiesenermaßen können sie auch für das spirituelle Hacking eine wichtige Rolle spielen. Besonders hervorzuheben sind die holotrope Atmung oder die Wim-Hof-Atmung, die intensiv, tief und schnell sind. Mit diesen hochwirksamen Techniken kann man sowohl Stress bekämpfen als auch die Neuroarbeit verbessern. Ich habe die holotrope Atmung zum ersten Mal bei einer Veranstaltung zur persönlichen Entwicklung bei der STAR Foundation erlebt. Ich verließ meinen Körper und hatte intensive Visionen (inklusive vergangener Leben), die ich aufgeschrieben habe. Man kann diesen Erlebnissen große Bedeutung beimessen oder sie auf elektrische Zufallszündungen zurückführen. Fakt ist, dass diese Atemübungen bei vielen Menschen intensive emotionale und spirituelle Erfahrungen auslösen.

Hack: Sex

Sex kann für viele Menschen ein zutiefst spirituelles Erlebnis sein. Etwa 20 Prozent der Menschen berichten, bei richtig gutem Sex Gott zu begegnen oder ihren Körper zu verlassen. Es gibt viele Biohacks, die dir helfen können, besseren Sex zu haben. So ziemlich jeder Ratschlag in diesem Buch ist relevant: Mehr Kraft, mehr Energie, ein stärkeres Nervensystem und weniger Stress sind die wichtigsten Zutaten für ein erfüllteres Sexualleben.

Manche Menschen fragen sich, ob es Wege gibt, den spirituellen Höhepunkt des Orgasmus zu erreichen, ohne tatsächlich Sex zu haben. Gibt es einen Weg, eine höhere Bewusstseinsebene außerhalb des Körpers zu erreichen? Das wäre ein sehr mächtiges Erlebnis und einige Menschen erreichen es auch. Es hat sich erwiesen, dass du einen Ganzkörper-Energieorgasmus beziehungsweise einen spirituellen Orgasmus bekommen kannst, indem du den Energiefluss in deinem Körper nach innen und nach oben lenkst. Du kannst mehr über dieses Thema erfahren, wenn du online nach Tantra-Yoga oder tantrischem Sex suchst.

Hack: EMDR

Francine Shapiro, eine promovierte Psychologiestudentin, hatte ein verblüffendes und bewusstseinserweiterndes Aha-Erlebnis, als sie bei einem Tennismatch zusah und statt des ganzen Kopfs irgendwann nur noch die Augen hin- und herbewegte. Nach dieser Erfahrung änderte sie das Thema ihrer Doktorarbeit und entdeckte in der Folge einen bisher unbekannten Reset-Modus im Gehirn. Diese Praxis bezeichnet man als Eye Movement Desensitization and Reprocessing (EMDR), auf Deutsch Desensibilisierung und Aufarbeitung mithilfe von Augenbewegungen.

Mittlerweile gibt es Tausende EMDR-Therapeuten auf der ganzen Welt. Auf der Website der EMDR International Association kannst du einen in deiner Nähe suchen. Oberflächlich betrachtet, ähnelt die EMDR-Technik der Hypnose, aber sie funktioniert ganz anders. Der Therapeut weist dich an, deine Augen hin- und herzubewegen, indem er dich bittet, den Bewegungen seiner Finger zu folgen. Manchmal berührt er auch deine Knie oder lässt dich einen kleinen Apparat halten, der bewirkt, dass deine Aufmerksamkeit zwischen den beiden Gehirnhälften hin- und herspringt. Während du den Anweisungen folgst, denkst du an eine Situation, die dich triggert und starke Gefühle auslöst. Bewegungs- und Klangbehandlungen rufen diese Emotionen gezielt hervor und desensibilisieren dich gegenüber den Auslösern. EMDR hilft vielen Menschen dabei, intensive Traumata zu verarbeiten und zu integrieren. Ich habe diese Therapie selbst ausprobiert und fand sie äußerst effektiv.

Hack: Psychedelika

Eine der riskantesten Methoden, einen bestimmten spirituellen Zustand herbeizuführen, ist die Verwendung pflanzlicher Arzneien. Aber wenn du dich dafür entscheidest, das Ganze mal auszuprobieren – vorausgesetzt es ist in deinem Teil der Welt legal und verfügbar – könnte MDMA (3,4-Methylenedioxymethamphetamine) ein guter Startpunkt sein. Danach könntest du, in der Reihenfolge des steigenden Risikos, Ketamin, GHB, Pilze, LSD, DMT und Ayahuasca ausprobieren. Abgesehen von biologischen Risiken bergen diese Drogen allerdings alle das Risiko spiritueller Schäden. Das bestätigen so ziemlich alle Lehrer, mit denen ich je zusammengearbeitet habe, und auch Schamanen, die diese Mittel verwenden. Mein Rat ist, dass du diesen Weg nicht gehen musst. Aber wenn du dich ganz bewusst dafür entscheidest, solltest du pflanzliche Heilmittel nur in einem spirituellen Umfeld mit erfahrenen Experten und Begleitern einnehmen. Mit anderen Worten: Nimm das nicht auf die leichte Schulter und gehe diesen Weg auf keinen Fall alleine.

Hack: EEG

Mit einem Elektroenzephalogramm (EEG) kannst du die Muster von Traumata und einer posttraumatischen Belastungsstörung (PTBS) in den Gehirnströmen einer Person erkennen. Anschließend kannst du auf der Grundlage dieser Muster das Gehirn trainieren. Vielleicht erinnerst du dich, dass ich EEGs bereits im Zusammenhang mit Neurofeedback erwähnt habe. Die Förderung der Gesundheit des Gehirns und die Förderung des spirituellen Wohlbefindens hängen zusammen, aber sie sind nicht dasselbe. Für die meisten Menschen bedeutet ein starkes Gehirn, dass sie schnell und klar denken, sich an Details erinnern können und in der Lage sind, komplexe Arbeiten oder kreative Aufgaben auszuführen. Das alles ist wichtig, aber man sollte weder die zugrunde liegenden Probleme wie Schmerz und Wut übersehen, die uns zurückhalten, noch Verhaltensweisen beziehungsweise Fähigkeiten wie Freundlichkeit oder Gelassenheit, die es uns ermöglichen, uns von unserer besten Seite zu zeigen.

Wir alle tragen seelische Wunden mit uns herum, derer wir uns gar nicht bewusst sind. Vielleicht hast du Angst vor etwas oder wirst in bestimmten Situationen wütend. Du weißt nicht, dass dieses Gefühl nur deshalb existiert, weil dich jemand fast fallen gelassen hat, als du zwei Jahre alt warst. Dieser Zusammenhang liegt außerhalb deines Bewusstseins. In Kombination mit persönlicher Entwicklungsarbeit ist EEG eine mächtige Methode, um dich von einem Trauma zu heilen. Es ermöglicht dir, das Trauma genauso zu untersuchen wie ein Gehirnwellenmuster, das dich daran hindert, dein Bein vollständig zu bewegen. Du kannst den Zustand, in dem du dich befindest, anhand der EEG-Werte selbst bestimmen. Anders als bei EMDR bist du nicht im Reset-Modus, sondern im Löschmodus.

Es ist möglich, einen Zustand zu erzeugen, der nicht mit dem Gefühl der Traumatisierung koexistiert. Du könntest sagen: »Ich bin wieder in meiner Kindheit und sehe, wie Mama mich anschreit, aber ich befinde mich in einem erhabenen spirituellen Zustand, weil der Computer mich in diese Situation gebracht hat.« Der Körper spürt die Konfrontation, aber beschließt, in der Situation zu bleiben. Es ist vergleichbar mit dem Training eines Muskels, den du gezielt über die Grenze bringst, die deine Propriozeptoren nicht überschreiten wollten. Was dich zuvor geärgert hat, erscheint dir plötzlich nicht mehr so schlimm. Ich kenne jemanden, der eine EEG-Behandlung gemacht hat, bevor er die Feiertage mit seiner Familie verbrachte. Er rief mich unter Tränen an und erzählte: »Ich habe gerade Weihnachten bei meinen Eltern gefeiert und zum ersten Mal überhaupt haben wir uns nicht gestritten. Ich hätte niemals gedacht, dass das möglich ist. Wie zum Teufel hat das EEG das geschafft?« Sein Gehirn war in einem reaktiven Muster gefangen, bis er lernte, sein Denken zu kontrollieren und der Falle zu entkommen.

EEG kann automatische, unsichtbare Muster der Art und Weise, wie du mit der Welt interagierst, entdecken und zurücksetzen. Das ist eine weitere Möglichkeit, wie Biohacking dir deine verlorene Zeit und dein Geld zurückgeben kann. Nehmen wir an, du hast 100 neurologische Energiepunkte, die du einsetzen kannst. Die Hälfte verwendest du darauf, auf etwas zu reagieren, das nicht real ist. Das ist genau das, was die meisten von uns ständig tun. Du denkst vielleicht: »Der Typ hat mir die Vorfahrt genommen, weil er ein Idiot ist. Jetzt will ich Rache.« Oder aber du denkst: »Der Kerl hat es eilig. Vielleicht muss er gerade dringend ins Krankenhaus.« Du weißt nicht, was wahr ist. Aber wenn du an die erste Geschichte glaubst, verbrauchst du unnötig neurologische Punkte, indem du die Situation immer wieder in deinem Kopf durchspielst. Diese Punkte könntest du dafür einsetzen, etwas Schönes zu schaffen, jemandem Liebe zu schenken oder etwas für die Allgemeinheit zu tun.

Ein Trauma bremst deine neurologische Heilung, weil es immer präsent ist, jederzeit aktiviert werden kann und Energie verbraucht, die du eigentlich für dich selbst verwenden solltest. Stattdessen legst du immer wieder dieselbe alte, kaputte Schallplatte auf, die dir nicht guttut.

Obwohl dein spiritueller Zustand nicht greifbar ist, hat er großen Einfluss auf dein körperliches Befinden und dein KBS, was bedeutet, dass du ihn messen und bewerten kannst. Der beste Datenpunkt ist deine Herzfrequenzvariabilität, die du mit einem einfachen Messgerät überwachen kannst. Wenn du Verbesserungen bei deiner Herzfrequenzvariabilität feststellst, bewegst du dich wahrscheinlich in die richtige Richtung, denn je spiritueller du bist, desto weniger Zeit verbringst du im Kampf- oder Flucht-Modus. Eine größere Anpassungsfähigkeit hat eine höhere Herzfrequenzvariabilität zur Folge. Ein besserer Tiefschlaf, ein besserer REM-Schlaf und die Fähigkeit, sich an mehr Träume zu erinnern, sind ebenfalls gute Indikatoren. Wenn du deine Spiritualität erhöhst, fühlst du dich mehr mit dem Universum verbunden. Wenn das passiert, wirst du zur Bestätigung wahrscheinlich keine besonderen Daten oder Techniken brauchen. Du wirst es einfach wissen.

KAPITEL 12

UPGRADE AUF DAS NÄCHSTE LEVEL

Ein wesentlicher Bestandteil des Biohacking ist kontinuierliche Verbesserung. Hier geht es darum, sich durch den Kreislauf aus Auswertungen, Anpassungen und Wiederholungen ständig weiterzuentwickeln und zu steigern. Das Gleiche gilt für das Biohacking selbst. Wir Biohacker sind immer auf der Suche nach neuen wissenschaftlichen Erkenntnissen, neuen Techniken und Technologien, um noch tiefer in das KBS einzudringen. Wir lernen ständig dazu, wie wir mehr Energie, Resilienz und Klarheit, die in uns stecken, herausholen können. Wir möchten bessere Wege finden, um das Faulheitsprinzip für uns zu nutzen und über die Grenzen hinauszugehen, die uns heute noch einschränken. Im Folgenden ein kleiner Vorgeschmack auf die Zukunftsthemen in der Biohacking-Welt.

DAS QUANTIFIZIERTE SELBST

Einer der aufregendsten Trends ist die Möglichkeit, riesige Datenmengen über unseren individuellen körperlichen Zustand zu sammeln und zu verarbeiten: das quantifizierbare Selbst. Wenn wir genügend Daten sammeln, können wir menschliche Erfahrungen bestätigen, die Wissenschaftler lange Zeit abgetan haben. EEG-Geräte und andere Methoden zur Messung der Gehirnaktivität zeigen zum Beispiel, dass spirituelle Zustände, die bei der Meditation erreicht werden, real sind. Auch wenn sie nicht jeder auf die gleiche Weise empfindet, können wir Zusammenhänge offenlegen. Zusätzlich zu den elektrischen Anpassungen im Gehirn können wir auch physiologische Veränderungen und Modifikationen im Blut der Menschen registrieren, wenn sie in diese Bewusstseinszustände kommen. Die Messungen haben das Potenzial, unser Verständnis davon zu verändern, was Menschen wirklich sind. Und wenn wir uns selbst besser verstehen, haben wir auch mehr Möglichkeiten zur Kontrolle.

Wir haben jetzt auch Daten, die uns zeigen, was wahrscheinlich nicht funktioniert. Traditionelle Trainingsmethoden – endlose Einheiten im Fitnessstudio, Spinning-Kurse und andere eingefahrene Ansätze, die ich zusammenfassend als »Big Exercise« bezeichne – werden als ineffizient und unproduktiv entlarvt. In den vergangenen zehn Jahren hat die medizinische Forschung eine völlig neue Vorstellung davon entwickelt, wie Fett im Körper funktioniert. Es hat sich gezeigt, dass es gar nicht so schlecht für uns ist – zumindest nicht alle Formen von Fett. Viele aktuelle Studien zeigen, dass braune und beige Fette, die voller Mitochondrien sind, dem Körper gesunde Wärme, Energie und wichtige Bausteine liefern.

Millionen von Menschen tragen mittlerweile zu unserem Wissen über die menschliche Gesundheit und Fitness bei. Wenn du einen Fitness-Tracker oder ein Blutzuckermessgerät verwendest, trägst du wahrscheinlich auch dazu bei. Wenn du eine App zur Gesundheitsüberwachung auf deinem Handy installiert hast, fütterst du – ob du es nun weißt oder nicht – mit ziemlicher Sicherheit eine globale Datenbank.[203] Noch nie waren wir uns des kollektiven Wohlbefindens unserer Spezies so bewusst. Dabei stehen wir noch ganz am Anfang.

Jeden Tag wird die Technologie zur Kontrolle der Gesundheit billiger. Schon bald wird dein Arzt ein genaues Bild davon haben, was alles in deinem Darm lebt – von Bakterien über Viren und Phagen bis hin zu Pilzen. Dann wäre er in der Lage, dir passende Prä- und Probiotika zu verschreiben, die dein Mikrobiom verbessern und deinen Stoffwechsel ankurbeln. Wenn du zum Beispiel häufig Granatapfel isst und die richtigen Bakterien in deinem Darm hast, produzierst du einen starken Anti-Aging-Wirkstoff namens Urolithin A. Aber dafür musst du eben sowohl ausreichend Granatapfel essen als auch die richtigen Bakterien in deinem Darm haben (was bei den meisten Menschen nicht der Fall ist). Sonst nimmst du nur eine Menge Zucker zu dir. Wenn du eine vollständige Karte deines Mikrobioms hättest, könntest du dir zielgerichtet eine Dosis der guten Bakterien besorgen, die dir fehlen, und diese dann mit personalisierten Nahrungsergänzungsmitteln füttern, damit sie optimal für dich arbeiten.

Künftig werden medizinische Sensoren überall zu finden sein. Vielleicht spielst du irgendwann einmal ein Videospiel, das deine Augenbewegungen verfolgt und diagnostiziert, dass du einem Nervengift ausgesetzt warst oder sehr frühe Anzeichen von Alzheimer aufweist. Einfache Blutzuckersensoren von heute werden künftig viel leistungsfähiger sein. Du wirst ein ganzes Labor auf einem Chip haben, den du am Arm tragen kannst und der deinen biochemischen Status von einem Moment zum anderen überwacht. Wir alle werden mehr über den Zustand unseres Körpers und Geistes wissen und daher mehr Kontrolle über sie haben als je zuvor in der Geschichte der Menschheit.

SELF-TRACKING

Die bevorstehende Flut an medizinischen Daten wird zu weitreichenden Veränderungen in der Art und Weise führen, wie wir uns selbst tracken können. Du bist Mitglied eines riesigen Kollektivs an *Homo sapiens*, einer komplexen und vielfältigen Spezies. Wenn wir die Trackingdaten von Millionen von Menschen kombinieren, erkennen wir neue Muster. Jeder Arzt in der Notaufnahme und jeder Polizeibeamte werden dir bestätigen, dass der Vollmond einen großen Einfluss auf die Menschen hat, und sei es nur, weil er die Lichtverhältnisse und die Stimmung verändert. Die Zahl der Menschen, die bei Vollmond Verbrechen begehen, steigt enorm an. Dass der Vollmond irgendetwas mit uns macht, wissen wir schon seit Langem, aber Wissenschaftler haben diese Geschichten in der Regel nicht ernst genommen, weil sie sich nicht in einer Laborstudie quantifizieren ließen.

Mit den Self-Tracking-Daten werden diese Anekdoten bald zu gesicherten Fakten. Wer weiß, was wir noch alles entdecken? Wenn wir beobachten, wie sich die biologischen Werte von einer Million Menschen ständig anpassen, nehmen wir nicht nur die Abweichung einer einzelnen Person, sondern eine Veränderung des gesamten menschlichen Zustands auf einmal wahr. Dann können wir mithilfe maschinellen Lernens herausfinden, was am stärksten miteinander korreliert, und nach ursächlichen Faktoren fahnden. In Zukunft werden wir alles Mögliche finden, das sich auf uns auswirkt, von dem wir bislang gar nichts wussten. In diese Richtung entwickelt sich das Self-Tracking.

PERSONALISIERTE INTERVENTIONEN

Die Technologie des quantifizierbaren Selbst *(quantified self)* in Kombination mit dem Tracking riesiger Datenmengen ermöglicht maßgeschneiderte, personalisierte Interventionen. Wenn du zum Arzt oder zu einem Fitnesstrainer gehst, wird dieser Zugang zu den Daten von Menschen aus der ganzen Welt haben. Er kann dann die Daten von Hunderten Millionen Menschen filtern, um herauszufinden, was für dich ein geeigneter Ansatz ist. Deshalb ist das Self-Tracking so enorm wichtig. Es gibt dir nicht nur Auskunft über deinen Gesundheitszustand, sondern liefert Experten auch Informationen darüber, welche Einflussfaktoren deine körperliche und geistige Verfassung verursacht haben. Dieses Wissen kann dann dazu verwendet werden, dir und anderen Menschen zu helfen.

In Zukunft könnte ein Chip am Arm deinen biologischen Alterungsprozess messen und Anti-Aging-Präparate empfehlen, die für Menschen mit deiner genetischen Veranlagung und deinen Umwelteinflüssen besonders wirksam sind. Auch die Möglichkeiten zur Prävention könnten revolutioniert werden. Vielleicht wird dein zukünftiger Gesundheitsmonitor auch in deine Kleidung eingewebt werden.[204] Durch die ständige Überwachung ließen sich erste Anzeichen von Alzheimer oder Herzkrankheiten erkennen, sodass schnell eingegriffen werden könnte, bevor es zu ernsthaften Problemen kommt.

Die Gefahren von Tests und Datenerfassung

Die rasante Ausweitung von Tests und die kollektive Sammlung von Daten haben allerdings auch eine dunkle Seite: Deine persönlichen Daten können von Unternehmen und Regierungen missbraucht werden. Wenn wir diesen dunklen Weg einschlagen, statt all das Wissen und die Technologie zu nutzen, um den Menschen die Kontrolle über sich selbst zu geben, könnten wir am Ende die Hoheit über uns verlieren. Das ist eine beängstigende Vorstellung, die jedem Menschen das Glück rauben würde.

Als Biohacker wissen wir, dass wir offenlegen müssen, was möglich ist, damit die Menschen diese Informationen kennen und zu ihrem eigenen Vorteil nutzen können, um nicht auf die dunkle Seite gezogen werden zu können. Ich bin optimistisch, was aufkommende Technologien wie Distributed Ledger angeht, eine gemeinsam genutzte und dezentralisierte Datenbank (verwandt mit der Blockchain-Technologie), die nicht nur einem Nutzer oder einer Institution gehört. Wenn Wissen oder Informationen in einem Distributed Ledger in die Welt gesetzt werden, können sie nicht zensiert oder gelöscht werden, weil sie an zu vielen Orten gleichzeitig vorhanden sind. Entfernt man einen Teil des Datensatzes, kann der nächste Teil des Datensatzes nicht mehr gelesen werden. Wenn du also durch die Analyse der Daten etwas Wichtiges über die Gesundheit der Menschen herausfindest, wird deine Erkenntnis über alle Geräte auf der ganzen Welt verteilt. Niemand könnte etwas verschleiern oder löschen.

Was ist, wenn wir dennoch scheitern? Ich hoffe, dass es nicht dazu kommt, aber die Zukunft der persönlichen Datenerfassung könnte in eine bedrohliche Richtung gehen. Stell dir eine Welt vor, in der Unternehmen oder Regierungen wichtiges medizinisches Wissen geheim halten. Dazu ein Beispiel: In den 1980er-Jahren fanden die Russen heraus, dass der Mensch für bestimmte Wellenlängen der Mikrowellenenergie empfindlich ist. Daraufhin wurde die US-Botschaft in Moskau gezielt bestrahlt, um die dortigen Angestellten krank zu machen. Die Botschaft musste alle drei Monate das Personal wechseln. Ein Team von US-Spezialisten fand schließlich heraus, was das Problem war, und forderte die Russen dazu auf, damit aufzuhören. Diese lächelten nur und erwiderten, ihre Mikrowellenübertragungen lägen unter den in den USA zulässigen Gesundheitsstandards. Sie weigerten sich, damit aufzuhören, weil sie etwas taten, was in den Vereinigten Staaten völlig legal war. Die Russen wussten, dass Mikrowellenstrahlung biologische Auswirkungen auf uns hat. Wir wussten es zum damaligen Zeitpunkt nicht und das hat uns geschadet.

Welche weiteren Technologien gibt es, die deine geistige, körperliche oder emotionale Verfassung verändern können? Vielleicht gibt es welche, von denen wir noch gar nichts wissen oder die wir nicht für möglich halten. Wenn es neue Entwicklungen oder Informationen gibt, müssen wir alle darauf Zugriff haben. Mit den allgegenwärtigen Tracking-Daten wird es möglich sein, neue Zusammenhänge herzustellen und die wahren Ursachen von Problemen zu finden. Man könnte in die Datenbanken der Fitness-Tracking-Unternehmen schauen, weltweite EEG-Messungen analysieren, die Herzfrequenzvariabilität untersuchen und so weiter. Man könnte die aktuellen Daten mit historischen Trends vergleichen und den durchschnittlichen Anstieg oder Rückgang der Gesamtwerte der Menschen beobachten. Es ließe sich feststellen, ob etwas Seltsames passiert. Wenn beispielsweise an einem bestimmten Tag die Herzfrequenzvariabilität einer Bevölkerung um 8 Prozent vom durchschnittlichen Wert abweicht, muss etwas Großes geschehen sein.

Dann können wir bestimmte Algorithmen einsetzen, um die Ursache für die Anomalie herauszufinden. Die großen Fragen sind: Wer wird für das maschinelle Lernen zuständig sein und wer für die Weitergabe und Auswertung der Ergebnisse? Eine Regierung? Ein Technologiekonzern? Sollten diese Erkenntnisse offen und öffentlich zugänglich sein? Ich bin der festen Überzeugung, dass man nur dann glücklich sein kann, wenn man die Kontrolle über seine eigene Biologie hat und frei entscheiden kann, wie man sein Leben leben möchte. Offene Datenquellen sind von entscheidender Bedeutung für die Erhaltung und Verbesserung des menschlichen Bewusstseins.

EPIGENETIK

Die Epigenetik ist eine relativ neue und aufregende Wissenschaft, die untersucht, welchen Einfluss Umweltfaktoren auf deine Gene haben. Die Genetik sagt dir, wie die Schalter funktionieren. Die Epigenetik sagt dir, was du tun kannst, damit bestimmte Gene aktiv oder inaktiv werden. Epigenetische Auslöser können zum Beispiel Entzündungen verursachen, deine Energieproduktion erhöhen oder die Produktion von biologischen Verbindungen aktivieren, die das Altern bekämpfen. Die Forschung kämpft noch immer darum herauszufinden, welche Einflüsse die epigenetischen Schalter beeinflussen und wie die Zusammenhänge genau funktionieren. Die Daten von Fitness-Trackern und anderen medizinischen Sensoren unterstützen die Wissenschaftler künftig bei ihrer Arbeit.

Eine Möglichkeit, viel über deine epigenetischen Risiken zu erfahren, ist, einen Blick auf dein Exposom zu werfen, eine Zusammenstellung aller Umweltfaktoren, die deine internen Schalter beeinflussen. Wir fangen an, dies mit unseren Fitness-Trackern, Handys und weiteren allgegenwärtigen Geräten zu tun. Die Kontrolle der Luftqualität und des Wetters hilft dabei, dein Exposom zu bestimmen. Sogar das Weltraumwetter – die magnetischen Stürme der Sonne, die an der Erde vorbeiziehen – scheinen einen Einfluss darauf zu haben, wie wir uns fühlen. Beeinflussen sie auch unsere Epigenetik? Das weiß noch niemand, aber das wird sich bald ändern.

Die neuen Erkenntnisse der Epigenetik verändern bereits die Art und Weise, wie medizinische Forschung betrieben wird. Viele, viele medizinische Studien wurden und werden an Mäusen durchgeführt. Die Wissenschaftler behaupten, dass sie hierbei alle Variablen berücksichtigen, aber es stellt sich heraus, dass sie bisher einige wirklich wichtige übersehen haben. So sind Mäuse nachtaktive Lebewesen. Wissenschaftler sind jedoch tagsüber wach, also führen sie in der Regel ihre Tests auch tagsüber an den Tieren durch. Sie haben also Mäuse gefüttert und mit ihnen experimentiert, während diese gemäß ihrer inneren Biologie eigentlich schlafen sollten. Das ist ein epigenetischer Faktor, den es zu berücksichtigen gilt. Des Weiteren unterscheiden sich die physiologische

Reaktion und das Stressniveau der Mäuse radikal, je nachdem ob sie von einer Forscherin oder einem Forscher gefüttert werden.[205] Das ist ein weiterer, lange ignorierter, epigenetischer Faktor.

Viele Studien der Vergangenheit scheinen vor diesem Hintergrund etwas zweifelhaft zu sein,[206] und doch basieren viele Medikamente und die Art, wie wir über Krankheiten denken, auf den Ergebnissen dieser Untersuchungen. Es geht um unsichtbare epigenetische Effekte, über die die meisten von uns nicht nachdenken, die aber unseren Alltag beeinflussen.

KÜNSTLICHE INTELLIGENZ

Ich habe einen Bachelor-Abschluss in einem Teilbereich der künstlichen Intelligenz (KI) gemacht und verfolge die Fortschritte auf diesem Gebiet sehr genau. Heutzutage erkennt dein Telefon deine Stimme mithilfe einer integrierten KI auf einem Chip. Es ist erstaunlich, wie weit wir bereits gekommen sind und wie schnell sich die Technologie weiterentwickelt.

Es gibt zwei Aspekte der KI. Einer davon ist das maschinelle Lernen, der bereits erwähnte Prozess zur Sichtung großer Datenmengen. Durch diese Überprüfung kann KI Zusammenhänge finden, die eine Person niemals erkennen würde. Der Mensch sucht nach einer einzelnen Variablen, die ein Symptom oder eine körperliche Verbesserung verursacht haben könnte. In Wirklichkeit gibt es aber immer mehrere sich überschneidende Variablen, die eine Rolle spielen. Das Leben ist komplex und kompliziert. Maschinelles Lernen ist in der Lage, auffällige Überschneidungen auf eine Art und Weise aufzudecken, wie es unser menschliches Gehirn einfach nicht kann. Bisher bestand die größte Einschränkung bei Algorithmen des maschinellen Lernens darin, dass wir nicht genug Messdaten hatten. Diese Zeit ist vorbei.

Wenn jemand in die Upgrade Labs kommt, können wir zum Beispiel die Daten der Fitness- und Gesundheitstracker einlesen. So erhalten wir bei jedem Besuch viele Tausend neue Datenpunkte, zum Beispiel über die Körperkraft oder maximale Sauerstoffaufnahme (VO_2max).

Wie steht es um deine Entzündungswerte? Wie sieht es mit deinen Fettspeichern aus? Wie leistungsfähig sind deine Zellen heute im Vergleich zum letzten Besuch? Wir können all diese Daten sammeln und in das System eingeben. Die Menschen erhalten so einen vollständigen Statusbericht, der auf ihrer Handy-App angezeigt wird, und gleichzeitig leisten sie einen Beitrag zu einem äußerst wertvollen Wissensschatz. Mit der Zeit wird das System immer besser und spart dir Zeit und Mühe bei deinen Biohacks.

Wenn wir das maschinelle Lernen wirklich klug einsetzen, werden wir irgendwann eine Effektivität von fast 100 Prozent erreichen. Wir werden in der Lage sein, dir zu sagen: Wenn du deinem Körper ein bestimmtes Signal mit exakt dieser Frequenz, Dauer und Stärke gibst, wirst du die schnellstmöglichen Ergebnisse erzielen. Dann können wir die Wirkung zusätzlicher Befehle für dein KBS untersuchen: ein bestimmtes Peptid, ein leistungssteigerndes Medikament, eine andere Form der Strahlung. Bislang wissen wir noch nicht genau, wo deine Leistungsgrenze wirklich liegt.

Hier ein ausgefallenes Gedankenexperiment: Ich würde gerne eine neue, »aufgerüstete Liga« im Sport sehen. Lasst uns die Hemmschuhe ausziehen und sehen, zu was Menschen imstande sind, wenn man ihnen erlaubt, unbegrenzt zu konkurrieren, mit biologischen Modifikationen, leistungssteigernden Mitteln, was auch immer. Die einzigen Regeln wären, dass sie uns genau offenlegen müssten, was sie getan haben. Statt uns durch eine ludditische, technikfeindliche Ansicht selbst zu beschränken und zu fordern, dass Sportler *sauber* sein müssen, sollten wir neugierig sein, wie weit wir als Spezies kommen können.

Es ist ja nicht so, als wäre das derzeitige System fair, bei dem jüngere gegen ältere Sportler antreten, die einen niedrigeren Hormonspiegel aufweisen und mit mehr mechanischem Verschleiß zu kämpfen haben. Ich glaube, die Nachfrage nach aufgerüsteten Sportlern wird immer größer. Bald wird fast jeder Mensch auf irgendeine Weise eine verbesserte Version seiner selbst sein. Worin liegt der Sinn, dass Profisportler hier die Ausnahme sein sollen?

BIONIK

Apropos Leistungssteigerung: Es gibt eine Untergruppe von Biohackern, die sogenannten *Grinder*, die Geräte kaufen oder herstellen, die sie sich selbst implantieren. Journalisten lieben sie (Menschen werden zu Robotern!), aber ich schäme mich, wenn sie in die Welt des Biohacking einbezogen werden. Vieles von dem, was sie tun, scheint mir gefährliche Effekthascherei zu sein. Wahr ist, dass viele Menschen bereits bionisch sind. Ich habe eine Schraube in meinem Knie und eine in meinem Fuß. Viele Menschen haben Hirnimplantate, um Krampfanfälle oder schwere Depressionen zu kontrollieren. Fast jeder Mensch trägt die weltweit wichtigste Erweiterung des Gehirns mit sich herum: das Smartphone. Wir speichern Telefonnummern und Wegbeschreibungen nicht mehr in unserem Gehirn, sondern haben diesen Teil unseres Gedächtnisses auf unser Mobilgerät ausgelagert. Jede Suchmaschine auf der Welt ist so gesehen eine Erweiterung deines Gehirns, ohne dass du dafür ein Implantat benötigst.

Ich halte Implantate für gefährlich, weil jedes aktive, vernetzte Gerät in deinem Körper gehackt werden kann und gehackt werden wird. Es gab bereits Fälle, in denen die Kontrollsysteme von Herzimplantaten gehackt wurden, die keine Sicherheitsvorkehrungen getroffen hatten.[207] Was passiert beispielsweise, wenn das Unternehmen, das dein kognitives Implantat hergestellt hat, von Google aufgekauft wird und Google irgendwann beschließt, die Abteilung zu schließen? Lässt du es wieder aus deinem Körper herausholen? Auch das haben wir schon erlebt. Einige Menschen, die ein Netzhautimplantat erhalten hatten, konnten nicht mehr sehen, weil Second Sight, das Unternehmen, das die Implantate hergestellt hatte, den Betrieb einstellte und die Technologie nicht mehr unterstützen konnte.[208] Das ist schlimmer, als erst gar kein Implantat gehabt zu haben. Stell dir den Tag vor, an dem irgendjemand schädliche Software in deinen bionischen Augen installiert, damit du überall ihre Werbung siehst. Oder wenn ein Richter entscheidet, dass dein Implantat etwas Bestimmtes nicht mehr sehen darf.

Ein Implantat birgt auch große gesundheitliche Risiken. Eines davon sind die sogenannten Biofilme, aggressive bakterielle Infektionen, die einen kollektiven Schutzschild bilden, sodass sie nur sehr schwer abgetötet werden können. Biofilme sind bereits bei medizinischen Implantaten ein großes Problem. Ein zweites Gesundheitsproblem betrifft die Materialien in den Implantaten, die gefährliche Reaktionen in deinem Körper auslösen können. Bei manchen Menschen spielt das Immunsystem in Gegenwart bestimmter Metalle oder Kunststoffe verrückt. Die individuelle Reaktion ist nicht gut kalkulierbar. Erschwerend kommt hinzu, dass die Hersteller die Zusammensetzung ihrer Implantate nicht immer genau angeben. »Titan«-Implantate enthalten zum Teil bis zu 5 Prozent Nickel. Solltest du eine Nickelallergie haben, genügt diese Menge bereits, um ernsthafte Schäden zu verursachen. Bislang hat die Forschung das Problem der Abstoßung so einfacher Dinge wie Knochenschrauben und Brustimplantate noch nicht gelöst.

Das dritte gesundheitliche Problem, das ich bei Implantaten sehe, sind die Auswirkungen der elektromagnetischen Felder (EMF), die von Implantaten erzeugt werden. EMFs können das Gewebe in deinem Körper, insbesondere dein Gehirn, über einen Mechanismus beeinflussen, den man spannungsgesteuerten Kalziumkanal nennt. Wir wissen nicht, wie die verschiedenen EMF-Frequenzen deine Zellen beeinflussen. Ein Gerät in dir zu haben, das ständig EMF ausstrahlt, scheint eine schlechte Idee zu sein. Es könnte Nebenwirkungen haben, die erst nach Jahren entdeckt werden.

Für Menschen, die blind oder taub sind, kann ein Implantat aber das Risiko wert sein. Für Menschen, die nur nach einer Erweiterung suchen, gibt es eine vielversprechende technologische Lösung, die ich bei Abundance360, einer Gemeinschaft für Zukunftsforschung des Erfinders Peter Diamandis, kennengelernt habe.

Als ich das letzte Mal dort war, stellte eine Gruppe eine Kontaktlinse vor, die man vor das Auge halten kann, um nachts zu sehen oder Gesichter zu erkennen. Noch ist sie nicht einsatzfähig, aber die Erfinder sind kurz davor. Ich empfehle dir, so lange wie möglich auf biologische Implantate zu verzichten. Die neuesten Wearables bieten dir viele Vorteile, ohne Risiken. Hoffentlich werden wir bis zu dem Zeitpunkt, an dem Implantate selbstverständlich geworden sind, die Sicherheits- und Datenschutzprobleme gelöst haben.

GEHIRN-LESEGERÄTE

Eine weitere faszinierende und gleichzeitig unheimliche Technologie ist Elon Musks Unternehmen Neuralink, das ein Gehirnimplantat entwickelt.[209] Angesichts all der Probleme, die ich gerade geschildert habe, möchte ich wirklich keine Mikrofäden in meinem Gehirn haben. Bevor ich ein Implantat überhaupt in Erwägung ziehe, würde ich erst eine Menge Studien zur Sicherheit sehen wollen, vor allem wenn es um ein Implantat im Gehirn geht. Schau dir nur einmal das abschreckende Beispiel der Brustimplantate an. Seit mehr als 40 Jahren lassen sich Menschen Brustimplantate einsetzen, aber erst kürzlich gaben die Herstellerfirmen offen zu, dass ihre Implantate Krankheiten und ernsthafte Autoimmunprobleme verursachen können. Würdest du die erste Person sein wollen, die sich Brustimplantate einsetzen lässt, oder willst du dir nicht lieber ein paar Jahrzehnte die Datenlage ansehen, damit du deine Entscheidung in voller Kenntnis der Sachlage treffen kannst? Wenn etwas in dein Gehirn eingesetzt wird, sind die Risiken noch viel größer. Bevor ich das für mich in Erwägung ziehe, möchte ich erst noch viele andere Versuchskaninchen sehen, die diesen Weg vor mir gehen.

Externe Gehirn-Lesegeräte sind etwas ganz anderes. Aufschlussreiche Daten bekommen wir bereits anhand des Blutflusses, der Elektrizität und anderer Veränderungen, die wir mit empfindlichen Instrumenten aufspüren können. Bryan Johnson, der CEO von Kernel, entwickelt ein solches System.[210] Bryan ist einer der Gründer von Braintree Venmo, einem Unternehmen, das Zahlungen abwickelt, und hat genug Geld verdient, um 80 Millionen Dollar in die Entwicklung des besten Gehirnscanner-Systems zu stecken, das je entwickelt wurde. Er hat einen Helm entwickelt, der die Vorgänge im Gehirn aufzeichnen kann, damit Wissenschaftler mehr darüber erfahren, wie wir denken, und KI-Systeme besser trainiert werden können.

Vielleicht besitzt du bald einen Gehirnscanner, der in eine Mütze oder – noch besser – in die Decke deines Büros eingebaut ist. Dieser kann dann deine Gehirnströme lesen und dir eine Echtzeitbewertung deines geistigen Zustands geben. Es gibt keinen Grund, warum das in der Zukunft nicht möglich sein sollte. Je mehr Informationen du hast, desto besser kannst du die Hardware nutzen, die sich bereits in deinem Körper befindet. Wir sind es uns selbst schuldig, die tiefgreifenden, ungenutzten Fähigkeiten in uns zu erforschen, bevor wir anfangen, Teile des Körpers herauszureißen und diese zu ersetzen.

EINE DIGITALE VERSION VON DIR

Ich bin zuversichtlich, dass unsere Technologie irgendwann so weit sein wird, dass du einen Schnappschuss deiner Gehirnaktivität machen und ihn in ein KI-System hochladen kannst. Aber täusche dich nicht: Diese KI wirst nicht du sein! Dein Gehirn ist über deinen gesamten Körper verteilt. Du bist nicht nur dein Gehirn. Du bist dein Körper und die Art, wie er mit deiner Umwelt interagiert. Würde ich dennoch gerne eine KI-Version von mir haben, die mit mir denken und zusammenarbeiten kann? Ja, aber ich würde mir immer vor Augen halten, dass sie nur eine digitale Simulation von mir ist, die mir hilft, alles Mögliche besser zu erledigen.

Vielleicht wird diese KI-Version von mir irgendwann ein Ghostwriter sein, der an meinen Büchern arbeitet. Mein KI-Partner wird keine Pausen brauchen und könnte rund um die Uhr arbeiten. Doch nicht nur das: Die individualisierte KI könnte parallel auf 500 Computerprozessoren gleichzeitig laufen. Ich könnte sagen: »Ich möchte ein Buch über das Thema X schreiben.« Am nächsten Morgen wäre das Buch fertig, geschrieben in meinem eigenen Stil. Das wäre cool. Natürlich würden alle anderen das Gleiche tun, sodass die Welt mit Büchern überschwemmt würde. Dann würde ich meine KI auf eine Lesereise schicken, damit sie mir sagen kann, welche Bücher am interessantesten sind.

Ich bin gerade dabei, eine einfache Version dieser Vision umzusetzen. Ich lade alle meine Podcasts, meine Texte und meine Beiträge in sozialen Netzwerken in ein KI-System hoch, das dann Millionen von Nachrichtenquellen durchforstet, um Geschichten zu finden, die zu den Themen passen, für die ich mich interessiere. Aus diesen Informationen mache ich dann einen Newsletter. Im Grunde genommen nehme ich also einen digitalen Dave und kuratiere eine große Menge an Daten, gefiltert durch meinen Blick auf die Realität.

Ohne es zu wissen oder zu wollen, bist auch du in ein ähnliches Projekt involviert. Jedes Mal, wenn du eine Seite in den sozialen Medien aufrufst, werden Informationen über deine Vorlieben und Abneigungen gesammelt, deine Verhaltensmuster, dein Kaufverhalten und die Ideen, die du interessant findest. Wenn du Facebook, Instagram oder TikTok nutzt, hast du bereits eine Linse auf die Realität ausgelagert, die auf einer Reihe von Links basiert, die du angeklickt und an ein Unternehmen weitergegeben hast, das dir versucht, passende Produkte zu verkaufen. Ich empfehle dir, das nicht zuzulassen, und stattdessen eine Suchmaschine zu verwenden, die die Informationsquellen selbst durchsucht. In Zukunft wird die Verbesserung deines Informationsumfelds ein immer wichtigerer Realitätshack sein.

DIE NÄCHSTE ÄRA DES BIOHACKING

Trotz dieser Vorsichtshinweise hat die Datenexplosion vor allem dazu geführt, dass wir jetzt viel besser leben und mehr darüber erfahren, wie wir noch besser leben können. Ich schreibe seit zehn Jahren über die Vorteile der Kältetherapie, und wie man sie am besten anwendet, aber bislang gab es kaum akademische Forschung zu diesem Thema. In den vergangenen Jahren wurde jedoch eine ganze Reihe wissenschaftlicher Untersuchungen veröffentlicht. Die Forscher befassen sich mit der Frage, wie viel Wärme, wie viel Kälte und in welcher Frequenz man sie anwenden sollte, um das menschliche Leben zu verlängern. Sie teilen ihre Ideen und veröffentlichen ihre Daten. Je mehr Daten wir über alle Aspekte der menschlichen Gesundheit sammeln und weitergeben, desto mehr lernen wir darüber, wie wir das KBS beeinflussen können, damit es das tut, was wir wollen.

Heutzutage können wir Mundpropaganda und altes Wissen testen, und das in einem atemberaubenden Tempo. Forscher bestätigen mittlerweile Ideen, die vorher als Aberglauben eingestuft wurden, und ihre KI-Systeme entdecken Zusammenhänge, die bisher von niemandem erkannt wurden. So verwenden Ärzte bereits KI-gestützte medizinische Diagnosen, um bestimmte Krankheiten wie Krebs genauer zu diagnostizieren und die wirksamsten Behandlungen für jeden einzelnen Fall auszuwählen. Früher ging man ins Fitnessstudio und der Trainer sagte einem, man solle das machen, was Arnold Schwarzenegger vor 30 Jahren gemacht hat. Mit Innovationen wie KI-gesteuerten Trainingsgeräten können wir den Verlauf der Kurve verschieben und vieles besser machen: mit mehr Nutzen und weniger Aufwand. Aber wir haben noch so viel zu lernen. Als Trainer und Biohacker möchte ich genau wissen, mit welcher Geschwindigkeit du deinen Arm heben und senken und ob du ihn an einem bestimmten Punkt drehen solltest – und das jeweils optimiert auf Basis deiner Arme, deinem Stoffwechsel und dem, was du gestern Abend gegessen hast. Dann möchte ich in der Lage sein, dir genau sagen zu können, wie du von den Übungen profitiert hast und wie viel Zeit und Mühe du dir gespart hast. Menschen reagieren einfach sehr gut auf Bewertungen und Belohnungen.

Von meinem Blutzuckersensor habe ich erfahren, dass mein Blutzuckerspiegel um 20 Punkte ansteigt, wenn ich eine halbe Stunde nach Sonnenuntergang esse und nicht eine halbe Stunde vor Sonnenuntergang. Diese Information hat mir etwas bewusst gemacht, was ich vorher nur gefühlsmäßig wahrgenommen habe, was ich aber jetzt durch quantifiziertes Echtzeit-Feedback sicher weiß. Ich habe nicht bemerkt, dass bestimmte Essgewohnheiten dazu geführt haben, dass ich ein paar Pfunde zunahm und mich langsam in Richtung Prädiabetiker bewegte. Da ich nun über konkrete Informationen verfüge, habe ich meine Essenszeiten geändert, und zwar aufgrund von quantitativen Daten, die mir vorher nicht zur Verfügung standen.

Ein anderes Beispiel: Ich machte mir Notizen zu allem, was ich tagsüber gemacht habe, von dem ich annahm, dass es einen negativen Einfluss auf meinen Schlaf gehabt haben könnte. Dann wartete ich drei Monate und zeichnete ein Diagramm meiner sich verändernden Schlafqualität, um nach Korrelationen zu suchen. Das habe ich fünfzehn Jahre lang gemacht, bevor ich genug Informationen hatte, um meinen Schlaf grob optimieren zu können. Heute teste ich ständig neue Nahrungsergänzungsmittel und variiere den Zeitpunkt der Einnahme.

Ich lasse bestimmte Dinge weg und füge andere hinzu, weil ich nahezu sofort den Effekt auf meinem Schlaftracker sehen kann. Ich habe ein PEMF-Gerät (*Pulsed Electromagnetic Fields* bzw. Pulsierende Magnetfeldtherapie) hinzugefügt, wenn ich ins Bett gehe, weil sich dadurch meine Herzfrequenzvariabilität in den ersten ein oder zwei Stunden des Schlafs verdreifacht. Ich experimentiere mit Vibrations-Wearables wie der Apollo-Uhr und werde bald in der Lage sein, Lichtstimulationsgeräte zu kaufen, die so eingestellt sind, dass sie in einem Muster flackern, das für mich klinisch signifikante Ergebnisse liefert. Ich habe immer davon geträumt, meinen Körper mit so präzisen Eingaben und so detaillierten Messwerten darüber, wie mein KBS reagiert, hacken zu können. Dieser Traum wird jetzt wahr.

Wir befinden uns noch auf weitestgehend unerforschtem Gebiet, was die Möglichkeiten unseres Körpers angeht. Das erste Gerät zur Überwachung der Herzfrequenz am Handgelenk kam erst vor zehn Jahren auf den Markt. Inzwischen stellen Apple und andere Unternehmen Millionen von Uhren her, die das Gleiche können. Es gibt innovative Gruppen und Erfinder, die nach Wegen suchen, tragbare Geräte zu bauen, die pulsierende Magnetfelder auf bestimmte Teile des Gehirns ausrichten, ohne dass Drähte oder Implantate erforderlich sind. Stell dir nur einmal vor, wo wir in zehn Jahren stehen könnten.

Ich möchte, dass du dir die Ideen in diesem Buch zu eigen machst, denn ich bin fest davon überzeugt, dass sie dich stärker, freundlicher und glücklicher machen können. Sie können dir die Widerstandskraft und die Ausgeglichenheit geben, die es dir ermöglichen, mit stetigem Wandel umzugehen. Auf sich gestellt ist dein träges Betriebssystem vielleicht nicht für die nächsten zehn Jahre gerüstet. Mit den richtigen Hacks wirst du aber für alles gerüstet sein.

KAPITEL 13

SEI DU SELBST

Diäten kommen und gehen und ständig gibt es neue Bücher dazu. Fitnesstrends kommen und gehen. Menschen melden sich in Fitnessstudios an, haben es irgendwann satt, hören auf, fangen irgendwann wieder an und so weiter. Biohacking ist keine Auflistung von Aufgaben oder Regeln. Es ist ein Prozess, der zu dir gehört und mit dir wächst und sich ständig verändert. Das Beste daran ist, dass es auf messbaren Ergebnissen basiert. Das wichtigste Ziel aber ist: Biohacking soll dich glücklicher machen.

Das ist der entscheidende Punkt. Er bringt uns zu dem Grund zurück, warum ich überhaupt Biohacker geworden bin, warum ich so hart daran gearbeitet habe, die Kontrolle über das menschliche Betriebssystem zu übernehmen, und warum du (ob du es weißt oder nicht) dieses Buch liest. Du willst mehr Energie haben, damit du glücklich sein kannst. Und ich will, dass du glücklich bist. Vielleicht bist du ein spiritueller Meister oder ganz normal. Vielleicht bist du stark (und willst noch stärker werden) oder du kommst morgens kaum aus dem Bett. Unabhängig von ihrem momentanen Befinden und ihrer Situation wollen die Menschen einfach nur glücklich sein – auf jeden Fall glücklicher, als sie es jetzt sind. Was mich glücklich macht, ist meine Familie, meine Arbeit und Biohacking. Wenn dich Malen glücklich macht, dann kannst du durch diesen Prozess besser darin werden. Du möchtest der beste Maler der Welt werden? Schalte deine Handy-Benachrichtigungen aus und arbeite mit voller Energie an deinem Ziel.

Ich habe buchstäblich seit meiner Geburt mit einem Trauma zu kämpfen. Als ich geboren wurde, hatte sich die Nabelschnur um meinen Hals gewickelt. Bevor ich von der spirituellen Heilung erfuhr, konnten Menschen, die die Auswirkungen der Geburt auf die Psyche untersuchen, das Trauma, das an mir haftete, schon von Weitem erkennen. Ein Trauma hinterlässt eine sichtbare Spur und schafft ein auffälliges Verhaltensmuster. Es ist, wie durch eine Linse auf die Welt zu sehen, die dir immer suggeriert, dass du in Gefahr bist. Das Faulheitsprinzip in unserer Biologie sorgt bereits dafür, dass man die Welt als eine endlose Abfolge von Bedrohungen ansieht, aber ein erlebtes Trauma macht das Ganze noch schlimmer. Menschen mit einem unbewältigten Trauma laufen mit einer Angst herum, die so tief verwurzelt ist, dass sie sich anfühlt, als sei sie die Realität.

Wenn du reaktiver bist und Bedrohungen suchst, wirst du auch mehr Bedrohungen finden. Als größtes und dickstes Kind in der Schule wurde ich ständig gemobbt. Ich war in viele Schlägereien verwickelt, habe aber nie zuerst ausgeteilt. Ich habe fast immer als Letzter zugeschlagen. Es war schrecklich. Über die Jahre lernte ich dann Biohacking-Techniken, die es mir ermöglichten, meiner Falle zu entkommen. Ich baute meine Kraft und meine kardiovaskuläre Fitness auf. Ich verbesserte meinen Stoffwechsel und wurde meinen Gehirnnebel los. Ich baute meinen Stress ab. Vor allem aber lernte ich, Verletzlichkeit zu zeigen, was die Voraussetzung dafür ist, dass man sich völlig entspannen, freundlich sein und in Frieden leben kann. Einen großen Teil meines spirituellen Fortschritts verdanke ich der Anwendung von Techniken, mit denen ich mich von unbewussten Verletzungen und Auslösern befreien konnte, die meine Sicht auf die Realität verzerrt hatten.

Der Psychiater und Autor Dr. Daniel Amen hat einen Test entwickelt, bei dem er Menschen Bilder von glücklichen und wütenden Gesichtern zeigt und dann misst, wie schnell sie darauf reagieren.[211] Bis heute erkennt mein Nervensystem wütende Gesichter etwa viermal schneller als der Durchschnitt. Das läuft völlig unbewusst ab. Ich reagiere so sensibel auf mögliche Bedrohungen, die tief in mir verankert sind, dass ich sie nicht einfach durch einen Hack loswerden kann. Vielleicht bist auch du ähnlich programmiert. Wenn nicht, hast du sicherlich andere psychische Wunden, die dich zurückhalten, genauso wie du persönliche Mängel in deiner Fortbewegung, deiner Physiologie und deinem Stoffwechsel hast. Dies bestimmt, wer du bist, muss aber nicht bestimmen, wer du sein oder was du tun wirst.

Ich wiederhole oft das Credo der Selbstbestimmung: »Sei du selbst.« Biohacking soll dir die Freiheit geben herauszufinden, welches »Du« du sein willst. Es soll dir die Möglichkeit geben, die beste Version von dir zu schaffen. Du warst auf einem Weg, der dich hierher geführt hat. Jetzt kannst du die Kontrolle übernehmen, indem du Hindernisse aus dem Weg räumst, dir die richtigen Ressourcen verschaffst, deine Ziele auswählst und sie verfolgst. Du hast einen biologischen und spirituellen Neustart vor dir. Wenn du die hemmenden Schichten abziehst, die Ablenkungen loswirst und die kontraproduktiven Alarmsignale ausschaltest, wirst du wahrscheinlich Fähigkeiten und Wunden finden, von denen du gar nicht wusstest, dass du sie hast, oder die du schon lange vergessen hast. Ich bin ein ganz anderer Mensch als vor 20 Jahren. Vielleicht wunderst du dich, wie sehr du dich bisher entwickelt hast. Du wirst noch viel mehr staunen, wie viel weiter du gehen kannst, wenn du loslässt, was dich zurückhält.

ERKENNE DEINEN FILTER AUF DIE REALITÄT

Der Zustand deines Gehirns und Körpers bestimmt die Version der Realität, die du erlebst. Wenn du es ganz mystisch haben willst: Die Realität ist nicht real. Denke daran, dass alle Sensoren deines Körpers – deine Zellen und die vielen Milliarden Mitochondrien in ihnen – die Realität wahrnehmen, bevor du sie bewusst wahrnimmst. Du bist immer ein Drittel einer Sekunde zu spät und hinten dran, wie ein Hund, der ein Auto verfolgt.

Mitochondrien sind im Grunde genommen gefangene Bakterien, die ihr unabhängiges Leben in dir führen. Sie haben sich getrennt von den Zellen entwickelt, die sie bewohnen, und sind dann vor Milliarden von Jahren mit ihnen verschmolzen. Sie haben ihr eigenes kleines Betriebssystem und filtern alles, was sie sehen, aus ihrer eigenen Perspektive der Energiegewinnung. Die Mitochondrien filtern andere Systeme im Körper, einschließlich der eigenen Signale, die sie an dein Nervensystem und dein Gehirn senden. Dein Gehirn muss dann entscheiden, wohin es die Signale lenken soll. Handelt es sich um ein Anzeichen der Angst oder eine stressige Umgebung, geht es vielleicht direkt zur Amygdala und umgeht damit deinen bewussten präfrontalen Kortex. Du reagierst dann, ohne nachzudenken, und folgst unbewusst einer Reihe von Abläufen, die in deinem KBS kodiert sind.

Dein Blick auf die Realität beginnt, sich zu formen, noch bevor dein präfrontaler Kortex voll ausgebildet ist. Als Baby im ersten Lebensmonat wird dein Gehirn von Deltawellen dominiert, sehr schwache Gehirnströme, die eine einfache Sicht auf die Realität bedingen, zum Beispiel wie ein Gesicht aussieht. Die frühe Kindheit ist fast wie ein Traumzustand, aus dem du erst nach dem siebten Lebensjahr langsam erwachst. Erst mit etwa 24 Jahren ist dein präfrontaler Kortex dann vollständig ausgebildet und programmiert. Dieser verzögerte Entwicklungsprozess, der nur beim Menschen vorkommt, bedeutet, dass du erst mehr als zwei Jahrzehnte an Erfahrungen sammelst, die durch ein noch nicht erwachsenes Gehirn gefiltert werden. All deine Emotionen, all deine jugendlichen Verletzungen und Ängste prägen somit die Art und Weise, wie du die Welt siehst.

Diese Ideen basieren auf der Arbeit von Jeff Hawkins, einem Neurowissenschaftler und Elektroingenieur, der den PalmPilot entwickelt hat, das erste mobile Kommunikationsgerät.[212] Er erkannte, dass das Gehirn ständig (und ohne dein bewusstes Wissen) Vorhersagen darüber macht, was in einer Mikrosekunde in der Zukunft passieren wird. Auf der Grundlage dieser Vorhersagen stellt es Erwartungen auf und bemerkt dann Auffälligkeiten, die nicht der Vorhersage entsprechen. Wenn du morgen deine Autoschlüssel in die Hand nimmst und sie ein bisschen mehr wiegen als sonst, würdest du das wahrscheinlich bemerken, weil die Realität nicht mit der Vorhersage deines Gehirns übereinstimmt. Wäre alles wie erwartet, würdest du gar nicht darüber nachdenken, wie du deine Hand bewegst, und dir nicht bewusst darüber sein, dass du die Autoschlüssel in die Hand nimmst. Du würdest sie nicht ansehen und untersuchen, weil deine Erwartungen mit der Realität übereinstimmen.

Was Hawkins beschreibt, ist ein weiterer Aspekt des Faulheitsprinzips. Um die Effizienz zu maximieren, lenkt dein Gehirn deine Aufmerksamkeit nur auf das, was es für überraschend hält. Der Rest – also wahrscheinlich 99 Prozent dessen, was um dich herum passiert – wird von deinem Bewusstsein ausgeblendet. Wenn du diese Filterung mit anderen Formen der Filterung durch Kindheitstraumata und deine Mitochondrien kombinierst, führt das zu ziemlich seltsamen Einsichten. Dein Blick auf die Realität basiert auf dem, was dein Nervensystem, deine Zellen und dein Körper für Bedrohungen halten. Im Erwachsenenalter wird deine Sicht auf die Realität durch deine Lebenserfahrungen und das abgespeicherte Wissen gefärbt, aber du verlierst nie die automatische Sicht auf die Realität, die auf einer reinen Programmierung beruht.

SEHEN, WAS DU NICHT SIEHST

Das ist unsere große spirituelle Herausforderung. Der Prozess, bei dem es darum geht, mehr Achtsamkeit und Freundlichkeit zu erlangen, ist eigentlich ein Prozess, in dem du erkennst, dass dein Blick auf die Realität möglicherweise nicht korrekt ist.

Du siehst vielleicht nicht dasselbe wie andere Menschen. Hierzu ein Beispiel: Als ich anfing, meinen Blog zu schreiben, las ich das Buch *Emergency: This Book Will Save Your Life* von Neil Strauss,[213] der mittlerweile ein guter Freund und einer meiner Lieblingsautoren ist. Er schrieb über den Besuch einer Spionageschule, die von Kopfgeldjägern und Militärangehörigen geleitet wurde. Dort konnte man lernen, wie man sich von Handschellen befreit, wie man ein Schloss knackt, wie man bemerkt, ob man verfolgt wird, wie man Leute verfolgt und so weiter. Dann, nach zwei Tagen Training, »entführten« dich die Lehrer mit einer Kapuze über dem Kopf und Handschellen und setzten dich mitten im Nirgendwo ab. Du musst dann die Handschellen loswerden, den Entführern entkommen und dich vor Kopfgeldjägern verstecken, während du eine geheime Mission ausführst, die auf Anweisungen beruht, die du bekommst.

Beim Lesen dachte ich: Das will ich auch machen! Ich wollte mein Gefühl für Sicherheit und Verwundbarkeit erforschen und habe den

Kurs dann auch gebucht. Eine der Fähigkeiten, die die Spione uns beibrachten, war, wie man sich in einer Menschenmenge unauffällig verhält, um nicht gesehen zu werden. Es ist nicht leicht für mich unterzutauchen. Ich bin 1,93 m groß und steche buchstäblich aus der Menge heraus. Trotzdem habe ich es geschafft.

Dazu setzte ich mir eine billige Sonnenbrille und eine rote Strickmütze auf und steckte mir einen falschen Pferdeschwanz an. Dann lief ich mit einer nicht angezündeten Zigarette herum, ein bisschen so, als stünde ich unter Drogeneinfluss. Ich zitterte und schlurfte durch die Mitte eines Einkaufszentrums in Santa Monica. Die Passanten machten einen großen Bogen um mich. Ich lief direkt an drei Kopfgeldjägern vorbei, die nach mir suchten. Sie konnten mich nicht sehen, weil ich nicht im engen Blickfeld ihrer Realität auftauchte. Aber ein Kamerateam von A&E filmte diese Szene, und diese Leute haben eine ganz andere Sicht auf die Realität. Einer aus der Crew schaute auf, sah mich und sagte sofort: »Da ist Dave!« Er war darauf trainiert, alles zu erkennen, was sich gut für das Fernsehen eignet, und konnte sehen, was andere Leute nicht wahrnehmen, nicht einmal Kopfgeldjäger.

Die Quintessenz ist, dass manche Menschen etwas entdecken, was andere nicht sehen können. Sie haben nicht nur eine andere Einstellung. Sie sehen auch etwas ganz anderes oder nehmen etwas anderes wahr.

Die nächste Geschichte ist vielleicht schwer zu glauben. Ein guter Freund, der bei der U.S. Army in der Fernaufklärungspatrouille war, hat sie mir erzählt. Dort arbeiten Soldaten, die über lange Zeiträume im Dschungel operieren und deren Ziel es ist, unsichtbar zu sein. Er erzählte mir, dass er einmal nachts in einer Gegend unterwegs war, in der es so aussah, als würde gerade ein Drogengeschäft abgewickelt. Ihm wurde klar, dass er in Schwierigkeiten geraten könnte. »Und dann hatte mich plötzlich jemand im Visier«, sagte er. Das ergab für mich keinen Sinn. Wie konnte er wissen, dass ihn jemand im Visier hat, wenn er die Person nicht sehen kann? »Natürlich kannst du sie nicht sehen, aber du spürst sie. Das lernen wir beim Militär«, antwortete er. Er beschrieb es als ein brennendes Gefühl in der Brust. Zudem würden sich die Haare im Nacken aufstellen. Wenn du dieses Empfinden hast, gehst du normalerweise aus dem Weg. In diesem Fall erkannte mein Freund, dass die Drogendealer ihn wahrscheinlich für einen Polizisten hielten, also hielt er einfach an, zündete sich einen Joint an und war daraufhin nicht mehr auf ihrem Radar.

Seitdem habe ich viele ähnliche Geschichten von anderen Militärangehörigen gehört. In diesen Kreisen ist es allgemein bekannt, dass man darauf trainiert werden kann, eine Waffe zu spüren, die auf einen gerichtet ist. Wie kommt es, dass die Soldaten das spüren können, du das aber nicht kannst? Das liegt daran, dass dein Blick nicht für diese Möglichkeit geschult wurde.

Der Prozess des spirituellen Wachstums erfordert seine eigene Form des Realitätstrainings. Als Erstes musst du lernen, wie du deinen Körper aus dem Kampf- oder Flucht-Modus herausholst. Dieser führt dazu, dass du auf vorprogrammierte Informationen überreagierst, aber etwas anderes nicht wahrnimmst, auf das du nicht programmiert bist. Alle grundlegenden Biohacks in diesem Buch helfen dir dabei – auf die eine oder andere Weise. Du kannst es mit einem REHIT-Training *(Reduced Exertion High-Intensity Training)* erreichen oder mit Rotlichtstimulation und Vibrationstraining. Oder du gehst zu einem Experten für funktionelle Bewegung, der dir hilft, dein Bein auf eine neue Art zu mobilisieren, damit du ein hinderliches Bewegungsmuster loswerden kannst. Dieses Muster war vielleicht bislang für dich unsichtbar, weil du dich immer so bewegt hast. Aber ein Experte kann die Muskeln erkennen, die wegen dieser Ausweichbewegung zu kurz gekommen sind. Manchmal reicht schon eine Stunde Therapie, um dir Zugang zu einem neuen Steuerungssystem zu verschaffen, das schon immer vorhanden war, aber noch nie aktiviert wurde.

Wie kommt es, dass der Kameramann mich sehen konnte, aber die Kopfgeldjäger nicht? Alles eine Frage des Filters, durch den die Menschen die Realität betrachten. Noch etwas anderes Interessantes ist passiert, als ich mich in Santa Monica versteckte. Alle Erwachsenen sahen mich und dachten: »Oje, ein Obdachloser auf Drogen. Ich gehe ihm lieber aus dem Weg.« Aber ein fünfjähriges Mädchen sah mich, ging direkt auf mich zu, lächelte und sagte: »Hi!« Ich mag Kinder und Kinder mögen mich normalerweise auch. Das Mädchen hatte keinen Realitätsfilter, der ihr sagte, ich sei böse und unsichtbar. Sie konnte sehen, dass ich ein ganz normaler, freundlicher Mensch bin. Ihre Mutter hat sie daraufhin natürlich sofort zur Seite genommen. Ich nahm also meine Sonnenbrille ab und sagte: »Mach dir keine Sorgen. Ich bin kein böser Mensch.«

Dein automatisches Filtersystem hat Macht. Es ist Teil des KBS, das dafür sorgt, dass du am Leben und bei Verstand bleibst. Ohne das KBS wärst du von der Flut an Informationen völlig überfordert. Aber wenn du es lässt, wie es ist, bleibst du immer auf deiner niedrigsten, faulsten und am wenigsten bereichernden Bewusstseinsebene stehen.

In der Vergangenheit musste man sich extrem anstrengen, um seinen Blick auf die Realität zu verändern und eine höhere Bewusstseinsstufe zu erreichen: zehn Jahre in einem Kloster, zehn Jahre fasten in einer Höhle oder eine Ausbildung bei einem Schamanen im Dschungel, während man täglich bewusstseinsverändernde Substanzen zu sich nahm. Ich habe mich auch ein wenig auf diesen Weg begeben und hatte das große Glück, nach Tibet und Südamerika zu reisen, verschiedene Richtungen mitzubekommen und mehrere Ansätze für spirituelles Wachstum kennenzulernen. Dabei habe ich den Wert der traditionellen Meditation schätzen gelernt. Der Biohacker in mir sagt aber, dass man auf dem Weg zu einem bewussteren Leben auch die Technologie nutzen kann.

Das entscheidende Ziel ist es, die schlechten Linsen und Filter der Realität zu entfernen, die dir nicht guttun und dich daran hindern, freundlicher und nachsichtiger zu sein. Durch die schnelle Verbreitung von Informationen über das Internet hat heute fast jeder Zugang zu Wissen über mystische Praktiken. Dank der Möglichkeit, die alternativen Realitäten in unserem Kopf zu messen und zu überwachen, finden wir schneller und effektiver Zugang zu spirituellen Bewusstseinszuständen. Mithilfe von Gesundheitstrackern, EEGs und anderen Feedback-Geräten können wir den langen, mäandernden und beschwerlichen Weg zu einer höheren Wahrnehmungsebene schneller beschreiten.

Es ist ein moralischer Imperativ, Technologie zu nutzen, um uns als Menschen zu verbessern. Militärische Anführer zögern nicht, Technologie einzusetzen, um Menschen im Kampf stärker, schneller und besser zu machen. Sollten wir nicht mindestens genauso engagiert sein, die technologischen Möglichkeiten zu nutzen, um intelligenter, nachdenklicher und mitfühlender zu werden?

FINDE DEINE BESTIMMUNG

Zu Beginn dieses Buchs habe ich unerschütterliche Besonnenheit – moralische Ausgeglichenheit – als den höchsten Zustand des Seins bezeichnet, als das spirituelle Ziel, das es anzustreben gilt. Viele Wege können dich dorthin führen. Alles, was deine Stärke, Belastbarkeit, Energie und Klarheit erhöht und gleichzeitig deinen Stresspegel senkt, macht es dir leichter, deinen Weg zu gehen. Das sind die Zutaten. Wenn du freundlich und zur Vergebung bereit bist, verbreitest du das Gute in der Welt und in dir selbst. Das sind die Ergebnisse. Ausgeglichenheit *ist* einfach. Es ist der Zustand, der alles andere verkörpert. In der buddhistischen Lehre gibt es drei Stufen, die zu dieser höchsten Ebene führen.

Die erste und niedrigste Stufe ist *Empathie*, bei der du dir die Gefühle anderer Personen als deine eigenen vorstellen kannst. Das Problem mit der Empathie ist, dass sie bedeutet, dass du den Schmerz und die Emotionen deiner Mitmenschen mitfühlen musst. Das Gute daran ist, dass du dadurch keine Gier, keinen Neid und keine Eifersucht mehr empfindest, weil du dich in die Lage des anderen hineinversetzen kannst.

Die zweite Ebene ist *Mitgefühl*, bei dem du den Schmerz der anderen Person nicht extra spüren musst. Du kannst einem Menschen aufrichtig und aus tiefstem Herzen alles Gute wünschen, auch ohne seine Gefühle zu teilen.

Der letzte und höchste Zustand, den du erreichen kannst, ist *Ausgeglichenheit* oder Gleichmut. Du könntest ihn auch Resilienz nennen. Ausgeglichenheit bedeutet, dass du völlig unbeeindruckt bist von dem, was um dich herum passiert. Das ist der Mönch, der inmitten eines Sturms meditieren kann und in dem Geisteszustand seiner Wahl bleibt, unabhängig von der Realität um ihn herum. Das hört sich vielleicht nach Losgelöstheit an, aber es ist eher das Gegenteil. Mit diesem Gleichmut kannst du deinen Prinzipien treu sein und auch mitten in einer persönlichen Krise – oder einer globalen Pandemie – mit deinem besten Selbst verbunden bleiben.

Wenn du den Hinweisen in diesem Buch folgst, hast du das nötige Rüstzeug, um diese Ebene zu erreichen. Mit den richtigen Werkzeugen und Techniken kannst du ein unglaubliches Level an Resilienz erreichen und kommst der Ausgeglichenheit viel näher als auf jedem anderen Weg.

DIE WAHRE BEDEUTUNG VON »SEI DU SELBST«

Wir mögen alle nach demselben höheren Bewusstseinszustand streben, aber wir haben eine unendliche Vielfalt an Herangehensweisen und Zielen. Hier gibt es kein Richtig oder Falsch. Wenn man versucht, eine Reihe von Regeln aufzustellen, die jeder befolgen muss, geht das immer schief. Es scheitert aus der Perspektive des spirituellen Wachstums, aus der Perspektive von Bewegung und Therapie und auch aus der Perspektive der Ernährung. Es ist falsch zu sagen, ein bestimmter Biohack funktioniere immer in genau dieser Umgebung, nach genau diesem Zeitplan und für jeden Menschen. Wir machen unterschiedliche Erfahrungen, sind individuell verschieden und unsere Physiologie sowie unsere Wünsche unterscheiden sich ebenfalls.

Es ist in Ordnung, wenn du sagst: »Ich habe keine Lust auf Pflanzenheilkunde oder Psychedelika, auch wenn viele meiner Freunde das gut finden. Stattdessen probiere ich lieber die holotrope Atmung aus.« Du gehst einfach deinen Weg. Das Gleiche gilt für unsere sexuellen Vorlieben und alle anderen Entscheidungen zum Lebensstil. Wenn du das Gefühl hast, etwas stimmt mit dir nicht, weil du nicht das tun möchtest, was andere Leute dir vorleben, ist das ein alter, kontraproduktiver Filter, den du loswerden solltest. Du solltest dich immer frei fühlen, etwas Neues auszuprobieren, egal ob es sich um ein Nahrungsergänzungsmittel, eine Ernährungsweise, eine Sportart oder eine Meditationsart handelt. Und wenn du merkst, dass etwas für dich nicht funktioniert, solltest du dir immer erlauben, es einfach zu lassen. Du hast es ausprobiert. Dann entwickelst du dich weiter und machst wieder etwas anderes, bis du findest, was gut für dich funktioniert.

Mit den modernen Biohacking-Methoden gibt es Möglichkeiten, die Signale in deinem Körper radikal zu verändern, sodass du schnell neue Zustände erleben kannst, sei es ein Zustand der Hypertrophie, des Muskelaufbaus oder ein Zustand der extremen Ruhe und des Einsseins mit dem Universum. Du kannst Experimente durchführen, deine Signale auswählen und sie nach deinen eigenen Vorstellungen anpassen – und das schneller als je zuvor. Wenn du die Kontrolle über dein KBS übernimmst, hast du einen noch nie da gewesenen Zugang zu der Aufforderung »Sei du selbst«. Um diese Freiheit wirklich nutzen zu können, musst du dich allerdings für das Ziel deines Wegs entscheiden.

Diese Entscheidung zu treffen erfordert ein gewisses Maß an Erleuchtung. Wenn du dich von deiner primitiven Programmierung leiten lässt, wirst du wahrscheinlich etwas Ähnliches anstreben wie ich, als ich jünger war. Ich dachte mir: »Freiheit motiviert mich und Geld bedeutet Freiheit. Deshalb werde ich all meine Zeit und Energie darauf verwenden, Geld zu verdienen.« Es hat funktioniert – mehr oder weniger. Ich habe mit 26 Jahren bereits 6 Millionen Dollar verdient. Mit 28 hatte ich alles wieder verloren. Einem Freund sagte ich allen Ernstes: »Wenn ich 10 Millionen Dollar verdiene, bin ich glücklich.« Ich verfolgte ein Ziel, das mir von meiner Programmierung vorgegeben wurde: hart arbeiten, messbare Erfolge erzielen, anderen Menschen voraus sein.

Wenn du alle Schichten abziehst, ist das ultimative Ziel eines jeden Menschen, glücklich zu sein. Geld hilft ein wenig, denn du brauchst genug, um zu essen und bequem zu leben, aber ab einem gewissen Punkt steigert es das Glück nicht mehr. Ich erinnere mich an einen Besuch in Kambodscha im Jahr 2004, als sich das Land noch von der Diktatur der Roten Khmer erholte. Viele der Menschen, die ich traf, hatten schreckliche Gräueltaten miterlebt und oft gar mitansehen müssen, wie ihre Eltern oder Kinder getötet wurden. Das Land war so arm, dass ein Verdienst von 1 oder 2 Dollar am Tag bereits als ein gutes Einkommen galt. Trotzdem sah ich dort viel mehr glückliche Menschen als in meinem normalen Arbeitsumfeld im Silicon Valley. Mir wurde klar, dass viele der Menschen dort glücklicher waren als ich. Der Besuch öffnete mir die Augen für die große Diskrepanz zwischen dem Streben nach Materiellem, von dem wir glauben, dass es uns glücklich macht, und dem Streben nach dem Glück selbst. Viele Menschen sagen ständig: »Wenn ich mir das kaufe oder soundsoviel verdiene, bin ich glücklich.« Wenn sie dann ihr Ziel endlich erreicht haben, sind sie etwa zehn Minuten lang glücklich und dann frustriert, weil sie feststellen müssen, dass das, was sie erreicht oder gekauft hatten, gar nicht die Antwort auf ihr fehlendes Glück war.

DER GLÜCKSHACK

Die Suche nach dem Glück führt direkt zurück zur Biohacking-Definition: Du veränderst die Umgebung um dich herum und in dir selbst, sodass du die volle Kontrolle über dein Betriebssystem hast. Glücklichsein ist ein biologischer Zustand. Wenn du das Maß an Frieden in deinem Umfeld erreichst, das dich glücklich macht, kann es sich mit der Zeit wieder verändern. Du kannst aber den Frieden in dir selbst schaffen, der dich glücklich macht. Aber dazu musst du erst die Idee annehmen, dass das Ziel eigentlich nur darin besteht, glücklich zu sein, unabhängig von deinen Leistungen oder deinem Besitz. Das kann eine sehr verwirrende Erkenntnis sein. Wir wissen nicht, wie man Glück quantifizieren kann, und auch nicht, was uns glücklich macht.

Ich gebe dir Weisheit mit auf den Weg, die ich mir hart erarbeiten musste: *Du* bist die einzige Person, die dich glücklich machen kann. Deshalb ist das spirituelle Wachstum so wichtig. Du kannst von Meistern, von der Technik, durch Lesen oder durch Weiterbildungskurse lernen, wie du dich in verschiedene Zustände versetzen kannst. Aber am Ende des Tages kommt es auf deine eigene Anstrengung an.

Glück ist ein Zustand, den herbeizuführen du lernen kannst. Wenn Glück dein ultimatives Ziel ist, das über allen spezifischen Zielen steht, die du dir für das Hacken deines KBS gesetzt hast, wird sich dein Weg immer wieder ändern. Du stellst fest, dass vieles, von dem du glaubst, dass es dich weiterbringt, in Wirklichkeit nur kurzfristig hilft. Dann passt du deine Ziele an, machst Kurskorrekturen und gehst deinen Weg weiter. Der Psychologe Erik Erikson hat dies mit den Phasen der Erwachsenenentwicklung beschrieben. Wenn du jung bist, konzentrierst du dich auf den Aufbau deiner Gemeinschaft, deines Stammes. Anschließend konzentrierst du dich darauf, Beziehungen aufzubauen und deine Karriere zu gestalten. Danach geht es darum, eine Familie zu gründen: entweder eine leibliche Familie oder eine Gruppe von Menschen, die dir sehr nahestehen und zu deiner Wahlfamilie gehören. Wirst du schließlich älter, wendest du dich anderen Möglichkeiten der Sinnfindung zu, zum Beispiel stellst du dich in den Dienst anderer Menschen. Was dich glücklich macht und was du tun kannst, um Glück in die Welt zu bringen, verändert sich also mit der Zeit.

Natürlich kannst du dich auf die Reise zum Glück begeben, ohne zuerst deinen Körper zu optimieren, aber das ist viel schwieriger. Ich hatte einen Freund namens Sean Stephenson,[214] der an einer genetischen Bindegewebestörung, *Osteogenesis imperfecta,* litt, die auch unter der Bezeichnung Glasknochenkrankheit bekannt ist. Er war ein Therapeut und Motivationstrainer, der als »Three Foot Giant« bekannt wurde. Seine Knochen waren so zerbrechlich, dass er sich eine Rippe brechen konnte, wenn er falsch nieste. Mehr als 200-mal brach er sich die Knochen seines Körpers. Im Jahr 2019 starb er an den Folgen einer Rollstuhlverletzung. Kurz vor seinem Tod fragte ihn einer unserer gemeinsamen Freunde: »Macht es dich traurig, dass dir das passiert ist?« Er sagte: »Nein, das ist mir nicht passiert. Es ist für mich passiert.« Sean hatte sich trotz starker körperlicher Schmerzen und einer Behinderung, die die meisten Menschen als schrecklich empfinden würden, für das Glück entschieden. Also ja, du kannst auch unabhängig von deinem körperlichen Zustand glücklich sein. Aber es ist sehr schwierig, die Energie aufzubringen, die Sean Stephenson hatte – es sei denn, du bist ein besonders spiritueller Mensch.

Es ist einfach leichter, glücklich zu sein, wenn dein Körper gut funktioniert. Jetzt, nachdem du weißt, wie du dein KBS kontrollieren und dem Faulheitsprinzip deinen Willen aufzwingen kannst, bist du in der Lage, einen Teil deiner neu gewonnenen Energie auf das Ziel zu lenken, glücklich zu werden. Es ist möglich, einen optimalen Körper zu haben, vor Energie nur so zu strotzen und trotzdem stinksauer auf die Welt zu sein. Deshalb ist die emotionale und spirituelle Entwicklung so wichtig. Energie ermöglicht es dir, nach Glück zu streben, aber Energie allein bringt dir nichts. Du musst dich bewusst dazu entscheiden, dein bestes Selbst zu werden. Dann wirst du Teil einer großen, kollektiven Verbesserung.

KAPITEL 14

BEWERTEN, PERSONALISIEREN, WIEDERHOLEN

Herzlichen Glückwunsch! Wenn du es bis hierher geschafft hast und in den beschriebenen Prozess investiert hast, hast du die wesentlichen Schritte unternommen, um deine innere Trägheit zu überwinden und dein KBS dazu zu bringen zu tun, was du von ihm erwartest. Du hast die grundlegenden Lektionen meines Ansatzes »Smarter not Harder« verinnerlicht. Du hast die Reibungsverluste in deinem Leben beseitigt, gibst deinem Körper die richtigen Rohstoffe, hast dein wichtigstes Ziel ausgewählt, die richtigen Hacking-Signale für dich gewählt und gelernt, die Kunst der Erholung zu beherrschen. Du bist richtig gut! Ich hoffe, du hast auch daran gedacht, dass du bei keinem dieser Punkte perfekt sein musst. Du bist auch nur ein Mensch. Was wirklich zählt, ist, dass du dich auf eine Art und Weise verbesserst, die für dich sinnvoll ist, damit du die Energie und die Klarheit hast, um viel mehr voranzukommen als vorher.

Aber wirst du wirklich besser? Subjektiv ist es leicht zu erkennen, ob du glücklich und motiviert aufgewacht bist oder ob du heute etwas Großartiges geleistet hast. Vielleicht bekommst du auch aus deinem Freundeskreis das Feedback, dass du freundlicher bist als früher. Vielleicht fühlst du dich jetzt mehr mit deinen Mitmenschen verbunden. Vielleicht hast du nun die Energie zu tun, was du schon seit Jahren tun wolltest. Das alles sind gute Anzeichen dafür, dass du dich in die richtige Richtung bewegst.

Dennoch haben wir alle schlechte Tage, die uns zweifeln lassen, ob wir auf dem richtigen Weg sind. Noch gefährlicher ist, dass wir uns leicht einreden können, dass etwas funktioniert, auch wenn es nicht stimmt. Ich habe Jahre damit verbracht, mir einzubilden, schmerzhaftes Training im Fitnessstudio mache mich stärker und vegane Ernährung mache mich gesund. Wir Biohacker sollten uns aber nicht allein auf unsere Selbsteinschätzung verlassen. Schon gar nicht wollen wir uns auf irgendwelche Autoritäten verlassen, die uns sagen: »Vertrau mir, ich bin sicher, dass es funktioniert.«

Wenn ich sage, dass du niemandem einfach so glauben solltest, dann gilt das auch für mich. Akzeptiere also nicht alle meine Erkenntnisse zur Beeinflussung deines KBS, nur weil ich schreibe, dass sie funktionieren. Vertrauen ist ein wichtiger Ausgangspunkt, aber du solltest deine Ergebnisse auch messen und überprüfen. Außerdem solltest du sicherstellen, dass du die Hacks auf die *für dich* beste Weise anwendest. Die Biologie jedes Menschen ist einzigartig. Weitere Besonderheiten ergeben sich aus deinem Umfeld und deinem Lebensstil. Außerdem ist das Leben nicht statisch. Jeden Tag ändert sich deine Situation und auch deine Ziele ändern sich ständig. Es ist daher wichtig, deine Hacks zu bewerten und sie zu personalisieren, damit du so viel wie möglich davon hast. Diesen Prozess solltest du regelmäßig wiederholen. Im Grunde musst du dich selbst genau kennen, wenn du eine bessere Version deiner selbst werden willst. Das ist der letzte Schritt in dem sechsstufigen Prozess des Biohackings, den ich in Kapitel 1 beschrieben habe.

Bewerte dein Set-up

Schau noch mal zurück und beurteile, wie gut du die voreingestellte Faulheit deines Körpers hackst.

- Schritt 1: Mindere deine Reibungsverluste.
- Schritt 2: Nimm die richtigen Rohstoffe zu dir.

Alle Bemühungen, dein KBS zu verbessern, laufen ins Leere, wenn du dich nicht um diese beiden wichtigen Schritte kümmerst. Sie machen den Erfolg beim Hacken deiner Biologie erst möglich.

Wie gut hast du diese Punkte umgesetzt? Du kannst deinen Input objektiv messen – was du isst und wie du lebst. Anschließend kannst du objektiv kontrollieren, wie dein Körper auf die vorgenommenen Veränderungen reagiert hat. Das funktioniert am besten, indem du medizinische Tests durchführen lässt.

- Du kannst den Status der Mineralstoffe in deinem Körper testen, indem du ein Profil der roten Blutkörperchen erstellen lässt, das den Status deiner Makromineralstoffe (und einiger Mikromineralstoffe) anzeigt. Wenn du zu einem Arzt gehst, kannst du darum bitten, einen entsprechenden Labortest für dich zu bestellen, oder du kannst einen Test online bestellen, je nachdem, wo du wohnst. Der Arzt nimmt dir Blut ab und kann deinen Mineralstoffstatus analysieren lassen. Dein Körper tauscht alle vier Monate alle roten Blutkörperchen aus, daher gibt der Bluttest nur einen temporären Überblick über deine Versorgung mit lebenswichtigen Rohstoffen. Ein Test gibt dir aber eine allgemeine Vorstellung davon, wie es um deinen Mineralstoffhaushalt bestellt ist.
- Du kannst deinen Arzt auch nach einem Spurenelemente-Test fragen, der überprüft, wie viel Chrom, Kupfer, Jod, Eisen, Mangan, Molybdän, Selen und Zink du im Körper hast. Eine weitere einfache Möglichkeit, deinen Mineralstoffstatus zu Hause zu testen, ist eine Haarmineralanalyse. Obwohl diese Methode umstritten ist, stehen immerhin bereits mehr als 40 Jahre Forschung dahinter. Studien zeigen, dass der Gehalt an Mikroelementen in der Nahrung mit der Konzentration dieser Elemente im Haar übereinstimmt. Eine Haaranalyse kann dir somit einen Überblick über deinen Mineralstoffstatus in einem bestimmten Zeitraum geben.[215]
- Du kannst deinen Arzt auch um einen Vitamin-D-Bluttest bitten oder du besorgst dir ein entsprechendes Testkit für zu Hause. Denke daran, dass du einen Wert zwischen 70 und 90 ng/ml anstreben solltest. Auch dein Vitamin-A- und Vitamin-E-Spiegel kann mit einem Bluttest bestimmt werden.
- Deinen Vitamin-K1-Status kannst du mit einem Test ermitteln, der die Blutgerinnung misst, den sogenannten Prothrombinzeit-Test. Bislang gibt es leider noch keine zugänglichen Tests, um deinen K2-Spiegel zu messen. Du kannst jedoch den Verkalkungsgrad dei-

ner Arterien[216] mit dem sogenannten Kalzium-Score überprüfen. Wenn du dich an Kapitel 4 erinnerst, trägt Vitamin K2 dazu bei, dass Kalzium in deinen Knochen und nicht in deinen Arterien bleibt.

Der einfachste Weg, um festzustellen, ob sich dein Rohstoffstatus verbessert hat, ist eine körperliche Selbsteinschätzung. Hast du den ganzen Tag über mehr Energie zur Verfügung? Wie sehen deine Haare, deine Haut und deine Nägel aus? Wenn du in diesen Bereichen Verbesserungen feststellst, ist das ein guter Indikator dafür, dass du positive Veränderungen vorgenommen hast. Wenn nicht, solltest du hier nachbessern.

Bewerte deine Auswahlmöglichkeiten

Bist du mit der Wahl deines Zielbereichs zufrieden? Geh zurück auf Seite 150 und überprüfe deine Zahlen. Sieh nach, ob das Ergebnis für dich stimmt. Macht es dich zu einem besseren Menschen, dieses Ziel zu verfolgen, und hilft es dir, deine übergeordneten Lebensziele zu erreichen? Welche Veränderungen willst du vornehmen? Kannst du dir vorstellen, die Veränderungen auch wirklich anzupacken? Gibt es eine Möglichkeit, deine Fortschritte zu messen?

Bewerte deine Ergebnisse

Das ist der Moment der Wahrheit oder anders formuliert der Punkt, an dem die Signale auf dein KBS treffen. Hier findest du heraus, ob du dich wirklich so veränderst und verbesserst, wie du es dir vorgenommen hast. Das ist deine Chance, die »Habe ich mir das nur eingebildet?«-Phase hinter dir zu lassen und genau zu sehen, was die Signale für dich bewirkt haben.

Wenn du die Wirkung deiner Hacks auswertest, solltest du einen Ausgangswert festlegen beziehungsweise eine »Vorher«-Messung durchführen und auch während des Experiments so viele Kontrollmessungen wie möglich machen. Wenn du keinen Ausgangswert hast, mit dem du deine Ergebnisse vergleichen kannst, wirst du nicht wirklich wissen, ob du auf dem richtigen Weg bist. Es gibt drei Möglichkeiten, wie du die Ergebnisse deiner Hacks messen und kontrollieren kannst.

- Etwas wie deine Schlafqualität und dein Stressniveau kannst du täglich subjektiv bewerten. Das ist die einfachste Methode, um deinen Fortschritt zu messen, denn du benötigst hierzu keine ausgeklügelte Technik. Alles, was du brauchst, ist ein Ort, an dem du deine Gedanken festhalten kannst. Wenn du gleich nach dem Aufwachen auf einer Skala von 1 bis 10 notierst, wie du dich fühlst, kann das eine unglaublich effektive Methode sein, um deine Leistung über einen bestimmten Zeitraum zu messen.
- Du kannst Echtzeit-Geräte wie Fitness-Tracker oder kontinuierliche Blutzuckermessgeräte verwenden. Mit diesen Tools kannst du objektiv und quantitativ messen, wie es dir geht. Zwar sind sie manchmal etwas ungenau, eignen sich aber trotzdem gut, einen Ausgangswert zu ermitteln und Entwicklungen im Laufe der Zeit zu verfolgen.
- Du kannst gelegentlich oder jährlich umfangreiche Labortests oder bildgebende Untersuchungen durchführen lassen. Diese sind zwar teurer und aufwändiger, aber sie vermitteln dir ein genaues und objektives Bild von deinem Gesundheitszustand. Umfassende Blutuntersuchungen, Untersuchungen zur Abklärung einer Arteriosklerose oder ein Ganzkörper-MRT sind Beispiele für solche Tests.

MESSE DICH AN DEINEN SPEZIFISCHEN ZIELEN

Je fokussierter du deine Ziele verfolgst, desto genauer kannst du feststellen, ob du auf dem richtigen Weg bist.

Kardiovaskuläre Fitness

Du kannst deine kardiovaskuläre Fitness bewerten, indem du deinen Ruhepuls und deine maximale Sauerstoffaufnahme (VO_2max) misst. Wenn du eine Fitness-Uhr beziehungsweise einen Fitness-Tracker besitzt, der die Herzfrequenz aufzeichnet, kannst du damit deinen Ruhepuls messen. Im Allgemeinen korreliert ein niedrigerer Ruhepuls mit einer besseren kardiovaskulären Fitness. Die Messung des VO_2max ist schwieriger. Um eine genaue Messung zu erhalten, musst du dich in einem

Labor untersuchen lassen, was die meisten Menschen nicht regelmäßig tun können. Du erhältst jedoch einen groben Richtwert, wenn du einen Online-Rechner verwendest und Parameter wie dein Alter, deine Größe und deine maximale Herzfrequenz eingibst. Du kannst ein solches Tool leicht finden, indem du »VO_2max calculator« oder »VO_2max-Rechner« in eine Suchmaschine eingibst. Ein höherer VO_2max-Wert ist mit einer besseren kardiovaskulären Fitness verbunden.

Kraft und Muskeln

Du kannst die Entwicklung deiner Kraft messen, indem du im Fitnessstudio (falls du dich überhaupt noch hintraust) deine Maximalkraft mittels eines sogenannten Einwiederholungsmaximums testest (*one repetition maximum* = 1RM). Achte darauf, dass du eine Maschine nutzt oder dir jemand zur Seite steht, wenn du mit freien Gewichten trainierst, damit du dich nicht verletzt. Ein sogenannter DEXA-Scan (kostspieliger und weniger leicht zugänglich) oder eine bioelektrische Impedanzanalyse (etwas leichter zugänglich) bestimmt deinen Körperfettanteil und kann dir helfen, den Muskelaufbau und den Fettabbau im Laufe der Zeit zu verfolgen. Einen DEXA-Scan-Anbieter in deiner Nähe findest du durch eine Recherche im Internet. Viele Fitness- oder Gesundheitsstudios sowie Chiropraktiker verfügen über Geräte für die bioelektrische Impedanzanalyse. Auch wenn du keinen Zugang zu diesen Geräten hast, kannst du deine Arm-, Bein- und Taillenweite mit einem Maßband messen, um eine ungefähre Einschätzung deines Muskelaufbaus und Fettabbaus zu erhalten.

Energie

Hier ist die Kontrolle denkbar einfach: Wie fühlst du dich? Könntest du jetzt aufstehen und tanzen? Könntest du einen vollen Sprint hinlegen? Wenn du mehr Energie hast, wirst du das spüren.

Gehirn

Du kannst deine Gehirnleistung mit einem EEG-Test oder einem Arbeitsgedächtnistest messen. Wenn du über die entsprechenden finanziellen Mittel verfügst, kannst du auch eine SPECT-Untersuchung

(Single-Photon Emission Computerized Tomography) machen lassen, wie ich sie in der Klinik von Daniel Amen bekommen habe. Ein SPECT-Scan erstellt eine 3D-Aufnahme deines Gehirns, die dir zeigt, welche Bereiche gut funktionieren und welche nicht. Auch Gedächtnis- oder Reaktionszeittests können nützlich sein, um den Fortschritt der kognitiven Leistungsfähigkeit zu beurteilen.

Stress

Hier ist deine Herzfrequenzvariabilität (HRV) eine gute Messgröße. Als ich als Biohacker anfing, musste man noch in eine Arztpraxis gehen und ein EKG machen lassen, um die Herzfrequenzvariabilität zu messen. Heute kannst du problemlos HRV-Messgeräte für zu Hause kaufen und auch einige Fitness-Tracker schätzen diese Zahl für dich. Generell gesprochen bedeutet eine höhere HRV, dass du flexibler und anpassungsfähiger und damit weniger gestresst bist.

Sex

Wenn es um Sex geht, frag deinen Partner – oder dich selbst. Wie steht es um deinen Sexualtrieb? Wenn du ein Mann bist, siehst du, dass dein Hormonhaushalt grundsätzlich im Lot ist, wenn du mit einer sogenannten Morgenlatte aufwachst. Du kannst auch einen Bluttest machen, um deine Hormone zu kontrollieren. Ein kompletter Hormonspiegel gibt dir Aufschluss darüber, ob die Werte deiner Hormone in Ordnung sind, die deine Sexualfunktion beeinflussen: Östrogen, Progesteron, Testosteron, Schilddrüsenhormone und Cortisol.

Schlaf

Die Feststellung, wie lange du geschlafen hast, sagt nichts über die Qualität deines Schlafs aus. Wenn du einen Schlaf- bzw. entsprechenden Fitness-Tracker verwendest, bekommst du aufschlussreichere Daten dazu, wie lange du gebraucht hast, um einzuschlafen, und wie viel Zeit du im Tief- und REM-Schlaf verbracht hast. Etwa 1,5 Stunden Tief- und REM-Schlaf pro Nacht sind ideal. Führe am besten zusätzlich ein Tagebuch darüber, wie ausgeruht du dich nach dem Aufwachen fühlst und wie müde du im Laufe des Tages bist. Diese Selbsteinschätzungen sind ebenfalls gute Indikatoren für die Entwicklung deiner Schlafqualität.

Langlebigkeit

Deine Langlebigkeit zu testen ist ein schwieriges Unterfangen, es sei denn, du hast einen Weg gefunden, in die Zukunft zu blicken. Eine einfache Methode, um festzustellen, wie gut du alterst, ist ein Blick in den Spiegel – aber das kann zu einfach und zu subjektiv sein. Besser ist es, einen DNA-Methylierungstest zu machen, der dein epigenetisches Alter anhand des Musters der Methylmolekülfragmente misst, die an deiner DNA hängen. Diese Fragmente schalten Teile deines Genoms ein oder aus und verändern sich, wenn du älter wirst. Die DNA-Methylierung ist derzeit eine der nützlichsten und genauesten Methoden, um unsere biologischen Alterungsprozesse zu messen.

Wenn du verschiedene objektive Messmethoden verwendest, um dich selbst zu bewerten, solltest du daran denken, dass Zahlen nicht die ganze Wahrheit sagen. Natürlich sind sie hilfreich, um festzustellen, ob deine Hacks funktionieren, und um zu verstehen, wie du persönlich auf sie reagierst. Es ist jedoch wichtig, daran zu denken, dass dein subjektives Empfinden das Entscheidende ist. Wenn du zum Beispiel die Qualität deines Gehirns bewerten willst, sind EEG-Messungen zwar hilfreich, aber was dich wirklich interessiert, sind Fragen wie: Fällt es dir schwer, die richtigen Worte zu finden? Machst du den Kühlschrank auf oder gehst in den Laden und weißt plötzlich nicht mehr, wonach du gesucht hast? Das sind häufige Themen, und sie sind die größten Anzeichen dafür, dass du ein Problem mit deinem Gehirn hast, unabhängig von deinen EEG-Ergebnissen. Verschwinden sie, weißt du, dass deine Hacks funktionieren.

PERSONALISIERE DEINE HACKS

Auf meiner persönlichen Biohacking-Reise habe ich immer wieder festgestellt: Was bei dem einen funktioniert, klappt bei einem anderen oft nicht. Wenn du also nicht ganz die gewünschten Ergebnisse erzielst, ist das in Ordnung. Zum Biohacking gehört es, Fehler zu machen und zu lernen, was zu tun ist, wenn etwas nicht funktioniert oder nicht die angestrebten Ergebnisse bringt.

Bevor du etwas aufgibst und für nutzlos erklärst, ist es jedoch wichtig, dass du den Maßnahmen genug Zeit gibst, um ihre positive Wirkung zu entfalten. Biohacks sind oft Abkürzungen für diejenigen unter uns, die mehr Ergebnisse in kürzerer Zeit erzielen wollen. Manchmal müssen wir aber ein bisschen Geduld aufbringen. Vergiss nicht, dass du die 50 Pfund nicht an einem Tag zugenommen hast, also wirst du sie auch nicht an einem Tag wieder los.

Außerdem ist es wichtig, dass du konsequent bist. Du kannst nicht ein einziges Training absolvieren und erwarten, dass es all deine Probleme löst. Du musst regelmäßig trainieren, um Ergebnisse zu erzielen. Wenn es dir schwerfällt, konstant an dir zu arbeiten, suche dir jemanden, der dich zur Rechenschaft ziehen kann.

Trotzdem willst du nicht dein ganzes Leben lang Zeit damit verschwenden, ergebnislos etwas zu tun, in der vagen Hoffnung, dass es eines Tages wie von Zauberhand doch für dich funktioniert. Um Sackgassen zu vermeiden, halte ich mich beim Biohacking an die folgende Herangehensweise: »Probier alles aus, was das Problem lösen könnte. Wenn es dann wirklich funktioniert, großartig!« Das ist der smarte Weg. Sobald ich ein positives Ergebnis erhalte, kann ich dann nach und nach Elemente entfernen, um zu erkennen, was tatsächlich für die Verbesserung verantwortlich war und was keinen Unterschied macht. Andernfalls wäre der Prozess quälend langsam.

VERBESSERE DICH KONTINUIERLICH

Vergiss nicht, deine Verbesserungen zu verbessern. Unser Körper verändert sich ständig. Das bedeutet, dass die Biohacks, die heute für dich am besten funktionieren, dir in zwei Monaten vielleicht nichts mehr bringen. Deine Ziele und Rahmenbedingungen ändern sich. Das ist nicht nur unvermeidlich, sondern sogar erwünscht. In einem aktiven, gut gelebten Leben entwickelst du dich ständig weiter und entdeckst Neues. Auch die Wissenschaft und Technik machen rasante Fortschritte und bringen neue Möglichkeiten auf den Tisch. Es gibt immer Raum für weitere Verbesserungen.

Es ist erstaunlich, dass der menschliche Körper – den wir besser kennen sollten als alles andere auf der Welt – immer noch voller Geheimnisse und ungenutzter Potenziale ist. Nimm dieses Wunder an und betrachte den Prozess der Bewertung, Personalisierung und Wiederholung nicht als Plackerei, sondern als eine außergewöhnliche Gelegenheit, unerforschte Teile von dir zu entdecken.

ABSCHLIESSENDE GEDANKEN

EIN ANGEBOT AN DIE WELT

Jeden Tag ist alles, was du tust, ein Angebot an die Welt. Du gibst etwas von dir preis und machst dadurch alles etwas besser (oder etwas schlechter). Dieses Buch ist ein Teil meines Angebots an die Welt. Es enthält die besten Techniken, die ich kenne, um die Kontrolle über das gedankenlose Betriebssystem in dir zu übernehmen und dich überdurchschnittlich zu machen. Wenn du die Kontrolle über dein KBS übernimmst, kannst du deine biologische Faulheit so umlenken, dass sie dich stark macht. Dann wirst du dich der größten Herausforderung deines Lebens stellen und dich fragen: Was soll ich mit meiner Energie anfangen? Wie kann ich eine freundlichere, widerstandsfähigere, glücklichere und komplettere Version meiner selbst werden?

Stell dir vor, wie viel einfacher es wäre, wenn jeder Mensch über ein Bedienelement verfügte, das wie ein Navigationsgerät in deinem Auto funktioniert. Du gibst das Ziel ein und bekommst den besten Weg dorthin angezeigt. Du könntest deine Geschwindigkeit einstellen, deine Route verfolgen, herausfinden, ob du genug Energie hast, um dorthin zu gelangen, und wissen, wann du ankommst. Wenn es doch nur so wäre. Auf der spirituellen und emotionalen Ebene ist unser Betriebssystem für uns genauso unsichtbar wie auf der biologischen Ebene. Wir haben keine Instrumente, mit denen wir sagen können: »Ah ja, das ist genau die Lösung. Das ist es, was und wie ich sein will.«

Beim Biohacking geht es darum, dass wir nach und nach solche Instrumente schaffen, zumindest rudimentäre Versionen davon. Es vereint die besten Ideen aus der Geschichte, einschließlich jahrtausendealter spiritueller Praktiken und noch älterer Ernährungs- und Trainingsmethoden, die so alt sind wie unsere Spezies. Dazu kommen eineinhalb Jahrhunderte Psychologie und Biochemie. Und Genetik, Epigenetik, Proteomik, Nootropie, Hirnkartierung, künstliche Intelligenz ... Wir machen, was Menschen schon seit Hunderten von Generationen versuchen, aber wir können heutzutage viel schneller und strategischer sein, weil wir jetzt die Möglichkeit haben, Daten über uns selbst zu sammeln und sie zu verarbeiten.

Ach ja, und wir können Informationen austauschen. Wenn die Leute, die vor langer Zeit im Himalaya meditierten, eine großartige Erkenntnis hatten: Wie sollten sie das den Menschen in anderen Teilen der Erde mitteilen? Vielleicht durch eine Verbindung in der Welt der Träume. Heute sind die Informationen zum Biohacking für jeden online zugänglich.

Was du mit diesen Erkenntnissen machst, bleibt ganz dir überlassen. Vielleicht ist es dein unmittelbares Ziel, schlank und muskulös zu sein und ein paar Jahre jünger auszusehen. Dafür braucht man sich nicht zu schämen. Wenn du dich selbst besser fühlst, wirst du glücklicher und freundlicher zu deinen Mitmenschen sein. Biohacking ist kein Entweder-oder-, sondern ein Und-Prozess. Alle Wege, die du beschreitest, um dich zu verbessern, unterstützen sich gegenseitig. Je mehr du dich um dein KBS kümmerst, unabhängig von deinem Ziel, desto besser sind die Angebote, die du in die Welt bringen kannst.

Im Moment entwickelt unser Team bei Upgrade Labs eine Technologie, die Menschen auf geführte Neurofeedback-Reisen mitnimmt. Damit wollen wir dazu beitragen, dass spirituelle Neustarts leichter und zugänglicher werden, so wie wir auch körperliche Neustarts zugänglicher machen wollen. Die Biohacking-Philosophie ist auf allen Ebenen dieselbe: Das Leben ist zu kurz, um es mit veralteten Ideen, wie hart statt smart zu arbeiten, zu vergeuden, die nicht zu echter Selbstverbesserung führen. Das Leben ist zu kostbar, um sich damit zu begnügen, nur eine »normale« Version von sich selbst zu sein.

Wenn du hart gegen den Abfall der Kurve ankämpfst, wirst du erstaunt sein, wie weit du gehen kannst, um die in deiner Biologie angelegte Faulheit in deinem Sinne umzulenken. Du erlebst, wie weit dein Geist und dein Körper gehen können, und entdeckst, welch luftige Gefilde du mit der ruhigen, »normalen« Version erreichen kannst.

DANKSAGUNGEN

Willkommen im Kapitel der Dankbarkeit. Da du das Buch zu Ende gelesen hast, weißt du bereits, wie wichtig Dankbarkeit für dein eigenes Glück und deine Leistung ist. Das heißt aber nicht, dass es einfach ist, sie adäquat auszudrücken, denn es gibt so viele Menschen, denen ich dankbar bin. Ich danke allen, die meinen Podcast *The Human Upgrade* (ehemals *Bulletproof Radio*) hören. Ich danke den Menschen, die mich auf Konferenzen, Veranstaltungen, in Restaurants und im Supermarkt ansprechen und mir von den positiven Veränderungen erzählen, die sie durch das Hören meines Podcasts oder das Lesen meiner Bücher erreicht haben. Diese Art von Begegnungen inspirieren mich dazu, ein Buch wie dieses zu schreiben und mehrere Podcast-Episoden pro Woche zu veröffentlichen.

Vielen Dank an mein Autorenteam: Corey S. Powell, meinen Co-Autor; Julie Will, meine Lektorin, und Celeste Fine, meine Agentin. Ich kann nicht mit Worten ausdrücken, wie dankbar ich für eure Zeit und Energie bin. Ein ganz besonderer Dank geht an Nicole Peterson, die ihr Wissen und ihre Erfahrung in der Biohacking-Welt eingebracht hat. Ein großes Dankeschön geht auch an Christine Tenove, meine Assistentin, die meinen vollen Kalender verwaltet und dafür sorgt, dass ich meine Termine einhalten kann, damit ich Vater, Geschäftsführer, Autor und Podcaster sein kann und trotzdem noch Zeit für Biohacking und Selbstfürsorge habe.

Apropos Zeit: Ein großes Dankeschön an meine Familie, Lana, Anna und Alan. Ich bin dankbar für ihre Unterstützung, Geduld und Liebe. Sie wissen, dass die Erkenntnisse, die sie teilen, mehrere Generationen leiten. Ein besonderer Dank geht an meine Teams bei TrueDark/TrueLight, 40 Years of Zen, Homebiotic, Danger Coffee, The Upgrade Collective und Upgrade Labs.

Ich beschäftige mich seit mehr als zehn Jahren mit Biohacking und habe immer nach Möglichkeiten gesucht, smarter und nicht härter zu arbeiten. Auf meiner Reise sind sehr viele neue Hacks entstanden und ich bin dankbar, dass ich die Gelegenheit hatte, mit vielen der weltweit führenden Köpfe zu sprechen, die mich beraten haben. Mein besonderer Dank gilt Dr. Daniel Amen, der mir vor Jahren half, mein Gehirn in Ordnung zu bringen, und meinem lieben Freund Mike Koenigs für seine kontinuierliche Beratung. Mein Dank gilt auch all meinen spirituellen Lehrern und Meistern, die mich auf dem Weg bis zur Veröffentlichung dieses Buchs unterstützt und ausgebildet haben. Ihr wisst, wer gemeint ist.

Schließlich bin ich einigen Freunden und Gruppen dankbar, die mich unterstützt und mir mit ihrer Weisheit geholfen haben: Joe Polish's Genius Network, J. J. Virgin's Mindshare Group, Michael Fishman's Consumer Health Summit, GoBundance und YourBestLife.

Wenn du diese Zeilen liest, möchte ich auch dir dafür danken, dass du deine Zeit und Aufmerksamkeit in dieses Buch investiert hast. Ich hoffe aufrichtig, dass es die Mühe, die du hineingesteckt hast, wert war. Willkommen in deinem neuen Ich!

ÜBER DEN AUTOR

Dave Asprey ist der Gründer des Unternehmens Bulletproof, ein vierfacher *New-York-Times*-Bestsellerautor und Gastgeber des Top-100-Podcasts *The Human Upgrade* (ehemals *Bulletproof Radio*) mit bislang mehr als 250 Millionen Downloads. Wichtige Presseorgane und Medienhäuser wie die Today Show, CNN, Wired, Good Morning America und Dr. Oz nennen ihn den »Vater des Biohacking«, weil er die Bewegung ins Leben gerufen hat, die Kontrolle über unsere eigene Biologie zu übernehmen, statt »nur gesund« zu sein. Dave ist Veranstalter und Gastgeber der weltweit größten und am längsten existierenden Biohacking-Konferenz.

In den letzten zwei Jahrzehnten hat Dave mit weltbekannten Ärzten, Forschern, Wissenschaftlern und globalen Querdenkern zusammengearbeitet, um sowohl neue als auch uralte Wege zur Steigerung der Langlebigkeit und der geistigen und körperlichen Leistungsfähigkeit aufzudecken. Er hat persönlich fast 2 Millionen Dollar ausgegeben, um die Kontrolle über seine Biologie zu übernehmen, die Grenzen der menschlichen Möglichkeiten im Namen der Wissenschaft und der Evolution zu erweitern, 100 Pfund Körpergewicht zu verlieren, ein Dutzend IQ-Punkte hinzuzugewinnen und sein biologisches Alter um elf Jahre zu verringern.

Als Visionär und Entrepreneur hat Dave mehrere Unternehmen gegründet, darunter Bulletproof, das Upgrade Labs Franchise, Danger Coffee, TrueDark/TrueLight, Homebiotic und 40 Years of Zen, eine Klinik, die sich der Verbesserung des Gehirns widmet. Zusätzlich zu seinem eigenen Firmenportfolio ist Dave als Investor und Berater für Dutzende von erfolgreichen Unternehmen im Bereich Biohacking tätig. Aktuell konzentriert er sich in seiner Rolle als CEO von Upgrade Labs darauf, Menschen auf das nächste Level zu bringen. Dave hilft außerdem als

Mentor Tausenden von Menschen, die sich bei dem Online-Portal The Upgrade Collective angemeldet haben. Hier lernt eine Gemeinschaft von Menschen alles, was nötig ist, um sich auf physiologischer, psychologischer und spiritueller Ebene zu verbessern.

Auf der Website DaveAsprey.com findet man alle relevanten Informationen über die Welt von Dave Asprey.

INDEX

ANMERKUNGEN

1 Elizabeth Pegg Frates, »Did We Really Gain Weight During the Pandemic?,« Harvard Health Publishing, 5. Oktober, 2021, https://www.health.harvard.edu/blog/did-we-really-gain-weight-during-the-pandemic-202110052606

2 Robert J. Kosinski, »A Literature Review on Reaction Time,« Clemson University course materials, September 2013, https://www.fon.hum.uva.nl/rob/Courses/InformationInSpeech/CDROM/Literature/LOTwinterschool2006/biae.clemson.edu/bpc/bp/Lab/110/reaction.htm

3 »Blue Box, Designed and Built by Steve Wozniak and Marketed by Steve Jobs, Circa 1972,« The Henry Ford, https://www.thehenryford.org/collections-and-research/digital-collections/artifact/452666/

4 Joseph Pizzorno, »Mitochondria: Fundamental to Life and Health,« Integrative Medicine 13, Nr. 2 (2014): 8–15, https://www.ncbi.nlm.nih.gov/pmc/articles /PMC4684129/

5 »More than 73 % of American Adults Are Overweight or Obese,« Diabetes.co.uk, 29. Dezember, 2020, https://www.diabetes.co.uk/news/2020/dec/more-than-73-of-american-adults-overweight-or-obese.html

6 »Are Anti-nutrients Harmful?,« Harvard T. H. Chan School of Public Health, https://www.hsph.harvard.edu/nutritionsource/anti-nutrients/

7 Ellen C. G. Grant, »Rapid Response to: ›Operative Delivery and Postnatal Depression: A Cohort Study,‹« BMJ 2005 (330): 879, https://www.bmj.com/rapid-response/2011/10/30/zinc-and-copper-deficiencies-can-cause-postpartum-depression

8 »Lectins,« Harvard T. H. Chan School of Public Health, https://www.hsph.harvard.edu/nutritionsource/anti-nutrients/lectins/

9 WebMD Editorial Contributors, »What Is Oxalate (Oxalic Acid)?,« Web MD, 8. April, 2021, https://www.webmd.com/diet/what-is-oxalate-oxalic-acid

10 David L. J. Freed, »Do Dietary Lectins Cause Disease?,« BMJ 308, Nr. 7190 (1999): 1023–24, https://www.ncbi.nlm.nih.gov/pmc/articles/PMC1115436/

11 »The Bulletproof Guide to Omega 3 vs. Omega 6 Fats,« Bulletproof, 28. April, 2022, https://www.bulletproof.com/supplements/aminos-enzymes/omega-3-vs-omega-6-fat-supplements/

12 James J. DiNicolantonio und James H. O'Keefe, »Omega-6 Vegetable Oils as a Driver of Coronary Heart Disease: The Oxidized Linoleic Acid Hypothesis,« Open Heart 5, Nr. 2 (2018): e000898, https://openheart.bmj.com/content /5/2/e000898

13 Sara Huerta-Yépez, Ana B. Tirado-Rodriguez, und Oliver Hankinson, »Role of Diets Rich in Omega-3 and Omega-6 in the Development of Cancer,« Boletín Médico del Hospital Infantil de México 73, Nr. 6 (2016): 446–56, https://www.sciencedirect.com/science/article/pii/S1665114616301423

14 E. M. Sullivan et al., »Murine Diet-Induced Obesity Remodels Cardiac and Liver Mitochondrial Phospholipid Acyl Chains with Differential Effects on Respiratory Enzyme Activity,« Journal of Nutritional Biochemistry 45 (2017): 94–103, https://pubmed.ncbi.nlm.nih.gov/28437736/

15 Rekhadevi Perumalla Venkata und Rajagopal Subramanyam, »Evaluation of the Deleterious Health Effects of Consumption of Repeatedly Heated Vegetable Oil,« Toxicology Reports 3 (2016): 636–43, https://www.ncbi.nlm .nih.gov/pmc/articles/PMC5616019/; Maria D. Guillén und Patricia S. Uriarte, »Aldehydes Contained in Edible Oils of a Very Different Nature After Prolonged Heating at Frying Temperature: Presence of Toxic Oxygenated α,β Unsaturated Aldehydes,« Food Chemistry 131, Nr. 3 (2012): 915–26, https://www.sciencedirect.com/science/article/abs/pii/S030881461101355 62?via%3Dihub; Marni Stott-Miller, Marian L. Neuhouser, und Janet L. Stanford, »Consumption of Deep-Fried Foods and Risk of Prostate Cancer,« Prostate 73, Nr. 9 (2013): 960–69, https://onlinelibrary.wiley.com/doi/10.1002 /pros.22643

16 Christopher E. Ramsden et al., »The Sydney Diet Heart Study: A Randomised Controlled Trial of Linoleic Acid for Secondary Prevention of Coronary Heart Disease and Death,« FASEB Journal 27, Nr. S1 (2013): 127.4, https://faseb.onlinelibrary.wiley.com/doi/abs/10.1096/fasebj.27.1_supplement.127.4

17 James J. DiNicolantonio, »The Importance of Maintaining a Low Omega-6/Omega-3 Ratio for Reducing the Risk of Inflammatory Cytokine Storms,« Missouri Medicine 117, Nr. 6 (2020): 539–42, https://www.ncbi.nlm.nih.gov /pmc/articles/PMC7721408/

18 U.S. Food and Drug Administration, »Trans Fat,« 18. Mai, 2018, https://www.fda.gov/food/food-additives-petitions/trns-fat

19 Jianzhong Hu et al., »Low-Dose Exposure of Glyphosate-Based Herbicides Disrupt the Urine Metabolome and Its Interaction with Gut Microbiota,« Scientific Reports 11 (2021): Art. 3265, https://www.nature.com/articles / s41598-021-82552-2; Robin Mesnage et al., »Use of Shotgun Metagenomics and Metabolomics to Evaluate the Impact of Glyphosate or Roundup MON 52276 on the Gut Microbiota and Serum Metabolome of Sprague-Dawley Rats,« Environmental Health Perspectives 129, Nr. 1 (2021), https://ehp.niehs .nih.gov/doi/10.1289/EHP6990

20 Luoping Zhang et al., »Exposure to Glyphosate-Based Herbicides and Risk for Non-Hodgkin Lymphoma: A Meta-analysis and Supporting Evidence,« Mutation Research/Reviews in Mutation Research 781 (2019): 186–206, https://www.sciencedirect.com/science/article/abs/pii/S1383574218300887

21 Olha M. Stribyska et al., »The Effects of Low-Toxic Herbicide Roundup and Glyphosate on Mitochondria,« EXCLI Journal 21 (2022): 183–96, https://www.ncbi.nlm.nih.gov/pmc/articles/PMC8859649/#R86

22 O. O. Olorunsogo, »Modification of the Transport of Protons and Ca2+ Ions Across Mitochondrial Coupling Membrane by N-(Phosphonomethyl) gly- cine,« Toxicology 61, Nr. 2 (1990): 205–09, https://pubmed.ncbi.nlm.nih.gov /2157305/

23 Francisco Peixoto, »Comparative Effects of the Roundup and Glyphosate on Mitochondrial Oxidative Phosphorylation,« Chemosphere 61, Nr. 8 (2005): 1115–22, https://pubmed.ncbi.nlm.nih.gov/16263381/

24 Stribyska et al., »The Effects of Low-Toxic Herbicide.«

25 Wesley R. Harris et al., »Computer Simulation of the Interactions of Glyphosate with Metal Ions in Phloem,« Journal of Agricultural and Food Chemistry 60, Nr. 24 (2012): 6077–87, https://www.ncbi.nlm.nih.gov/pubmed/2265 1133

26 Alexis Temkin und Olga Naidenko, »Glyphosate Contamination in Food Goes Far Beyond Oat Products,« Environmental Working Group, 28. Februar, 2019, https://www.ewg.org/news-insights/news/glyphosate-contamination-food-goes-far-beyond-oat-products

27 »Potential Health Risks Associated with Stressed Foodstuffs Such as Foie Gras,« ScienceDaily, 19. Februar, 2009, https://www.sciencedaily.com/re leases/2009/02/090210092736.htm

28 Insaf Berrazaga et al., »The Role of the Anabolic Properties of Plant- versus Animal-Based Protein Sources in Supporting Muscle Mass Main-

tenance: A Critical Review,« Nutrients 11, Nr. 8 (2019): 1825, https://www.ncbi.nlm.nih .gov/pmc/articles/PMC6723444/

29 Shruti Jain et al., »Tracing the Role of Plant Proteins in the Response to Metal Toxicity: A Comprehensive Review,« Plant Signaling & Behavior 13, Nr. 9 (2018): e1507401. https://www.ncbi.nlm.nih.gov/pmc/articles/PMC620 4846/

30 Allison J. Hodgkinson, Natalie A. McDonald, und Brad Hine, »Effect of Raw Milk on Allergic Responses in a Murine Model of Gastrointestinal Allergy,« British Journal of Nutrition 112, Nr. 3 (2014): 390–97, https://pubmed.ncbi .nlm.nih.gov/24870507/; S. Ho et al., »Comparative Effects of A1 Versus A2 Beta-Casein on Gastrointestinal Measures: A Blinded Randomised Crossover Pilot Study,« European Journal of Clinical Nutrition 68 (2014): 994–1000, https://www.nature.com/articles/ejcn2014127; Daniela Kullenberg de Gaudry et al., »Milk A1β-Casein and Health-Related Outcomes in Humans: A Systematic Review,« Nutrition Reviews 77, Nr. 5 (2019): 278–306, https://academic.oup.com/nutritionreviews/article/77/5/278/5307073

31 Ho et al., »Comparative Effects of A1 versus A2 Beta-Casein.«

32 Hodgkinson, McDonald, und Hine, »Effect of Raw Milk«; Ho et al., »Comparative Effects of A1 versus A2 Beta-Casein.«

33 Fang Qian et al., »Experimental and Modelling Study of the Denaturation of Milk Protein by Heat Treatment,« Korean Journal for Food Science of Animal Resources 37, Nr. 1 (2017): 44–51, https://www.ncbi.nlm.nih.gov/pmc /articles/PMC5355583; Yangdong Zhang et al., »Proteomics Analysis Reveals Altered Nutrients in the Whey Proteins of Dairy Cow Milk with Different Thermal Treatments,« Molecules 26, Nr. 15 (2021): 4628, https://www.ncbi.nlm.nih.gov/pmc/articles/PMC8347753/

34 Ton Baars, »Milk Consumption, Raw and General, in the Discussion on Health or Hazard,« Journal of Nutritional Ecology and Food Research 1, Nr. 2 (2013): 91–107, https://www.researchgate.net/publication/255685679_Milk_Consumption_Raw_and_General_in_the_Discussion_on_Health_or_Hazard

35 Hodgkinson, McDonald, und Hine, »Effect of Raw Milk.«

36 Aiqian Ye et al., »Effect of Homogenization and Heat Treatment on the Behavior of Protein and Fat Globules During Gastric Digestion of Milk,« Journal of Dairy Science 100, Nr. 1 (2017): 36–47, https://pubmed.ncbi.nlm.nih.gov/27837978/; Michael H. Tunick et al., »Effect of Heat and Homogenization on in Vitro Digestion of Milk,« Journal of Dairy Science 99, Nr. 6 (2016): 4124–39, https://www.journalofdairyscience.org/article/

S0022-0302 (16)30140-0/pdf; Bolin Mou et al., »Phospholipidomics of Bovine Milk Subjected to Homogenization, Thermal Treatment and Cold Storage,« Food Chemistry 381 (2022): 132288, https://pubmed.ncbi.nlm.nih.gov/35124494/

37 Sameh Obeid et al., »The Surface Properties of Milk Fat Globules Govern Their Interactions with the Caseins: Role of Homogenization and pH Probed by AFM Force Spectroscopy,« Colloids and Surfaces B: Biointerfaces 182 (2019): 110363 https://pubmed.ncbi.nlm.nih.gov/31344611/

38 Ye et al., »Effect of Homogenization and Heat Treatment.«

39 Agnieszka Rogowska et al., »Zearalenone and Its Metabolites: Effect on Human Health, Metabolism and Neutralisation Methods,« Toxicon 162, Nr. 2 (2019): 46–56, https://pubmed.ncbi.nlm.nih.gov/30851274/

40 Herbert Hof, »Mycotoxins in Milk for Human Nutrition: Cow, Sheep and Human Breast Milk,« GMS Infectious Diseases 4 (2016), https://www.ncbi .nlm.nih.gov/pmc/articles/PMC6301711/; Rogowska et al., »Zearalenone and Its Metabolites.«

41 »Mycotoxins,« World Health Organization, 9. Mai, 2018, https://www.who.int/news-room/fact-sheets/detail/mycotoxins

42 Hayley K. McIlwraith et al., »Evidence of Microplastic Translocation in Wild-Caught Fish and Implications for Microplastic Accumulation Dynamics in Food Webs,« Environmental Science & Technology 55, Nr. 18 (2021): 12372–82, https://pubs.acs.org/doi/full/10.1021/acs.est.1c02922; Madeleine Smith et al., »Microplastics in Seafood and the Implications for Human Health,« Current Environmental Health Reports 5, Nr. 3 (2018): 375–86, https://www.ncbi.nlm.nih.gov/pmc/articles/PMC6132564/; Md. Simul Bhuyan, »Effects of Microplastics on Fish and in Human Health,« Frontiers in Environmental Science, 16. März, 2022, https://www.frontiersin.org/articles /10.3389/fenvs.2022.827289/full

43 Smith et al., »Microplastics in Seafood.«

44 Fatih Gultekin et al., »Food Additives and Microbiota,« Northern Clinics of Istanbul 7, Nr. 2 (2020): 192–200, https://www.ncbi.nlm.nih.gov/pmc /articles/PMC7117642/; Zhengxiang He et al., »Food Colorants Metabolized by Commensal Bacteria Promote Colitis in Mice with Dysregulated Expression of Interleukin-23,« Cell Metabolism 33, Nr. 7 (2021): 1358–71, https:// www.ncbi.nlm.nih.gov/pmc/articles/PMC8266754/

45 Y. Zhou und N. C. Danbolt, »Glutamate as a Neurotransmitter in the Healthy Brain,« Journal of Neural Transmission 121, Nr. 8 (2014): 799–817, https://www.ncbi.nlm.nih.gov/pmc/articles/PMC4133642/

46 Albina Nowak et al., »Effect of Vitamin D3 on Self-Perceived Fatigue,«- Medicine 95, Nr. 52 (2016): e5353, https://www.ncbi.nlm.nih.gov/pmc/articles /PMC5207540/; Akash Sinha et al., »Improving the Vitamin D Status of Vitamin D Deficient Adults Is Associated with Improved Mitochondrial Oxidative Function in Skeletal Muscle,« Journal of Clinical Endocrinology & Metabolism 98, Nr. 3 (2013): e509–13, https://pubmed.ncbi.nlm.nih.gov/23393184/

47 Anne-Laure Tardy et al., »Vitamins and Minerals for Energy, Fatigue and Cognition: A Narrative Review of the Biochemical and Clinical Evidence,« Nutrients 12, Nr. 1 (2020): 228, https://www.ncbi.nlm.nih.gov/pmc/articles /PMC7019700/

48 Elad Tako, »Dietary Trace Minerals,« Nutrients 11, Nr. 11 (2019): 2823, https://www.ncbi.nlm.nih.gov/pmc/articles/PMC6893782/

49 Susana Puntarulo, »Iron, Oxidative Stress and Human Health,« Molecular Aspects of Medicine 26, 4–5 (2005): 299–312, https://pubmed.ncbi.nlm.nih.gov/16102805/

50 Kazumasa Yamagishi et al., »Dietary Fiber Intake and Risk of Incident Disabling Dementia: The Circulatory Risk in Communities Study,« Nutritional Neuroscience, 6. Februar, 2022, https://www.tandfonline.com/doi/full/10.1 080/1028415X.2022.2027592

51 Astrid Kolderup Hervik und Birger Svihus, «The Role of Fiber in Energy Balance,« Journal of Nutrition and Metabolism 2019 (2019): Art. 4983657, https://www.ncbi.nlm.nih.gov/pmc/articles/PMC6360548/

52 Richard B. Kreider et al., »International Society of Sports Nutrition Position Stand: Safety and Efficacy of Creatine Supplementation in Exercise, Sport, and Medicine,« Journal of the International Society of Sports Nutrition 14 (2017): 18, https://www.ncbi.nlm.nih.gov/pmc/articles/PMC5469049/

53 David Benton und Rachel Donohoe, »The Influence of Creatine Supplementation on the Cognitive Functioning of Vegetarians and Omnivores,« British Journal of Nutrition 105, Nr. 7 (2011): 1100–05, https://pubmed.ncbi.nlm.nih.gov/21118604/

54 Jinmo Khil und Daniel D. Gallaher, »Beef Tallow Increases Apoptosis and Decreases Aberrant Crypt Foci Formation Relative to Soybean Oil in Rat Colon,« Nutrition and Cancer 50, Nr. 1 (2004): 55–62, https://pubmed.ncbi.nlm.nih.gov/15572298/

55 Charles M. Benbrook et al., »Enhancing the Fatty Acid Profile of Milk Through Forage-Based Rations with Nutrition Modeling of Diet Outcomes,«

Food Science & Nutrition 6, Nr. 3 (2018): 681–700, https://onlinelibrary.wiley.com/doi/10.1002/fsn3.610

56 Leah D. Whigham, Abigail C. Watras, und Dale A. Schoeller, »Efficacy of Conjugated Linoleic Acid for Reducing Fat Mass: A Meta-analysis in Humans,« American Journal of Clinical Nutrition 85, Nr. 5 (2007): 1203–11, https://academic.oup.com/ajcn/article/85/5/1203/4632999

57 Cision, »Statement – Consider Using Alternatives to Palm Supplements, Says Dairy Farmers of Canada,« Newswire, 25. Februar, 2021, https://www.newswire.ca/news-releases/statement-consider-using-alternatives-to-palm-supple ments-says-dairy-farmers-of-canada-873991654.html

58 Brad Heins, »Grass-Fed Cows Produce Healthier Milk,« University of Minnesota Extension, 2021, https://extension.umn.edu/pasture-based-dairy/grass-fed-cows-produce-healthier-milk

59 Robin Mesnage et al., »An Integrated Multi-omics Analysis of the NK603 Roundup-Tolerant GM Maize Reveals Metabolism Disturbances Caused by the Transformation Process,« Scientific Reports 6 (2016): Art. 37855, https:// www.nature.com/articles/srep37855

60 U.S. Department of Agriculture, »Artichokes (Globe or French), Raw,« Food-Data Central, 1. April, 2019, https://fdc.nal.usda.gov/fdc-app.html#/food-details/169205/nutrients

61 L. A. Moreno et al., »Psyllium Fibre and the Metabolic Control of Obese Children and Adolescents,« Journal of Physiology and Biochemistry 59, Nr. 3 (2003): 235–42, https://pubmed.ncbi.nlm.nih.gov/15000455/

62 University of Massachusetts Amherst, »Brassicas, Alternaria Leaf Spot,« Center for Agriculture, Food, and the Environment, UMass Extension Vegetable Program, Januar 2013, https://ag.umass.edu/vegetable/fact-sheets/brassicas-alternaria-leaf-spot

63 Jan Alexander, »Selenium,« in Handbook on the Toxicology of Metals, 4. Auflage. Vol. 2, edited by Gunnar F. Nordberg, Bruce A. Fowler, und Monica Nordberg (Cambridge, MA: Academic Press, 2015), 1175–1208, https://www.sci encedirect.com/science/article/pii/B9780444594532000524

64 Stephanie Seneff, Interview von Dave Asprey, »Transcript: Glyphosate Toxicity, Lower Cholesterol Naturally & Get Off Statins,« Bulletproof Podcast Nr. 238, https://daveasprey.com/transcript-dr-stephanie-seneff-glyphosate-toxicity-lower-cholesterol-naturally-get-off-statins-238/

65 Kristie L. Ebi und Irakli Loladze, »Elevated Atmospheric CO_2 Concentrations and Climate Change Will Affect Our Food's Quality and Quantity,«

Lan- cet Planetary Health 3, Nr. 7 (2019): 283–84, https://www.thelancet.com/journals/lanplh/article/PIIS2542-5196(19)30108-1/fulltext

66 »27 Years – No Deaths from Vitamins, 3 Million from Prescription Drugs,« Natural Society, 3. Oktober, 2011, zuletzt aktualisiert 29. Juli, 2021, https://naturalsociety.com/27-years-no-deaths-from-vitamins-3-million-prescription-drug-deaths/

67 Barbara Prietl et al., »Vitamin D and Immune Function,« Nutrients 5, Nr. 7 (2013): 2502–21, https://www.ncbi.nlm.nih.gov/pubmed/23857223

68 Dov Tiosano et al., »The Role of Vitamin D Receptor in Innate and Adaptive Immunity: A Study in Hereditary Vitamin D–Resistant Rickets Patients,« Journal of Clinical Endocrinology & Metabolism 98, Nr. 4 (2013): 1685–93, https://www.ncbi.nlm.nih.gov/pubmed/23482605/; Cedric F. Garland et al., »The Role of Vitamin D in Cancer Prevention,« American Journal of Public Health 96, Nr. 2 (2006): 252–61, https://www.ncbi.nlm.nih.gov/pmc/articles/PMC1470481

69 S. Pilz et al., »Effect of Vitamin D Supplementation on Testosterone Levels in Men,« Hormone and Metabolic Research 43, Nr. 3 (2011): 223–25, https://www.ncbi.nlm.nih.gov/pubmed/21154195; Julia A. Knight et al., »Vitamin D Association with Estradiol and Progesterone in Young Women,« Cancer Causes & Control 21, Nr. 3 (2010): 479–83, https://www.ncbi.nlm.nih.gov/pubmed/19916051

70 Christopher Masterjohn, »Vitamin D Toxicity Redefined: Vitamin K and the Molecular Mechanism,« Medical Hypotheses 68, Nr. 5 (2007): 1026–34, https://pubmed.ncbi.nlm.nih.gov/17145139/

71 »About Vitamin D,« Vitamin D Council, 2018, https://www.vitamindcouncil.org/about-vitamin-d/

72 Haw-Jyh Chiu, Donald A. Fischman, und Ulrich Hammerling, »Vitamin A Depletion Causes Oxidative Stress, Mitochondrial Dysfunction, and PARP-1-Dependent Energy Deprivation,« FASEB Journal 22, Nr. 11 (2008): 3878–87, https://www.ncbi.nlm.nih.gov/pmc/articles/PMC2574026/

73 Maurice Halder et al., »Vitamin K: Double Bonds Beyond Coagulation Insights into Differences Between Vitamin K1 and K2 in Health and Disease,« International Journal of Molecular Sciences 20, Nr. 4 (2019): 896, https://www.ncbi.nlm.nih.gov/pmc/articles/PMC6413124/

74 Chris Masterjohn, »The Ultimate Vitamin K2 Resource,« Chris Masterjohn, PhD (blog), 9. Dezember, 2016, https://chrismasterjohnphd.com/blog/2016/12/09/the-ultimate-vitamin-k2-resource/

75 »Americans Do Not Get All the Nutrients They Need from Food,« Council for Responsible Nutrition, https://www.crnusa.org/resources/americans-do-not-get-all-nutrients-they-need-food

76 Saliha Rizvi et al., »The Role of Vitamin E in Human Health and Some Diseases,« Sultan Qaboos University Medical Journal 14, Nr. 2 (2014): 157–65, https://www.ncbi.nlm.nih.gov/pmc/articles/PMC3997530/

77 Giorgio La Fata, Peter Weber, und M. Hasan Mohajeri, »Effects of Vitamin E on Cognitive Performance During Ageing and in Alzheimer's Disease,« Nutrients 6, Nr. 12 (2014): 5453–72, https://www.ncbi.nlm.nih.gov/pmc/articles/PMC4276978/

78 Dave Asprey, »The Top 7 Anti-inflammatory Herbs and Spices for Bulletproof Cooking,« Dave Asprey (Blog), https://daveasprey.com/best-anti-inflammatory-herbs-and-spices/

79 Gary W. Small et al., »Memory and Brain Amyloid and Tau Effects of a Bioavailable Form of Curcumin in Non-demented Adults: A Double-Blind, Placebo-Controlled 18-Month Trial,« American Journal of Geriatric Psychiatry 26, Nr. 3 (2018): 266–77, https://www.ajgponline.org/article/S1064-7481(17)30511- 0/fulltext

80 A. Khajuria, N. Thusu, und U. Zutshi, »Piperine Modulates Permeability Characteristics of Intestine by Inducing Alterations in Membrane Dynamics: Influence on Brush Border Membrane Fluidity, Ultrastructure and Enzyme Kinetics,« Phytomedicine 9, Nr. 3 (2002): 224–31, https://pubmed.ncbi.nlm.nih.gov/12046863/

81 Jennifer M. Ellis und Prabashni Reddy, »Effects of Panax Ginseng on Quality of Life,« Annals of Pharmacotherapy 36, Nr. 3 (2002): 375–79, https://pubmed.ncbi.nlm.nih.gov/11895046/

82 Jonathon L. Reay, Andrew B. Scholey, und David O. Kennedy, »Panax ginseng (G115) Improves Aspects of Working Memory Performance and Subjective Ratings of Calmness in Healthy Young Adults,« Human Psychopharmacology 25, Nr. 6 (2010): 462–71, https://pubmed.ncbi.nlm.nih.gov/20737519/

83 K. Asano et al., »Effect of Eleutherococcus senticosus Extract on Human Physical Working Capacity,« Planta Medica 3 (1986): 175–77, https://pubmed.ncbi.nlm.nih.gov/3749339/

84 A. F. G. Cicero et al., »Effects of Siberian Ginseng (Eleutherococcus senticosus maxim.) on Elderly Quality of Life: A Randomized Clinical Trial,« Archives of Gerontology and Geriatrics 38, suppl. (2004): 69–73, https://pubmed.ncbi.nlm.nih.gov/15207399/; Jip Kuo et al., »The Effect of Eight

Weeks of Supplementation with Eleutherococcus senticosus on Endurance Capacity and Metabolism in Human,« Chinese Journal of Physiology 53, Nr. 2 (2010): 105–11, https://pubmed.ncbi.nlm.nih.gov/21793317/

85 J. Szolomicki et al., »The Influence of Active Components of Eleutherococcus senticosus on Cellular Defence and Physical Fitness in Man,« Phytotherapy Research 14, Nr. 1 (2000): 30–35, https://pubmed.ncbi.nlm.nih.gov/10641044

86 Priyanga Ranasinghe et al., »Medicinal Properties of ›True‹ Cinnamon (Cinnamomum zeylanicum): A Systematic Review,« BMC Complementary Medicine and Therapies 13 (2013): Art. 275, https://www.ncbi.nlm.nih.gov/pmc/articles/PMC3854496/

87 »Cinnamon,« Memorial Sloan Kettering Cancer Center, 8. Juni, 2021, https://www.mskcc.org/cancer-care/integrative-medicine/herbs/cinnamon

88 Toby Lawrence, »The Nuclear Factor NF-κB Pathway in Inflammation,« Cold Spring Harbor Perspectives in Biology 1, Nr. 6 (2009): a001651, https://www.ncbi.nlm.nih.gov/pmc/articles/PMC2882124/

89 Ranasinghe et al., »Medicinal Properties of ›True‹ Cinnamon (Cinnamomum zeylanicum).«

90 »Cassia Cinnamon with High Coumarin Contents to Be Consumed in Moderation,« Bundesinstitut für Risikobewertung (BfR), September 2012, https://www.bfr.bund.de/en/press_information/2012/26/cassia_cinnamon_with_high_coumarin_contents_to_be_consumed_in_moderation-131836.html

91 Somaye Ardebili Dorri et al., »Involvement of Brain-Derived Neurotrophic Factor (BDNF) on Malathion Induced Depressive-like Behavior in Subacute Exposure and Protective Effects of Crocin,« Iranian Journal of Basic Medical Sciences 18, Nr. 10 (2015): 958–66, https://www.ncbi.nlm.nih.gov/pmc/articles/PMC4686579/

92 Mohammad Reza Khazdair et al., »The Effects of Crocus sativus (Saffron) and Its Constituents on Nervous System: A Review,« Avicenna Journal of Phytomedicine 5, Nr. 5 (2015): 376–91, https://www.ncbi.nlm.nih.gov/pmc/articles/PMC4599112/

93 Kingshuk Lahon und Swarnamoni Das, »Hepatoprotective Activity of Ocimum sanctum Alcoholic Leaf Extract Against Paracetamol-Induced Liver Damage in Albino Rats,« Pharmacognosy Research 3, Nr. 1 (2011): 13–18, https://pubmed.ncbi.nlm.nih.gov/21731390/

94 K. P. Bhargava und N. Singh, »Anti-stress Activity of Ocimum sanctum Linn,« Indian Journal of Medical Research 73 (1981): 443–51, https://pubmed.ncbi.nlm.nih.gov/7275241/

95 M. Abidov et al., »Extract of Rhodiola rosea Radix Reduces the Level of C-Reactive Protein and Creatinine Kinase in the Blood,« Bulletin of Experimental Biology and Medicine 138, Nr. 1 (2004): 63–64, https://pubmed.ncbi.nlm.nih.gov/15514725/

96 V. Darbinyan et al., »Rhodiola rosea in Stress Induced Fatigue –A Double Blind Cross-over Study of a Standardized Extract SHR-5 with a Repeated Low-Dose Regimen on the Mental Performance of Healthy Physicians During Night Duty,« Phytomedicine 7, Nr. 5 (2000): 365–71, https://pubmed.ncbi.nlm.nih.gov/11081987/

97 V. Darbinyan et al., »Clinical Trial of Rhodiola rosea L. Extract SHR-5 in the Treatment of Mild to Moderate Depression,« Nordic Journal of Psychiatry 61, Nr. 5 (2007): 343–48, https://pubmed.ncbi.nlm.nih.gov/17990195/

98 Barry S. Oken, »Effects of Sage on Memory and Mental Performance in Alzheimer's Disease Patients,« ClinicalTrials.gov, 29. Oktober, 2014, https://clin icaltrials.gov/ct2/show/NCT00110552

99 Jueun Oh et al., »Syk/Src Pathway–Targeted Inhibition of Skin Inflammatory Responses by Carosic Acid,« Mediators of Inflammation 2012, Nr. 1 (2012): 781375, https://pubmed.ncbi.nlm.nih.gov/22577255/

100 Magali Chohan, Declan P. Naughton, und Elizabeth I. Opara, »Determination of Superoxide Dismutase Mimetic Activity in Common Culinary Herbs,« SpringerPlus 3 (2014): 578, https://pubmed.ncbi.nlm.nih.gov/25332878/

101 Matthew P. Pase et al., »The Cognitive-Enhancing Effects of Bacopa monnieri: A Systematic Review of Randomized, Controlled Human Clinical Trials,« Journal of Alternative and Complementary Medicine 18, Nr. 7 (2012): 647–52, https://pubmed.ncbi.nlm.nih.gov/22747190/

102 Carlo Calabrese et al., »Effects of a Standardized Bacopa monnieri Extract on Cognitive Performance, Anxiety, and Depression in the Elderly: A Randomized, Double-Blind, Placebo-Controlled Trial,« Journal of Alternative and Complementary Medicine 14, Nr. 6 (2008): 707–13, https://www.ncbi.nlm.nih.gov/pmc/articles/PMC3153866/

103 Kieran Cooley et al., »Naturopathic Care for Anxiety: A Randomized Controlled Trial ISRCTN78958974,« PLoS ONE 4, Nr. 8 (2009): e6628, https://pubmed.ncbi.nlm.nih.gov/19718255/

104 K. Chandrasekhar, Jyoti Kapoor, und Sridhar Anishetty, »A Prospective, Randomized Double-Blind, Placebo-Controlled Study of Safety and Efficacy of a High-Concentration Full-Spectrum Extract of Ashwagandha Root in Reducing Stress and Anxiety in Adults,« Psychological Medicine 34, Nr. 3 (2012): 255–62, https://pubmed.ncbi.nlm.nih.gov/23439798/

105 Abhinav Grover et al., »Computational Evidence to Inhibition of Human Acetyl Cholinesterase by Withanolide A for Alzheimer Treatment,« Journal of Biomolecular Structure and Dynamics 29, Nr. 4 (2012): 651–62, https://pubmed.ncbi.nlm.nih.gov/22208270/

106 Ibid.; Md Ejaz Ahmed et al., »Attenuation of Oxidative Damage–Associated Cognitive Decline by Withania somnifera in Rat Model of Streptozotocin-Induced Cognitive Impairment,« Protoplasma 250, Nr. 5 (2013): 1067–78, https://pubmed.ncbi.nlm.nih.gov/23340606/

107 Serena Coppola et al. »Potential Clinical Applications of the Postbioitic Butyrate in Human Skin Diseases,« Molecules 27, Nr. 6 (2022): 1849, https://www.ncbi.nlm.nih.gov/pmc/articles/PMC8949901/

108 Megan W. Bourassa et al., »Butyrate, Neuroepigenetics and the Gut Microbiome: Can a High Fiber Diet Improve Brain Health?,« Neuroscience Letters 625 (2016): 56–63, https://www.ncbi.nlm.nih.gov/pmc/articles/PMC4903954/

109 A. Singh et al., »Orally Administered Urolithin A Is Safe and Modulates Muscle and Mitochondrial Biomarkers in Elderly,« Innovation in Aging 1, suppl. 1 (2017): 1223–24, https://www.ncbi.nlm.nih.gov/pmc/articles/PMC6183836/

110 K. A. Bauerly et al., »Pyrroloquinoline Quinone Nutritional Status Alters Lysine Metabolism and Modulates Mitochondrial DNA Content in the Mouse and Rat,« Biochimica et Biophysica Acta 1760, Nr. 11 (2006): 1741–48, https://pubmed.ncbi.nlm.nih.gov/17029795/

111 Calliandra B. Harris et al., »Dietary Pyrroloquinoline Quinone (PQQ) Alters Indicators of Inflammation and Mitochondrial-Related Metabolism in Human Subjects,« Journal of Nutritional Biochemistry 24, Nr. 12 (2013): 2076–84, https://www.sciencedirect.com/science/article/pii/S0955286313001599

112 B.-Q. Zhu et al, »Pyrroloquinoline Quinone (PQQ) Decreases Myocardial Infarct Size and Improves Cardiac Function in Rat Models of Ischemia and Ischemia/Reperfusion,« Cardiovascular Drugs and Therapy 18, Nr. 6 (2004): 421–31, https://pubmed.ncbi.nlm.nih.gov/15770429/

113 Brittany Sood and Michael Keenaghan, »Coenzyme Q10,« National Library of Medicine, National Center for Biotechnology Information, 19. Januar, 2022, https://www.ncbi.nlm.nih.gov/books/NBK531491/

114 Heather M. Wilkins et al., »Oxaloacetate Activates Brain Mitochondrial Biogenesis, Enhances the Insulin Pathway, Reduces Inflammation and Stimulates Neurogenesis,« Human Molecular Genetics 23, Nr. 24 (2014): 6528–41, https://www.ncbi.nlm.nih.gov/pmc/articles/PMC4271074/

115 Santica M. Marcovina et al., »Translating the Basic Knowledge of Mitochondrial Functions to Metabolic Therapy: Role of L-Carnitine,« Translational Research 161, Nr. 2 (2013): 73–84, https://www.ncbi.nlm.nih.gov/pmc/articles/PMC3590819/

116 Michael J. Lopez und Shamim S. Mohiuddin, »Biochemistry, Essential Amino Acids,« National Library of Medicine, National Center for Biotechnology Information, 18. März, 2022, https://www.ncbi.nlm.nih.gov/books/NBK5 57845

117 Stefan M. Pasiakos et al., »Leucine-Enriched Essential Amino Acid Supplementation During Moderate Steady State Exercise Enhances Postexercise Muscle Protein Synthesis,« American Journal of Clinical Nutrition 94, Nr. 3 (2011): 809–18, https://pubmed.ncbi.nlm.nih.gov/21775557/

118 M. Lucà-Moretti, »A Comparative, Double-Blind, Triple Crossover Net Nitrogen Utilization Study Confirms the Discovery of the Master Amino Acid Pattern,« Annals of the Royal National Academy of Medicine of Spain 115, Nr. 2 (1998), https://www.puriumcorporate.com/purium1/php_uploads/Studies/mac_comparative_study.pdf

119 E. Proksch et al., »Oral Intake of Specific Bioactive Collagen Peptides Reduces Skin Wrinkles and Increases Dermal Matrix Synthesis,« Skin Pharmacology and Physiology 27 (2014): 113–19, https://www.karger.com/Article/Abstract/355523

120 M. Schunck und S. Oesser, »Specific Collagen Peptides Benefit the Biosynthesis of Matrix Molecules of Tendons and Ligaments,« Journal of the International Society of Sports Nutrition 10, suppl. 1 (2013): 23, https://www.ncbi.nlm.nih.gov/pmc/articles/PMC4045593/

121 Daniel König et al., »Specific Collagen Peptides Improve Bone Mineral Density and Bone Markers in Postmenopausal Women – A Randomized Controlled Study,« Nutrients 10, Nr. 1 (2018): 97, https://www.ncbi.nlm.nih.gov/pmc/articles/PMC5793325/

122 »Phytase and Phytate Degradation in Humans,« Nutrition Reviews 47, Nr. 5 (1989):155–57, https://pubmed.ncbi.nlm.nih.gov/2541385

123 Seung-Kwon Myung et al., »Calcium Supplements and Risk of Cardiovascular Disease: A Meta-analysis of Clinical Trials,« Nutrients 13, Nr. 2 (2021): 368, https://www.ncbi.nlm.nih.gov/pmc/articles/PMC7910980

124 Forrest H. Nielsen, »Ultratrace Minerals,« USDA Agriculture Research Service, Januar 1999, https://www.researchgate.net/publication/48855095_Ultratrace_minerals

125 Asadi Shahmirzadi et al., »Alpha-Ketoglutarate, an Endogenous Metabolite, Extends Lifespan and Compresses Morbidity in Aging Mice,« Cell Metabolism 32, Nr. 3 (2020): 447–56, https://doi.org/10.1016/j.cmet.2020.08.004; Randall M. Chin et al., »The Metabolite A-Ketoglutarate Extends Lifespan by Inhibiting ATP Synthase and TOR,« Nature 510 (2014): 397–40, https:// doi.org/10.1038/nature13264; Nan Wu et al., »Alpha-Ketoglutarate: Physiological Functions and Applications,« Biomolecules and Therapeutics 24, Nr. 1 (2016): 1–8, https://doi.org/10.4062/biomolther.2015.078; T. Niemiec et al., »Alpha-Ketoglutarate Stabilizes Redox Homeostasis and Improves Arterial Elasticity in Aged Mice,« Journal of Physiology and Pharmacology 62, Nr. 1 (2011): 37–43, https://pubmed.ncbi.nlm.nih.gov/21451208/

126 Ward Dean und Jim English, »Calcium AEP: Membrane Integrity Factor Aids Treatment of Multiple Sclerosis, Asthma and Osteoporosis,« Nutrition Review, April 19, 2013, https://nutritionreview.org/2013/04/calcium-aep-membrane-integrity-factor-aids-treatment-multiple-sclerosis-asthma-osteoporosis/

127 Jakub Chycki et al., »Chronic Ingestion of Sodium and Potassium Bicarbonate, with Potassium, Magnesium and Calcium Citrate Improves Anaerobic Performance in Elite Soccer Players,« Nutrients 10, Nr. 11 (2018): 1610, https://www.ncbi.nlm.nih.gov/pmc/articles/PMC6266022/

128 Suzy V. Torti und Frank M. Torti, »Iron and Cancer: More Ore to Be Mined,« Nature Reviews Cancer 13, Nr. 5 (2013): 342–55, https://www.ncbi.nlm.nih.gov/pmc/articles/PMC4036554/

129 James G. Ferry und Christopher H. House, »The Stepwise Evolution of Early Life Driven by Energy Conservation,« Molecular Biology and Evolution 23, Nr. 6 (2006): 1286–92, https://academic.oup.com/mbe/article/23/6/1286/1055368?login=false; Geoffrey M. Cooper, The Cell: A Molecular Approach, 2. Auflage. (Sunderland, MA: Sinauer Associates, 2000), https://www.ncbi.nlm .nih.gov/books/NBK9903/

130 »Running Injuries,« Yale Medicine, https://www.yalemedicine.org/conditions/running-injury

131 Markus MacGill, »What Is a Normal Blood Pressure Reading?,« Medical News Today, 20. März, 2022, https://www.medicalnewstoday.com/articles/270644

132 John Jaquish, Interview von Dave Asprey, »Exercise Biohacks to Induce Bone Density and Grow Muscles in Less Time,« Bulletproof Podcast Nr. 427, https://daveasprey.com/exercise-biohacks-bone-density-grow-muscles-427/

133 Richard S. Metcalfe et al., »Towards the Minimal Amount of Exercise for Improving Metabolic Health: Beneficial Effects of Reduced-Exertion High-Intensity Interval Training,« European Journal of Applied Physiology 112, Nr. 7 (2012): 2767–75, https://pubmed.ncbi.nlm.nih.gov/22124524/

134 José S. Ruffino et al., »A Comparison of the Health Benefits of Reduced- Exertion High-Intensity Interval Training (REHIT) and Moderate-Intensity Walking in Type 2 Diabetes Patients,« Applied Physiology, Nutrition, and Metabolism 42, Nr. 2 (2017): 202–08, https://core.ac.uk/reader/77612359?utm_source=linkout

135 Lance Dalleck, Interview von Dave Asprey, »Fast Fitness! 40 Seconds, 3 Times a Week,« The Human UpgradeTM mit Dave Asprey Podcast Nr. 657, 7. Januar, 2020, https://radiopublic.com/the-human-upgrade-with-dave-aspre-WP5096/s1!171bb

136 Tom F. Cuddy, Joyce S. Ramos, und Lance C. Dalleck, »Reduced Exertion High-Intensity Interval Training Is More Effective at Improving Cardiorespiratory Fitness and Cardiometabolic Health than Traditional Moderate-Intensity Continuous Training,« International Journal of Environmental Research and Public Health 16, Nr. 3 (2019): 483, https://www.ncbi.nlm.nih.gov/pmc/articles/PMC6388288/#B11-ijerph-16-00483

137 Valentín E. Fernández-Elías et al., »Relationship Between Muscle Water and Glycogen Recovery After Prolonged Exercise in the Heat in Humans,« European Journal of Applied Physiology 115, Nr. 9 (2015): 1919–26, https://pubmed.ncbi.nlm.nih.gov/25911631/

138 Jonathan P. Little et al., »An Acute Bout of High-Intensity Interval Training Increases the Nuclear Abundance of PCG-1α and Activates Mitochondrial Biogenesis in Human Skeletal Muscle,« American Journal of Physiology 300, Nr. 6 (2021): R1303–10, https://journals.physiology.org/doi/full/10.1152/ajpregu.00538.2010?rfr_dat=cr_pub++0pubmd&url_ver=Z39.88-2003&rfr_id=ori%3Arid%3Acrossref.org

139 Ruffino et al., »A Comparison of the Health Benefits of Reduced-Exertion High-Intensity Interval Training (REHIT)«

140 D. M. Morris, J. T. Kearney, und E. R. Burke, »The Effects of Breathing Supplemental Oxygen During Altitude Training on Cycling Performance,« Journal of Science and Medicine in Sport 3, Nr. 2 (2000): 165–75, https://www.jsams.org/article/S1440-2440(00)80078-X/pdf

141 Cuddy, Ramos, und Dalleck, »Reduced Exertion High-Intensity Interval Training Is More Effective.«

142 Gretl Lam et al., »Hyperbaric Oxygen Therapy: Exploring the Clinical Evidence,« Advances in Skin & Wound Care 30, Nr. 4 (2017): 181–90, https://journals.lww.com/aswcjournal/Fulltext/2017/04000/Hyperbaric_Oxygen_Therapy__Exploring_the_Clinical.8.aspx

143 Stephen R. Thom, »Hyperbaric Oxygen: Its Mechanisms and Efficacy,« Plastic and Reconstructive Surgery 127, suppl. 1 (2011): 131S–141S, https://www.ncbi.nlm.nih.gov/pmc/articles/PMC3058327/

144 Junichi Suzuki, »Endurance Performance Is Enhanced by Intermittent Hyperbaric Exposure via Upregulation of Proteins Involved in Mitochondrial Biogenesis in Mice,« Physiological Reports 5, Nr. 15 (2017): e13349, https://physoc.onlinelibrary.wiley.com/doi/full/10.14814/phy2.13349

145 Amir Hadanny et al., »Effects of Hyperbaric Oxygen Therapy on Mitochondrial Respiration and Physical Performance in Middle-Aged Athletes: A Blinded, Randomized Controlled Trial,« Sports Medicine: Open 8, Nr. 22 (2022), https://sportsmedicine-open.springeropen.com/articles/10.1186/s40798-021-00403-w

146 Qian Cheng und Meng-Lu Qian, »Piezoelectric Effect of Cell's Membrane,« Journal of the Acoustical Society of America 131, Nr. 4 (2012): 3246, https://asa.scitation.org/doi/10.1121/1.4708114

147 Xingxing Shi et al., »Ultrasound-Activable Piezoelectric Membranes for Accelerating Wound Healing,« Biomaterials Science 10, Nr. 3 (2022): 692–701, https://pubmed.ncbi.nlm.nih.gov/34919105/; D. Denning et al., »Piezoelectric Properties of Aligned Collagen Membranes,« Journal of Biomedical Materials Research Part B: Applied Biomaterials 102, Nr. 2 (2014): 284–92, https://pubmed.ncbi.nlm.nih.gov/24030958/

148 William R. Thompson, Sherwin S. Yen, und Janet Rubin, »Vibration Therapy: Clinical Applications in Bone,« Current Opinion in Endocrinology, Diabetes Obesity 21, Nr. 6 (2014): 447–53, https://www.ncbi.nlm.nih.gov/pmc/articles/PMC4458848/; »Update on Vibration Therapy for Bone Health,« Harvard Health Publishing, 1. Oktober, 2011, https://www.health.harvard.edu/womens-health/update-on-vibration-therapy-for-bone-health

149 Angela Navarrete-Opazo und Gordon S. Mitchell, »Therapeutic Potential of Intermittent Hypoxia: A Matter of Dose,« American Journal of Physiology: Regulatory, Integrative and Comparative Physiology 307, Nr. 10 (2014): R1181–97, https://pubmed.ncbi.nlm.nih.gov/25231353/; E. A. Dale, F. Ben Mabrouk, und G. S. Mitchell, »Unexpected Benefits of Intermittent Hypoxia: Enhanced Respiratory and Nonrespiratory Motor Function,« Physiology 29, Nr. 1 (2014): 39–48, https://www.ncbi.nlm.nih.gov/pmc/articles/PMC 4073945/

150 Tatiana V. Serebrovskaya, »Intermittent Hypoxia Training as Non-pharmacologic Therapy for Cardiovascular Diseases: Practical Analysis on Methods and Equipment,« Experimental Biology and Medicine 241, Nr. 15 (2016): 17087–23, https://pubmed.ncbi.nlm.nih.gov/27407098/

151 Dave Asprey, »Deep Breathing Strengthens Your Brain and Boosts Attention Span, Says New Study,« Dave Asprey (Blog), https://daveasprey.com/breathing-sharpens-brain-study/

152 Sébastien Herzig und Reuben J. Shaw, »AMPK: Guardian of Metabolism and Mitochondrial Homeostasis,« Nature Reviews Molecular Cell Biology 19, Nr. 2 (2018): 121–35, https://www.ncbi.nlm.nih.gov/pmc/articles/PMC5780224/

153 Mauricio und Raul Uranga, »Breath Control, Exercises & Sets: Hypoxic Training,« Skills NT, 11. Juni, 2020, https://skillswimming.com/breath-control-swimming/

154 »Genetics of Oxygen Deprivation in Marine Mammals and Humans,« Duke University, https://bassconnections.duke.edu/virtual-showcase/genetics-oxygen-deprivation-marine-mammals-and-humans

155 Wim Hof, »This Is ›Iceman‹ Wim Hof!,« YouTube, 19. April, 2019, https://www.youtube.com/watch?v=MgKdHG6MQog

156 Sukanya Suresh, Praveen Kumar Rajvanshi, und Constance T. Noguchi, »The Many Facets of Erythropoietin Physiologic and Metabolic Response,« Frontiers in Physiology 10 (2019): 1534, https://www.frontiersin.org/articles/10.3389/fphys.2019.01534/full

157 Rashi Singhal und Yatrik M. Shah, »Oxygen Battle in the Gut: Hypoxia and Hypoxia-Inducible Factors in Metabolic and Inflammatory Responses in the Intestine,« Journal of Biological Chemistry 295, Nr. 30 (2020): 10493–505, https://www.ncbi.nlm.nih.gov/pmc/articles/PMC7383395/

158 Zachary Long, »The Science of Blood Flow Restriction,« The Barbell Physio, https://thebarbellphysio.com/science-blood-flow-restriction-training/

159 Vahid Fekri-Kurabbaslou, Sara Shams, und Sadegh Amani-Shalamzari, »Effect of Different Recovery Modes During Resistance Training with Blood Flow Restriction on Hormonal Levels and Performance in Young Men: A Randomized Controlled Trial,« BMC Sports Science, Medicine and Rehabilitation 14, Art. 47 (2022), https://bmcsportsscimedrehabil.biomedcentral.com/articles/10.1186/s13102-022-00442-0

160 Stephen John Pearson und Syed Robiul Hussain, »A Review on the Mechanisms of Blood-Flow Restriction Resistance Training–Induced Muscle Hypertrophy,« Sports Medicine 45, Nr. 2 (2015): 187–200, https://pubmed.ncbi .nlm.nih.gov/25249278/

161 Jim Stray-Gundersen, Interview von Dave Asprey, »How Blood Flow Restriction Can Revolutionize Your Fitness,« Bulletproof Podcast Nr. 705, https://daveasprey.com/jim-stray-gundersen-705/

162 Paul R. T. Kuzyk und Emil H. Schemitsch, »The Science of Electrical Stimulation Therapy for Fracture Healing,« Indian Journal of Orthopaedics 43, Nr. 2 (2009): 127–31, https://www.ncbi.nlm.nih.gov/pmc/articles/PMC2762 253/

163 Fernanda Martini et al., »Bone Morphogenetic Protein-2 Signaling in the Osteogenic Differentiation of Human Bone Marrow Mesenchymal Stem Cells Induced by Pulsed Electromagnetic Fields,« International Journal of Molecular Sciences 21, Nr. 6 (2020): 2104, https://www.ncbi.nlm.nih.gov/pmc/articles/PMC7139765/

164 Beatrice Borges, Ronald Hosek, und Susan Esposito, »Effects of PEMF (Pulsed Electromagnetic Field) Stimulation on Chronic Pain and Anxiety Utilizing Decreased Treatment Frequency and Duration Application,« conference abstract, International Symposium on Clinical Neuroscience, 24.–26. Mai, 2019, Orlando, Florida, https://www.frontiersin.org/10.3389%2Fconf.fneur.2019.62.00007/event_abstract

165 Christel Kannegiesser-Leitner und Ralphe Warnke, »Hemoencephalography: HEG Based Neurofeedback Practically Introduced as a Smart and Easy-to-Use Training Method in ADD/ADHD, Dyslexia and Other Learning Disorders,« Applied Psychophysiology and Biofeedback 40, Nr. 4 (2015): 364–65, https://www.researchgate.net/publication/290045172_Hemoencephalography_HEG_Based_Neurofeedback_Practically_Introduced_as_a_Smart_and_Easy-to-Use_Training_Method_in_ADDADHD_Dyslexia_and_Other_Learning _Disorders

166 Mireia Serra-Sala, Carme Timoneda-Gallart, und Frederic Pérez-Álvarez, »Clinical Usefulness of Hemoencephalography Beyond the Neurofeed-

back,« Neuropsychiatric Disease and Treatment 2016, Nr. 12 (2016): 1173–80, https://www.ncbi.nlm.nih.gov/pmc/articles/PMC4869785/

167 Cleveland Clinic, »Temporomandibular Joint (TMJ) Disorders,« Cleveland Clinic, 21. Juni, 2021, https://my.clevelandclinic.org/health/diseases/15066-temporomandibular-disorders-tmd-overview

168 Pedro Shiozawa et al., »Transcutaneous Vagus and Trigeminal Nerve Stimulation for Neuropsychiatric Disorders: A Systematic Review,« Arquivos de Neuro-psiquiatria 72, Nr. 7 (2014): 542–47, https://pubmed.ncbi.nlm.nih.gov/25054988/

169 Yoko Yamazaki et al., »Modulation of Paratrigeminal Nociceptive Neurons Following Temporomandibular Joint Inflammation in Rats,« Experimental Neurology 214, Nr. 2 (2008): 209–18, https://pubmed.ncbi.nlm.nih.gov/187 78706/

170 Laurie Kelly McCorry, »Physiology of the Autonomic Nervous System,« American Journal of Pharmaceutical Education 71, Nr. 4 (2007): 78, https://www.ncbi.nlm.nih.gov/pmc/articles/PMC1959222/

171 Jordan Fallis, »How to Stimulate Your Vagus Nerve for Better Mental Health,« University of Ottawa, 21. Januar, 2017, https://sass.uottawa.ca/sites/sass.uottawa.ca/files/how_to_stimulate_your_vagus_nerve_for_better_mental_health_1.pdf

172 »The Safe and Sound Protocol (SSP),« Unyte and Integrated Listening Systems, https://integratedlistening.com/ssp-safe-sound-protocol

173 Russel Lazarus, »How Is a Brock String Used?,« Optometrists Network, 4. November, 2021, https://www.optometrists.org/vision-therapy/guide-to-vision-therapy/vision-therapy-faqs/how-is-a-brock-string-used/

174 Harpreet Shinmar et al., »Weeklong Improved Colour Contrasts Sensitivity After Single 670 nm Exposures Associated with Enhanced Mitochondrial Function,« Scientific Reports 11 (2021): Art. 22872, https://www.nature.com/articles/s41598-021-02311-1

175 Ebd.

176 Christine Blume, Corrado Barbazza, und Manuel Spitschan, »Effects of Light on Human Circadian Rhythms, Sleep and Mood,« Somnologie 23, Nr. 3 (2019): 147–56, https://www.ncbi.nlm.nih.gov/pmc/articles/PMC6751071/

177 »Melatonin: What You Need to Know,« National Center for Complementary and Integrative Health, Juli 2022, https://www.nccih.nih.gov/health/melatonin-what-you-need-to-know

178 Alison Moodie, »How to Sleep Better: Science-Backed Sleep Hacks to Wake Up Ready to Go,« Bulletproof, 15 Juni, 2021, https://www.bulletproof.com /sleep/sleep-hacks/how-to-sleep-better/

179 Margeaux M. Schade et al., »Enhancing Slow Oscillations and Increasing N3 Sleep Proportion with Supervised, Non-Phase-Locked Ping Noise and Other Non-standard Auditory Stimulation During NREM Sleep,« Nature and Science of Sleep 12 (2020): 411–29, https://www.ncbi.nlm.nih.gov/pmc/articles/PMC7364346/

180 Fred Grover, Jr., Jon Weston, und Michael Weston, »Acute Effects of Near Infrared Light Therapy on Brain State in Healthy Subjects as Quantified by EEG Measures,« Photomedicine and Laser Surgery 35, Nr. 3 (2017): 136–41, https://pubmed.ncbi.nlm.nih.gov/27855264/

181 Natalya A. Zhevago und Kira A Samilova, »Pro- and Anti-inflammatory Cytokine Content in Human Peripheral Blood After Its Transcutaneous (in Vivo) and Direct (in Vitro) Irradiation with Polychromatic Visible and Infrared Light,« Photomedicine and Laser Surgery 24, Nr. 2 (2006): 129–39, https://pubmed.ncbi.nlm.nih.gov/16706691/

182 Pinar Avci et al., »Low-Level Laser (Light) Therapy (LLLT) in Skin: Stimulating, Healing, Restoring,« Seminars in Cutaneous Medicine and Surgery 32, Nr. 1 (2013): 41–52, https://www.ncbi.nlm.nih.gov/pmc/articles/PMC 4126803/

183 Roma Parikh et al., »Skin Exposure to UVB Light Induces a Skin-Brain-Gonad Axis and Sexual Behavior,« Cell Reports 36, Nr. 8 (2021): 109579, https://www.cell.com/cell-reports/fulltext/S2211-1247(21)01013-5?_returnURL=https%3A%2F%2Flinkinghub.elsevier.com%2Fretrieve%2Fpii%2FS22 11124721010135%3Fshowall%3Dtrue

184 Nayan Huang et al., »Safety and Efficacy of 630-nm Red Light on Cognitive Function in Older Adults with Mild to Moderate Alzheimer's Disease: Protocol for a Randomized Controlled Study,« Frontiers in Aging Neuroscience 12 (2020): Art. 143, https://www.frontiersin.org/articles/10.3389/fnagi.2020.00143/full

185 Roberta Chow et al., »Guidelines Versus Evidence: What We Can Learn from the Australian Guideline for Low-Level Laser Therapy in Knee Osteoarthritis? A Narrative Review,« Lasers in Medical Science 36 (2021): 249–58, https://link.springer.com/article/10.1007/s10103-020-03112-0; Marco Maiello et al., »Infrared Light for Generalized Anxiety Disorder: A Pilot Study,« Photobiomodulation, Photomedicine, and Laser Surgery 37, Nr. 10 (2019), https://www.liebertpub.com/doi/10.1089/photob.2019.4677

186 Alexander Panossian und Georg Wikman, »Effects of Adaptogens on the Central Nervous System and the Molecular Mechanisms Associated with Their Stress-Protective Activity,« Pharmaceuticals 3, Nr. 1 (2010): 188–224, https://www.ncbi.nlm.nih.gov/pmc/articles/PMC3991026/

187 Andrew D. Huberman, »Supercharge Exercise Performance & Recovery with Cooling,« Huberman Lab, 10. Mai, 2021, https://hubermanlab.com/supercharge-exercise-performance-and-recovery-with-cooling/

188 Nana Chung, Jonghoon Park, und Kiwon Lim, »The Effects of Exercise and Cold Exposure on Mitochondrial Biogenesis I Skeletal Muscle and White Adipose Tissue,« Journal of Exercise Nutrition & Biochemistry 21, Nr. 2 (2017): 39–47, https://www.ncbi.nlm.nih.gov/pmc/articles/PMC5545200/

189 Kathleen A. O'Hagan et al., »PGC-1α Is Coupled to HIF-1α-Dependent Gene Expression by Increasing Mitochondrial Oxygen Consumption,« Proceedings of the National Academy of Sciences of the United States of America 107, Nr. 7 (2009): 2188–93, https://www.pnas.org/doi/full/10.1073/pnas.0808801106

190 Huafeng Zhang et al., »Mitochondrial Autophagy Is an HIF-1-Dependent Adaptive Metabolic Response to Hypoxia,« Journal of Biological Chemistry 283, Nr. 16 (2008): 10892–903, https://www.ncbi.nlm.nih.gov/pmc/articles/PMC 24 47655/

191 Mansal Denton, »Mitochondria Health: An Exploration of Temperature and Light Therapy,« Neurohacker Collective, 20. Februar, 2019, https://neurohacker.com/mitochondria-health-an-exploration-of-temperature-and-light-therapy-28ff9793-1e48-42f8-9943-bc59446c52fd

192 Tanjaniina Laukkanen et al., »Association Between Sauna Bathing and Fatal Cardiovascular and All-Cause Mortality Events,« JAMA Internal Medicine 175, Nr. 4 (2015): 542–48, https://jamanetwork.com/journals/jamainternal medicine/fullarticle/2130724; Joy Hussain und Marc Cohen, »Clinical Effects of Regular Dry Sauna Bathing: A Systematic Review,« Evidence-Based Complementary and Alternative Medicine 2018 (2018): Art. 1857413, https://www.ncbi.nlm.nih.gov/pmc/articles/PMC5941775/

193 »Sauna Health Benefits: Are Saunas Healthy or Harmful?,« Harvard Health Publishing, 14. Mai, 2020, https://www.health.harvard.edu/staying-healthy/saunas-and-your-health

194 FDA Consumer Updates, »Whole Body Cryotherapy (WBC): A ›Cool‹ Trend That Lacks Evidence, Poses Risks,« U.S. Food and Drug Administration, 5. Juli, 2016, https://www.fda.gov/consumers/consumer-updates/whole-body-cryotherapy-wbc-cool-trend-lacks-evidence-poses-risks

195 Elahu G. Sustarsic et al., »Cardiolipin Synthesis in Brown and Beige Fat Mitochondria Is Essential for Systemic Energy Homeostasis,« Cell Metabolism 28, Nr. 1 (2018): 159–74.e11, https://pubmed.ncbi.nlm.nih.gov/29861389/

196 Susanna Søberg, »Using Cold to Enhance Your Metabolism,« gerepostet von Andrew Huberman, Facebook, 22. November, 2021, https://www.facebook.com/susannasoeberg/posts/repost-from-andrew-huberman-phd-using-cold-to-enhance-your-metabolism-many-peopl/3160834605187321/

197 Jonathan A. Lindquist and Peter R. Mertens, »Cold Shock Proteins: From Cellular Mechanisms to Pathophysiology and Disease,« Cell Communication and Signaling 16 (2018): Art. 63, https://biosignaling.biomedcentral.com/articles/10.1186/s12964-018-0274-6

198 Ward Dean und Jim English, »Calcium AEP: Membrane Integrity Factor Aids Treatment of Multiple Sclerosis, Asthma and Osteoporosis,« Nutrition Review, 19. April, 2013, https://nutritionreview.org/2013/04/calcium-aep-membrane-integrity-factor-aids-treatment-multiple-sclerosis-asthma-osteoporosis/

199 Stavros Lalas, Vassilis Athanasiadis, und Vassilis Dourtoglou, »Humic and Fulvic Acids as Potentially Toxic Metal Reducing Agents in Water,« CLEAN: Soil Air Water 46, Nr. 2 (2018): 1700608, https://www.researchgate.net/publication/321694288_Humic_and_Fulvic_Acids_as_Potentially_Toxic_Metal _Reducing_Agents_in_Water

200 Fabrizio De Paolis und Jussi Kukkonen, »Binding of Organic Pollutants to Humic and Fulvic Acids: Influence of pH and the Structure of Humic Material,« Chemosphere 34, Nr. 8 (1997): 1693–704, https://www.sciencedirect.com/science/article/abs/pii/S004565359700026X

201 Stephen W. Porges, »The Polyvagal Theory: New Insights into Adaptive Reactions of the Autonomic Nervous System,« Cleveland Clinic Journal of Medicine 76, suppl. 2 (2009): S86–90, https://www.ncbi.nlm.nih.gov/pmc/articles/PMC3108032/

202 Laurie B. Agrimson und Lois B. Taft, »Spiritual Crisis: A Concept Analysis,« Journal of Advanced Nursing 65, Nr. 2 (2009): 454–61, https://pubmed.ncbi.nlm.nih.gov/19040691/

203 Gioacchino Tangari et al., »Mobile Health and Privacy: Cross Sectional Study,« BMJ 373, Nr. 1248 (2021), https://www.bmj.com/content/373/bmj.n1248

204 Jiuwei Gao et al., »Ultra-robust and Extensible Fibrous Mechanical Sensors for Wearable Smart Healthcare,« Advanced Materials 34, Nr. 20

(2022): e2107511, https://onlinelibrary.wiley.com/doi/abs/10.1002/adma.202107511

205 Alla Katsnelson, »Male Researchers Stress Out Rodents,« Nature, 28. April, 2014, https://www.nature.com/articles/nature.2014.15106

206 Randy J. Nelson et al., »Time-of-Day as a Critical Biological Variable,« Neuroscience & Biobehavioral Reviews 127 (2021): 740–46, https://www.sciencedirect.com/science/article/abs/pii/S0149763421002190

207 »ICS Medical Advisory (ICSMA-19-080-01),« Cybersecurity & Infrastructure Security Agency, 8. April, 2021, https://www.cisa.gov/uscert/ics/adviso ries/ICSMA-19-080-01

208 Eliza Strickland und Mark Harris, »Their Bionic Eyes Are Now Obsolete and Unsupported,« IEEE Spectrum, 15. Februar, 2022, https://spectrum.ieee.org/bionic-eye-obsolete

209 Simanto Saha et al., »Progress in Brain Computer Interface: Challenges and Opportunities,« Frontiers in Systems Neuroscience 15, Art. 578875 (2021), https://www.frontiersin.org/articles/10.3389/fnsys.2021.578875/full

210 »Cybin Partnership Case Study – More Effective Treatments: Understanding Psychedelic Neuro Effects,« Kernel, https://www.kernel.com/

211 Keith Rowe, »Test!,« BrainMD, 4. Mai, 2022, https://brainmd.com/blog/brain-type-test/

212 Jeff Hawkins, A Thousand Brains: A New Theory of Intelligence (New York: Basic Books, 2021)

213 Neil Strauss, Emergency: This Book Will Save Your Life (New York: It Books, 2009)

214 »Dr. Sean Stephenson, 1979–2019,« SeanStephenson, https://seanstephenson.com/

215 »hTMA Science – References,« Nutritional Balancing.Org, 9. August, 2022, https://nutritionalbalancing.org/center/htma/science/articles/htma-references.php

216 Jay Mohan et al., »Coronary Artery Calcification,« StatPearls, 2. Mai, 2022, https://www.ncbi.nlm.nih.gov/books/NBK519037